Medizinische Informatik und Statistik

Band 1: Medizinische Informatik 1975. Frühjahrstagung des Fachbereiches Informatik der GMDS. Herausgegeben von P. L. Reichertz. VII, 277 Seiten. 1976.

Band 2: Alternativen medizinischer Datenverarbeitung. Fachtagung Munchen-Großhadern 1976. Herausgegeben von H. K. Selbmann, K. Überla und R. Greiller. VI, 175 Seiten. 1976.

Band 3: Informatics and Medecine. An Advanced Course. Edited by P. L. Reichertz and G. Goos. VIII, 712 pages. 1977.

Band 4: Klartextverarbeitung. Frühjahrstagung, Gießen, 1977. Herausgegeben von F. Wingert. V, 161 Seiten. 1978.

Band 5: N. Wermuth, Zusammenhangsanalysen Medizinischer Daten. XII, 115 Seiten. 1978.

Band 6: U. Ranft, Zur Mechanik und Regelung des Herzkreislaufsystems. Ein digitales Simulationsmodell. XV, 192 Seiten. 1978.

Band 7: Langzeitstudien über Nebenwirkungen Kontrazeption – Stand und Planung. Symposium der Studiengruppe „Nebenwirkungen oraler Kontrazeptiva – Entwicklungsphase", München 1977. Herausgegeben von U. Kellhammer. VI, 254 Seiten. 1978.

Band 8: Simulationsmethoden in der Medizin und Biologie. Workshop, Hannover, 1977. Herausgegeben von B. Schneider und U. Ranft. XI, 496 Seiten. 1978.

Band 9: 15 Jahre Medizinische Statistik und Dokumentation. Herausgegeben von H.-J. Lange, J. Michaelis und K. Überla. VI, 205 Seiten. 1978.

Band 10: Perspektiven der Gesundheitssystemforschung. Frühjahrstagung, Wuppertal, 1978. Herausgegeben von W. van Eimeren. V, 171 Seiten. 1978.

Band 11: U. Feldmann, Wachstumskinetik. Mathematische Modelle und Methoden zur Analyse altersabhängiger populationskinetischer Prozesse. VIII, 137 Seiten. 1979.

Band 12: Juristische Probleme der Datenverarbeitung in der Medizin. GMDS/GRVI Datenschutz-Workshop 1979. Herausgegeben von W. Kilian und A. J. Porth. VIII, 167 Seiten. 1979.

Band 13: S. Biefang, W. Köpcke und M. A. Schreiber, Manual für die Planung und Durchführung von Therapiestudien. IV, 92 Seiten. 1979.

Band 14: Datenpräsentation. Frühjahrstagung, Heidelberg 1979. Herausgegeben von J. R. Möhr und C. O. Köhler. XVI, 318 Seiten. 1979.

Band 15: Probleme einer systematischen Früherkennung. 6. Fruhjahrstagung, Heidelberg 1979. Herausgegeben von W. van Eimeren und A. Neiß. VI, 176 Seiten, 1979.

Band 16: Informationsverarbeitung in der Medizin -Wege und Irrwege-. Herausgegeben von C. Th. Ehlers und R. Klar. XI, 796 Seiten. 1979.

Band 17: Biometrie – heute und morgen. Interregionales Biometrisches Kolloquium 1980. Herausgegeben von W. Köpcke und K. Überla. X, 369 Seiten. 1980.

Band 18: R.-J. Fischer, Automatische Schreibfehlerkorrektur in Texten. Anwendung auf ein medizinisches Lexikon. X, 89 Seiten. 1980.

Band 19: H. J. Rath, Peristaltische Strömungen. VIII, 119 Seiten. 1980.

Band 20: Robuste Verfahren. 25. Biometrisches Kolloquium der Deutschen Region der Internationalen Biometrischen Gesellschaft, Bad Nauheim, März 1979. Herausgegeben von H. Nowak und R. Zentgraf. V, 121 Seiten. 1980.

Band 21: Betriebsärztliche Informationssysteme. Frühjahrstagung, München, 1980. Herausgegeben von J. R. Möhr und C. O. Köhler. (vergriffen)

Band 22: Modelle in der Medizin. Theorie und Praxis. Herausgegeben von H. J. Jesdinsky und V. Weidtman. XIX, 786 Seiten. 1980.

Band 23: Th. Kriedel, Effizienzanalysen von Gesundheitsprojekten. Diskussion und Anwendung auf Epilepsieambulanzen. XI, 287 Seiten. 1980.

Band 24: G. K. Wolf, Klinische Forschung mittels verteilungsunabhängiger Methoden. X, 141 Seiten. 1980.

Band 25: Ausbildung in Medizinischer Dokumentation, Statistik und Datenverarbeitung. Herausgegeben von W. Gaus. X, 122 Seiten. 1981.

Band 26: Explorative Datenanalyse. Frühjahrstagung, München, 1980. Herausgegeben von N. Victor, W. Lehmacher und W. van Eimeren. V, 211 Seiten. 1980.

Band 27: Systeme und Signalverarbeitung in der Nuklearmedizin. Frühjahrstagung, München, März 1980. Proceedings. Herausgegeben von S. J. Pöppl und D. P. Pretschner. IX, 317 Seiten. 1981.

Band 28: Nachsorge und Krankheitsverlaufsanalyse. 25. Jahrestagung der GMDS, Erlangen, September 1980. Herausgegeben von L. Horbach und C. Duhme. XII, 697 Seiten. 1981.

Band 29: Datenquellen für Sozialmedizin und Epidemiologie. Herausgegeben von R. Brennecke, E. Greiser, H. A. Paul und E. Schach. VIII, 277 Seiten. 1981.

Band 30: D. Möller, Ein geschlossenes nichtlineares Modell zur Simulation des Kurzzeitverhaltens des Kreislaufsystems und seine Anwendung zur Identifikation. XV, 225 Seiten. 1981.

Band 31: Qualitätssicherung in der Medizin. Probleme und Lösungsansätze. GMDS-Frühjahrstagung, Tübingen, 1981. Herausgegeben von H. K. Selbmann, F. W. Schwartz und W. van Eimeren. VII, 199 Seiten. 1981.

Band 32: Otto Richter, Mathematische Modelle für die klinische Forschung: enzymatische und pharmakokinetische Prozesse. IX, 196 Seiten, 1981.

Band 33: Therapiestudien. 26. Jahrestagung der GMDS, Gießen, September 1981. Herausgegeben von N. Victor, J. Dudeck und E. P. Broszio. VII, 600 Seiten. 1981.

Medizinische Informatik und Statistik

Herausgeber: S. Koller, P. L. Reichertz und K. Überla

41

Gerhard Henrich

Bildverarbeitung von Computer-Tomogrammen zur Unterstützung der neuroradiologischen Diagnostik

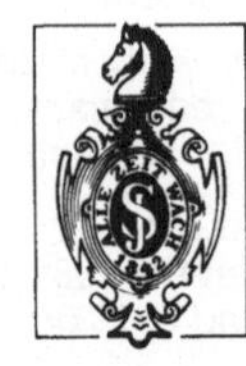

Springer-Verlag
Berlin Heidelberg New York Tokyo 1983

Reihenherausgeber
S. Koller P. L. Reichertz K. Überla

Mitherausgeber
J. Anderson G. Goos F. Gremy H.-J. Jesdinsky H.-J. Lange
B. Schneider G. Segmüller G. Wagner

Autor

Gerhard Henrich
Max-Planck-Institut für Psychiatrie, Klinik
Kraepelinstraße 10, 8000 München 40

CIP-Kurztitelaufnahme der Deutschen Bibliothek
Henrich, Gerhard:
Bildverarbeitung von Computer-Tomogrammen zur Unterstützung der neuroradio-
logischen Diagnostik / Gerhard Henrich. - Berlin; Heidelberg; New York; Tokyo:
Springer, 1983. (Medizinische Informatik und Statistik; 41)
ISBN 978-3-540-12324-8   ISBN 978-3-642-82020-5 (eBook)
DOI 10.1007/978-3-642-82020-5

NE: GT

2145/3140 – 5 4 3 2 1 0

Das vorliegende Buch beschäftigt sich mit einem Spezialgebiet der computer-unterstützten Diagnostik, der digitalen Verarbeitung von Bildern.

Die Interpretation von Bildern ist besonders in der Radiologie die Grundlage von diagnostischen Entscheidungen. Eine Sonderstellung unter den bilderzeugenden Verfahren der Radiologie nimmt die transversale Computer-Tomographie (CT) ein. Sie liefert Schnittbilder der durchstrahlten Körperteile mit einer gegenüber konventionellen Röntgenmethoden erheblich gesteigerten Kontrastauflösung und ermöglicht daher weitaus verbesserte lokalisatorische und artdiagnostische Aussagen.

Im Gegensatz zu konventionellen Röntgenbildern liegen Computer-Tomogramme oder CT-Bilder unmittelbar als Datenmatrizen vor, deren Werte die Dichte des durchstrahlten Gewebes repräsentieren. Dieser Sachverhalt macht Computer-Tomogramme besonders geeignet für die Verarbeitung mit Hilfe eines digitalen Computers. Generelles Ziel dieser Verarbeitung ist es, den überwiegend subjektiven Prozeß der Bild-Interpretation bei der Diagnostik zu unterstützen und die Befunderhebung zu objektivieren.

Verfahren der Bildverarbeitung wurden in zahlreichen Anwendungsbereichen entwickelt. Mit welchen dieser Verfahren das angestrebte Ziel erreicht werden kann, ist beim gegenwärtigen Stand des Wissens nicht aus der Kenntnis der Physiologie und Psychologie des Diagnoseprozesses abzuleiten. Das Kriterium für den Nutzen einer Methode muß das Ergebnis einer klinischen Überprüfung sein. Dieses Vorgehen setzt ein System voraus, mit dem Verfahren auf CT-Bildern angewendet werden können, die sich in anderen Anwendungsbereichen als nützlich erwiesen haben.

Ein solches System wurde in der Abteilung Psychologie und Neuroradiologie des Max-Planck-Instituts für Psychiatrie in zwei Phasen entwickelt. In der ersten Phase wurde das Software-Paket PICPRO ("PICture PROcessing") erstellt, das weitgehend rechnerunabhängig ist. In der zweiten Phase wurden dann die Verfahren auf ein Bildverarbeitungs-System mit spezieller Hardware (RAMTEK Display System 9400) und Peripherie übertragen, das das Konzept der interaktiven Bildverarbeitung realisiert und alle Voraussetzungen für den klinischen Einsatz bietet.

Der vorliegende Text beschäftigt sich zunächst mit dem Verfahren der CT und legt dabei besonderen Augenmerk auf die physikalische und diagnostische Bildqualität der Computer-Tomogramme (Kapitel 2). Im Anschluß an einen Überblick über "Digitale Bildverarbeitung" (Kapitel 3) folgt eine detaillierte Beschreibung der in PICPRO realisierten Verfahren der Bildmanipulation und Bildanalyse. Zusätzlich werden Hinweise auf bereits erfolgte oder mögliche Anwendungen der Verfahren im Bereich der CT-Diagnostik und auf geplante Erweiterungen des Systems gegeben (Kapitel 4 und 5). Der Einsatz der Bildverarbeitung in der klinischen Forschung und Praxis wird anhand eines Beispiels demonstriert. Zur Erhebung von Normdaten wurden die Hirnhemisphären von normalen CT-Bildern statistisch verglichen und ein Einzelfall aufgrund dieser Daten analysiert (Kapitel 6). Abschließend wird eine experimentelle Untersuchung zur Diagnostik-Leistung bei verarbeiteten und unverarbeiteten CT-Bildern beschrieben. Das Experiment ist ein Beispiel dafür, welche Möglichkeiten ein Bildverarbeitungs-System bietet und welches klinisch-experimentelle Vorgehen notwendig ist, um den Nutzen einer Bildverarbeitungsmethode nachzuweisen (Kapitel 7).

Für die Mithilfe beim Zustandekommen dieses Buches habe ich vielen Personen zu danken. Besonders erwähnen möchte ich Herrn Dr. Backmund und Herrn Dr. Mai, die die Arbeit anregten und durch zahlreiche Diskussionen unterstützten. Herrn Dr. Backmund und Herrn Dr. von Cramon habe ich wertvolle Hinweise aus der neuroradiologischen Praxis zu verdanken, sie haben sich zudem - zusammen mit Frau Dr. Rothemund - freundlicherweise als Experten für die experimentelle Untersuchung einer Bildverarbeitungs-Methode zur Verfügung gestellt.

Herrn Professor Dr. Revenstorf und Herrn Professor Dr. Becker-Carus habe ich für die Betreuung der Dissertation zu danken, die dem vorliegenden Text zugrundeliegt. Herr Professor Dr. Brengelmann hat mir dankenswerterweise den Freiraum gewährt, der für die zeitaufwendige Entwicklungsarbeit an dem Bildverarbeitungs-System notwendig war.

Schließlich möchte ich mich bei Gerti Hank für die Hilfe bei dem Aufbau der Literatur-Datenbank und bei dem Anfertigen von Bildern und Graphiken bedanken.

München, im März 1983   Gerhard Henrich

Der vorliegende Text wurde mit dem RUNOFF-Programm für Textverarbeitung des Rechenzentrums am MPI für Psychiatrie erstellt.

Polaroid-Fotos von CT-Bildern, wie sie im Anhang zu finden sind, weisen leider nicht die Qualität der Bildschirm-Darbietung hinsichtlich Schärfe und Kontrast auf, wodurch besonders die Darstellung des Effekts von Methoden der Bildverbesserung erschwert wurde.

INHALTSVERZEICHNIS

1 EINLEITUNG

"Computer verändern die Medizin". Dieser Satz von GALL (1969, Buchtitel) hat sich eindrucksvoll bewahrheitet. Drei Jahrzehnte nach den ersten Publikationen in den USA (vgl. LEDLEY 1959) ist die Medizin ohne den Einsatz der elektronischen Datenverarbeitung (EDV) nicht mehr denkbar. Sie findet überall da Anwendung, wo der Mensch durch Routinearbeit überfordert ist, wo große Mengen an Informationen zu verarbeiten sind, oder wo die Wahrnehmungs-, Beobachtungs- und Urteilsfähigkeit des Arztes unterstützt werden kann: bei der Organisation und Dokumentation, der Erfassung und Verarbeitung von Befund- und Labordaten, der Analyse von Biosignalen und Bildern, der diagnostischen Informationsverarbeitung, der Therapieplanung, der Patientenüberwachung und in Forschung und Lehre. Der Computer ist nicht nur bei der Lösung von Problemen unentbehrlich geworden, die sich aus dem ständig steigenden medizinischen Wissen und dem Anwachsen der Informationsmenge über den einzelnen Patienten ergeben. Er hat darüber hinaus völlig neue Möglichkeiten der medizinischen Forschung und Praxis eröffnet.

Die einzelnen Bereiche der Medizin und ihrer Grenzgebiete, die heute aus der EDV Nutzen ziehen, sind nahezu unübersehbar. Einen Überblick geben z.B. die vier Bände von STACY & WAXMAN (1965a, b, 1969, 1975) oder die Bände der "World Conferences on Medical Informatics" (ANDERSON & FORSYTHE 1974; SHIRES & WOLF 1977). Die neuere Entwicklung ist in einschlägigen Fachzeitschriften wie "Biomedical Computing", "Computers and Biomedical Research" oder "Computers in Biology and Medicine" zu verfolgen.

Ein Spezialgebiet im Rahmen der computer-unterstützten Diagnostik ist die Verarbeitung von Bildern. Die Anwendung von Methoden der digitalen Bildverarbeitung auf medizinischen Probleme begann vor etwa 20 Jahren am California Institute of Technology mit der Verbesserung von Röntgenaufnahmen (O'HANDLEY et al. 1973). Der Anwendungsbereich hat sich so schnell ausgeweitet, daß LEDLEY (1975, S. 1) von der Möglichkeit von "departments of medical imaging" in Universitäten oder großen Kliniken spricht, die sich auf die Verarbeitung von biomedizinischen Bildern spezialisieren. Diese Idee wurde sogar kürzlich von der Weltvereinigung für Nuklearmedizin und -biologie während ihres 3. Weltkongresses in Paris (1982) zur Forderung erhoben. Zu den medizinischen Bereichen und Untersuchungstechniken, für die Verfahren der Bildverarbeitung entwickelt wurden, gehören z.B. die Radiologie, Nuklearmedizin, Ultraschall-Untersuchung, Thermographie, automatische Chromosomen-Analyse, die Analyse von Blutzellen, Abstrichen, Bakterienkolonien und von histologischen Schnitten (EAVES 1967; RAMSEY 1968; O'HANDLEY et al. 1973; HAY 1976; PRESTON 1976). Generelle Ziele des Einsatzes von Computern zur Verarbeitung von biomedizinischen Bildern sind die Bildverbesserung, d.h. Veränderung eines Bildes in einer Weise, daß es leichter visuell zu interpretieren ist, und "pattern recognition", d.h. das Erkennen von Mustern zum Zweck der automatischen Interpretation (NADLER 1976).

Die Interpretation von Bildern ist besonders in der Radiologie mit ihren Spezialdisziplinen die Grundlage von diagnostischen Entscheidungen. "Die Neuroradiologie ist eine klinisch-radiologische Spezialdisziplin, deren Aufgabe darin besteht, Erkrankungen des Zentralnervensystems ... mit den Methoden der Radiologie nachzuweisen oder auszuschließen" (PIEPGRAS 1977, S. 1). Die Grundlagen der neuroradiologischen Untersuchungstechnik sind:
a) die Röntgennativdiagnostik, die Darstellung des Schädels ohne Anwendung künstlich kontrastgebender Substanzen,
b) die transversale Computer-Tomographie,
c) die Isotopendiagnostik, die Untersuchung des Zentralnervensystems nach Applikation radioaktiver Substanzen (z.B. Szintigraphie) und
d) die Kontrastmitteldiagnostik, die Röntgenuntersuchung der Liquorräume und der Blutgefäße mit Röntgenkontrastmitteln (z.B. zerebrale Angiographie).

Eine Sonderstellung unter diesen Verfahren nimmt die Computer-Tomographie (CT) ein: "Gänzlich neue Perspektiven und weitreichende Impulse hat die Neuroradiologie durch die Einführung der transversalen Computer-Tomographie erhalten. Dieses Verfahren ermöglicht in einem bisher nicht gekannten Ausmaß auf der Basis außerordentlich empfindlicher Messungen der Strahlenabschwächung eine subtile Gewebsdifferenzierung und damit eine gegenüber den konventionellen Röntgenmethoden erheblich gesteigerte lokalisatorische und artdiagnostische Aussage" (PIEPGRAS 1977, S. 1).

Konventionelle Röntgenbilder werden dadurch erzeugt, daß ein Körperteil unter Verwendung einer Röntgenquelle als Schatten auf einen fotographischen Film projiziert wird. Die so gewonnenen Bilder zeigen nur relativ große Dichteunterschiede der Organe und Gewebearten. Da die Abbildung in einer Ebene liegt, ist eine räumliche Zuordnung der dargestellten Dichteunterschiede nur schwer möglich. Durch aufwendige Zusatzverfahren (z.B. Tomographie, Angiographie, Pneumoencephalographie) können Kontrast oder räumliche Zuordnung verbessert werden.

Seit 1973 gewinnt das Röntgenverfahren der CT zunehmend an Bedeutung und wird heute als unverzichtbarer Bestandteil der radiologischen Diagnostik angesehen.(1) Es liefert Schnittbilder der durchstrahlten Körperteile, die aus einer Vielzahl von Projektionen mit Hilfe von mathematischen Verfahren der Bildrekonstruktion von einem Computer errechnet werden. Im Gegensatz zu konventionellen Röntgenbildern liegen Computer-Tomogramme unmittelbar als Datenmatrizen vor, deren Werte die Dichte des durchstrahlten Gewebes repräsentieren.(2)

Während es bei der Entwicklung von bilderzeugenden Systemen in der Medizin große Fortschritte gab - die CT ist ein Beispiel dafür -, sind die Fortschritte auf dem Gebiet der Bildinterpretation trotz zahlreicher Ansätze relativ gering. Die Analyse von Bildern zur medizinischen Diagnose ist auch heute noch ein überwiegend subjektiver Prozeß.

Bilder enthalten in der Regel eine große Menge an Information. Dies hängt damit zusammen, daß das Verhältnis der Größe eines Bildes zu der Größe des kleinsten darstellbaren Elementes sehr groß ist, und die Informationskapazität proportional zum Quadrat dieses Verhältnisses

----

(1) In der Zukunft wird allerdings der Anwendungsbereich der CT durch den vermehrten Einsatz neuerer diagnostischer Verfahren (siehe Fußnote 2) wieder etwas eingeschränkt werden.

(2) Das Prinzip der CT wurde auch auf die Nuklearmedizin übertragen und führte dort zur "Single Photon Emmission Tomographie" (SPECT) und zur "Positronen Emmissions Tomographie" (PET). Das jüngste Verfahren dieses Typs in der klinischen Diagnostik ist die "Kernspin-Tomographie" (KST) oder "nuklearmagnetische Resonanz" (NMR, vgl. z.B. BOTTOMLEY 1982; zur Übersicht: PFEILER 1981).

ist. Im Gegensatz dazu ist die Informationsmenge, die für eine diagnostische Entscheidung herangezogen wird, ziemlich klein. Die Aufgabe der Bildinterpretation umfaßt also die Extraktion der relevanten Information aus Bildern, die zusätzlich eine große Menge an irrelevanter Information enthalten. Die Ärzte sind ausgebildet und trainiert, solche Entscheidungen auf der Grundlage der visuellen Inspektion eines Bildes zu treffen. Dies wird durch die ausgeprägte Fähigkeit des menschlichen Gehirns ermöglicht, Muster, d.h. qualitative Unterschiede zwischen Bildsegmenten, zu erkennen ("pattern recognition"). Die eigentliche Entscheidung oder Diagnose besteht in der Bewertung dieser Muster als Variation normaler Strukturen oder als pathologische Abweichung aufgrund der Erfahrung mit dieser Art von Bildern ("pattern matching"). Im Gegensatz dazu ist das visuelle System für das Erkennen von (kleinen) quantitativen oder kontinuierlichen Änderungen weniger gut geeignet. Dies kann zu falsch-negativen Diagnosen, d.h. zum Übersehen von Abnormitäten führen. Aus dem gleichen Grund ist es dem Beobachter nicht immer möglich, den Bereich normaler Variation im Bild oder den Grad einer pathologischen Abweichung exakt zu beschreiben. Die Verfügbarkeit von mehr quantitativer Information würde es dem Arzt erlauben, die diagnostische Entscheidung auf eine objektivere Basis zu stellen (TAYLOR & DIXON 1976; LODWICK 1977).

Andererseits können auch die (in der Regel sehr nützlichen) Eigenschaften der menschlichen visuellen Informationsverarbeitung für die Analyse eines Bildes hinderlich sein, weil der Wahrnehmungsprozeß "fest programmiert" und nicht willkürlich veränderbar ist. Der Arzt kann sein Wahrnehmungssystem nicht so einstellen, daß bestimmte Merkmale des Bildes - z.B. die Grenzen zwischen homogenen Flächen - stärker hervorgehoben oder andere Merkmale - z.B. das "Rauschen" - unterdrückt werden. Möglicherweise ist jedoch in dem Bild Information enthalten, die erst bei einer anderen als der menschlichen visuellen Verarbeitung "zum Vorschein" kommt. Für diese Hypothese sprechen Untersuchungen über die diagnostische Leistung bei der Beurteilung von medizinischen Bildern aus der Radiologie und der Nuklearmedizin, die zeigen, daß mit Hilfe einfacher Methoden der Bildvorverarbeitung eine deutliche Verbesserung der Leistung erzielt werden kann (z.B. KUNDEL, REVESZ & SHEA 1969; MARAGLIO et al. 1971).

Auf der Grundlage solcher Überlegungen beschäftigt sich die vorliegende Arbeit mit Möglichkeiten der digitalen Verarbeitung von CT-Bildern des Gehirns zur Unterstützung der visuellen Interpretation. Die moderne Computer-Technologie macht es heute möglich, viele der Schwierigkeiten bei der Bildanalyse zu überwinden, die sich aus den Beschränkungen des menschlichen visuellen Systems ergeben. Ziel der Planung eines Mensch-Maschine-Systems zur visuellen Informationsverarbeitung ist es, die Stärken der Maschine und des Menschen optimal auszunutzen (TAYLOR & DIXON 1976). Dabei stellt sich die Frage, welche Schritte im Diagnoseprozeß soll oder kann der Rechner und welche Schritte der Arzt übernehmen, und anschließend, wie kann die "Schnittstelle" zwischen Mensch und Maschine optimal gestaltet werden. Die Beantwortung der Frage erfordert die Erstellung eines Ablaufplans oder eines Modells des Diagnoseprozesses.

Um verschiedene Fehlerquellen bei der diagnostischen Bildinterpretation zu klassifizieren und die Möglichkeit einer "technologischen Intervention" zur Urteilsverbesserung zu diskutieren, haben BLESSER & OZONOFF (1972) ein Wahrnehmungsmodell für die diagnostische Radiologie entworfen (siehe Abbildung 1.1). Die Autoren unterscheiden drei Phasen: (a) einen psychophysischen Teil, der das bilderzeugende System, die Bedingungen der Wahrnehmungssituation und die Verarbeitung durch das periphere Nervensystem des Beobachters einschließt, (b) einen psychologischen Teil, in dem die Umsetzung der Bildpunkte in ein sinnvolles Bild mit anatomischen Strukturen stattfindet, und (c) einen nosologischen Teil mit der Entscheidung, welche Strukturen des Bildes – unter der Verwendung gelernter Kriterien – als klinisch normal oder abnorm zu beurteilen sind.

Ein Ansatzpunkt für die computerunterstützte Verbesserung des Diagnoseprozesses ist in dem Modell (Abbildung 1.1) bereits angedeutet. Es handelt sich um die Verarbeitung oder Modifikation des Bildes in der ersten Phase, bevor es dem Beobachter dargeboten wird. Das Ziel dabei ist es, die Aspekte des Bildes derart zu verändern bzw. Abbildungsfehler des bilderzeugenden Systems so zu korrigieren, daß das Erkennen und die Beurteilung von Befunden erleichtert wird. Die Entscheidung, ob eine Abnormität im Bild vorliegt, welche Attribute dieser Abnormität zugeschrieben werden können, und schließlich über die Art der Abnormität, trifft der Beobachter.

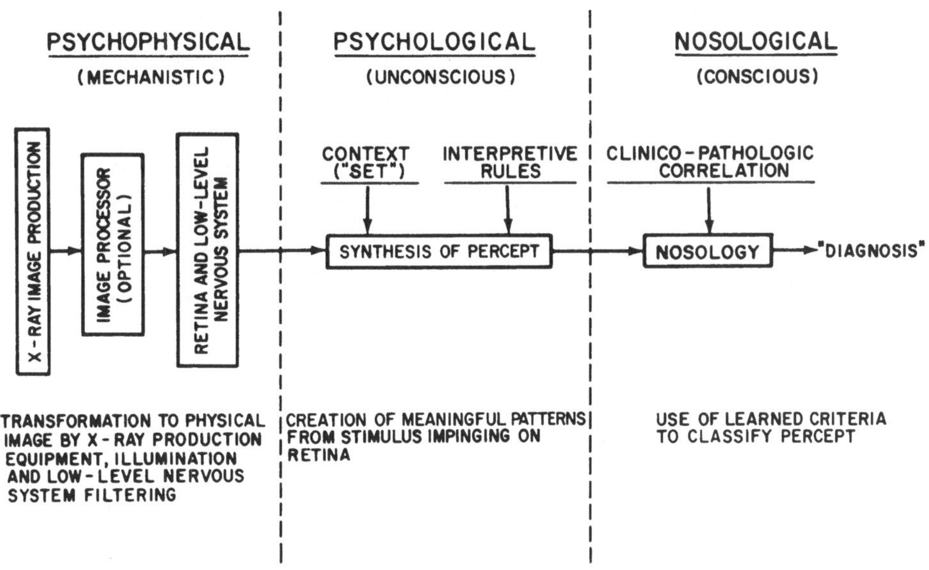

Abb. 1.1: Modell des Diagnoseprozesses in der Radiologie (BLESSER & OZONOFF 1972, Fig. 1)

Mit welchen Verfahren die angestrebte Bildverbesserung erreicht wird, kann nicht generell gesagt werden. Es liegen zwar heute über viele Details der visuellen Wahrnehmung, der Signal- und Mustererkennung und der beteiligten psychologischen Prozesse Informationen vor (vgl. CORNSWEET 1970; DODWELL 1970; BIBERMAN 1973; HABER & HERSHENSON 1973; REED 1973; LEEUWENBERG & BUFFART 1978), zusätzlich auch über das spezielle Gebiet der Wahrnehmung und Interpretation von Röntgenaufnahmen (z.B. MORGAN 1966; GOODENOUGH, ROSSMANN & LUSTED 1972; KUNDEL & LA FOLLETTE 1972; METZ, GOODENOUGH & ROSSMANN 1973; GOODENOUGH, ROSSMANN & LUSTED 1974; STARR et al. 1975), die Ableitung von Methoden aus diesem Wissen ist jedoch nur in beschränktem Maße möglich. Das Erkennen eines künstlich erzeugten Signals in einer experimentellen Situation ist eben sehr verschieden von dem Problem der diagnostischen Beurteilung einer Röntgenaufnahme in der medizinischen Praxis (LODWICK 1977).

Trotz einzelner Ansätze (z.B. STOCKHAM 1972) ist die Bildverarbeitung im Kontext eines Modells der visuellen Wahrnehmung weitgehend unerforscht. "Although a great deal of sophisticated and elaborate knowledge has been gained in the last several decades about the problem of communicating electrically between various sorts of automatic mechanisms, disapointingly little has been done to match the ultimate source and receiver, namly the human being, to this body of knowledge and these systems. The basic obstacles have been a lack of understanding of the human mechanisms in terms describable by the available theory and the difficulty in studying the human mechanisms which are involved" (STOCKHAM 1972, S. 833). Der Grund dafür liegt in der außerordentlichen Komplexität der visuellen Wahrnehmung und der damit verbundenen kognitiven Prozesse. Die Folge davon ist: "The factors that render certain medically significant features of a radiographic image easy to perceive and others difficult are largely unknown; so, also, are the ways in which alternative imaging systems affect these features. ... At present, our meager knowledge of the psychology of 'seeing' does not allow us to apply generalized techniques in a rational manner" (BLESSER & OZONOFF 1972, S. 515, 516)

Da die Techniken der Bildverbesserung beim gegenwärtigen Stand des Wissens nicht aus vorhandenen Kenntnissen der Physiologie und Psychologie des Diagnoseprozesses abgeleitet werden können, muß das Kriterium für den Nutzen einer Methode die klinische Überprüfung sein. Dieses Vorgehen setzt ein System voraus, mit dem Verfahren eingesetzt werden können, die sich in anderen Anwendungsbereichen als nützlich erwiesen haben.

Ein zweiter Ansatzpunkt für die Verarbeitung von Bildern neben der Bildverbesserung ist die Extraktion von quantitativen Maßen aus den Bilddaten zur Beschreibung des Bildes oder zur Absicherung der visuellen Interpretation. Diese Art der Bildverarbeitung unterstützt im Modell des Diagnoseprozesses den Arzt in der nosologischen Stufe, d.h. bei der Beurteilung und Klassifizierung von Bildstrukturen als normal oder pathologisch. Die Klassifikation eines Befunds setzt die Erfassung der relevanten Merkmale voraus. Mit Hilfe von quantitativen Bildanalysen sollen Merkmale erfaßt werden, die visuell nicht wahrnehmbar sind, und andere Merkmale exakter beschrieben werden. Ziel ist die Erhöhung der Objektivität und Reliabilität der gestellten Diagnosen.

Man kann davon ausgehen, daß die Interpretation von Computer-Tomogrammen des Gehirns immer durch den Menschen und nicht durch einen Rechner erfolgen wird. Eine vollständig automatische Auswertung, wie es z.B. wegen der Menge des anfallenden Materials bei Vorsorgeuntersuchungen mit Röntgenbildern der Mammographie versucht wurde (z.B. MACY, WINSBERG & WEYMOUTH 1968; WEE et al. 1975), scheint bei der komplexen Struktur von CT-Bildern des Gehirns und der Vielfalt möglicher Befunde nicht möglich. Ziel der Bildverarbeitung in diesem Anwendungsbereich ist es, dem Kliniker "bessere" Bilder und zusätzliche Information zu liefern, die den eigentlichen Diagnoseprozeß erleichtern und/oder die Schlußfolgerungen sicherer machen.

Die Computer-Tomographie (CT) wird als der größte Fortschritt in der diagnostischen Radiologie angesehen, seit Wilhelm Konrad Röntgen im Jahr 1895 die nach ihm benannten Strahlen entdeckt hat. Sie gehört zu den Methoden in der Medizin, die erst durch die Entwicklung der modernen Computer-Technologie möglich geworden sind. Eine zusammenfassende Darstellung der historischen Entwicklung des Verfahrens und seiner technischen, mathematischen und klinischen Aspekte ist z.B. bei BROOKS & DiCHIRO (1976a), McCULLOUGH & PAYNE (1977), HOUNSFIELD (1980) und OLDENDORF (1980) zu finden.

Im Gegensatz zur konventionellen Röntgentechnik, bei der ein dreidimensionales Objekt - z.B. der Kopf des Patienten - in zwei Dimensionen - auf der Filmebene - abgebildet wird, liefert die CT Bilder einzelner Schichten des durchstrahlten Objekts (siehe Abbildung 2.1). Durch die Erzeugung mehrerer Schichtbilder erhält man Information über die dritte Dimension. Zusätzlich bieten Computer-Tomogramme gegenüber den herkömmlichen Röntgenaufnahmen - bei gleicher oder geringerer Röntgenbelastung für den Patienten (HORSLEY & PETERS 1976; SHRIVASTAVA, LYNN & TING 1977; McCULLOUGH & PAYNE 1978) - eine weitaus höhere Sensitivität und Abbildungsgenauigkeit.

Mit der CT werden kleine Dichtedifferenzen von weichem Gewebe bis zu 0,5 Prozent erfaßt. Daher können normale und pathologisch veränderte Gewebsstrukturen des Schädelinnern dargestellt werden, ohne daß die Dichteunterschiede wie bei der Röntgenübersichtsaufnahme durch risikoreiche Verfahren wie die Injektion von Kontrastmittel in die Hirnarterien (Angiographie) oder das Einbringen von Luft in das Ventrikelsystem (Pneumoencephalographie) erhöht werden müssen.

Die CT beruht auf folgendem Prinzip: Die Röntgenstrahlen werden relativ eng gebündelt und treffen nicht auf einen Film, sondern auf eine Reihe von Detektoren, die die Strahlenintensität messen. Aus der Abschwächung der Strahlen nach dem Durchdringen eines Objektes kann auf die Dichte des durchstrahlten Materials rückgeschlossen werden.(1) Der Computer errechnet nun aus einer Vielzahl von Messungen, die durch eine Bewegung der Röntgenröhre um das Objekt zustande kommen, mit Hilfe von Algorithmen der Bildrekonstruktion Dichtewerte für kleine

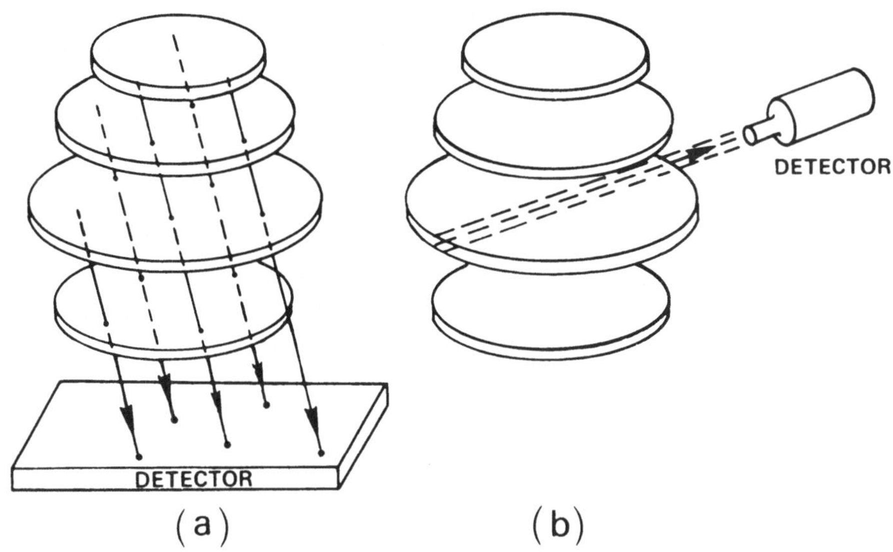

Abb. 2.1: Konventionelle Röntgentechnik vs. CT
a) K.R.: Die Röntgenstrahlen durchdringen das ganze Objekt
und projizieren es als ein Schattenbild auf einen Film;
b) CT: die Röntgenstrahlen erfassen jeweils nur eine Schicht
des Objekts (BROOKS & DiCHIRO 1975, Fig. 1)

Gewebsbereiche der durchstrahlten Schicht. Die Dichtematrix kann dann
auf einem Monitor als Bild dargestellt werden.

----

(1) Die Begriffe "Abschwächung" (attenuation) und "Absorption" (absorption) bzw. "Abschwächungswert" und "Absorptionswert" oder "-koef-
fizient", die im folgenden häufiger verwendet werden, sollen kurz erläutert werden. Der Röntgenstrahl wird beim Durchdringen des Objekts,
das einen Teil der Energie absorbiert, abgeschwächt. Der eine Begriff
bezieht sich auf den Strahl, der andere auf das Material. Die Absorption ist erschließbar aus der Abschwächung, diese aus der Messung der
Strahlenintensität.
Der Begriff "Dichte" wird im folgenden als Kürzel für die Beschaffen-
heit des Materials verwendet, das die Absorption verursacht. Er beinhaltet neben der physikalischen Dichte die Elektronendichte und die
Atomordnungszahl.

2.1 Historische Entwicklung

Die mathematische Grundlage der CT - das Verfahren der Rekonstruktion einer dreidimensionalen Verteilung aus einer Vielzahl von zweidimensionalen Projektionen - ist seit langem bekannt. Die erste Veröffentlichung stammt von dem Mathematiker Johann RADON aus dem Jahre 1917. Das Problem der Bildrekonstruktion wurde vor der Entwicklung der CT von einer Reihe von Forschern in verschiedenen Anwendungsbereichen angegangen und gelöst. Beispiele für solche Bereiche sind die Radioastronomie (BRACEWELL & RIDDLE 1967) und die Elektronenmikroskopie (DeROSIER & KLUG 1968).

Erste Arbeiten mit klinischer Orientierung stammen von dem Neurologen OLDENDORF (1961), der die theoretischen Grundlagen für die Anwendung aufgezeigt und erste Experimente ausgeführt hat. Das komplette theoretische Konzept auf der Grundlage der Arbeit von RADON wurde von dem Physiker CORMACK (1963, 1964) veröffentlicht. Ein erster funktionsfähiger "transverse section scanner" für die Anwendung in der Nuklearmedizin wurde von KUHL und EDWARDS (1968a,b) entwickelt.

Als Erfinder der eigentlichen Computer-Tomographie mit Röntgenstrahlen gilt jedoch der englische Physiker G.N. HOUNSFIELD, unter dessen Leitung 1972 das erste kommerzielle Gerät bei der Firma EMI Ltd. gebaut wurde (HOUNSFIELD 1973), und der dafür zusammen mit CORMACK 1979 den Nobelpreis für Medizin zuerkannt bekommen hat (nobel lectures: CORMACK 1980; HOUNSFIELD 1980). Die ersten klinischen Ergebnisse mit der neuen Untersuchungsmethode wurden 1973 von dem Neuroradiologen J. AMBROSE veröffentlicht. Seitdem hat die CT ihren festen Platz in der neuroradiologischen Diagnostik. Neben den Computer-Tomographen für das Gehirn wurden Scanner entwickelt, mit denen der ganze Körper eines Patienten untersucht werden kann (LEDLEY et al. 1974; LEDLEY 1976).

Heute gibt es bereits vier Generationen von Scannern, die sich vor allem darin unterscheiden, wie die Röntgenröhre um den Kopf oder den Körper des Patienten bewegt wird, und wieviele Detektoren zur Messung der Strahlenabschwächung zur Verfügung stehen. Von der Art der Bewegung und der Detektorzahl hängt die Dauer der Untersuchungsprozedur und damit der Anwendungsbereich eines Scanners ab. Da eine Bewegung des Untersuchungsobjekts während des Scan-Vorgangs zu Artefakten in

Bild führt, erfordert z.B. die CT des Brustkorbs wegen der Atem- und Herzbewegungen eine geringere Scan-Dauer als die Untersuchung des Gehirns. BUCHMANN (1977) unterscheidet nach der Scan-Dauer drei Typen von Scannern:
- 1 Minute oder länger: Schädelscanner
- ca. 20 Sekunden: Universalscanner (Schädel und Ganzkörper)
- 5 Sekunden und kürzer: Schnellscanner (Ganzkörper).

Bei dem Gerät, mit dem die Bilder aus der vorliegenden Arbeit erzeugt wurden, handelt es sich um einen Schädelscanner der Firma EMI mit der Typenbezeichnung CT 1010. Bevor die Systemkonfiguration und die Funktion dieses Scanners exemplarisch beschrieben werden, soll noch kurz auf die mathematischen Grundlagen der CT eingegangen werden.

2.2 Mathematische Grundlagen der CT

Uber die Algorithmen der CT-Bildrekonstruktion liegen zahlreiche Veröffentlichungen vor (z.B. BROOKS & DiCHIRO 1975; EDHOLM 1975; - für Radiologen; z.B. BUDINGER & GULLBERG 1974; GORDON & HERMAN 1974; BROOKS & DiCHIRO 1976a - für Mathematiker; für weitere Referenzen siehe CHO & BURGER 1977), so daß hier auf eine detaillierte Darstellung verzichtet werden kann. Das Problem und die Lösungsmöglichkeiten sollen jedoch erläutert werden.

Das Problem der Dichterekonstruktion kann vereinfacht wie folgt dargestellt werden: Die zu untersuchende Gehirnschicht wird als zweidimensionale Dichtefunktion d(x,y) aufgefaßt, die bestimmt werden soll (Abbildung 2.2). Sie kann nicht direkt gemessen werden, sondern ist nur indirekt aus externen Messungen zu erschließen. Diese externen Messungen erhält man, indem man die Abschwächung von Röntgenstrahlen erfaßt, die das Objekt durchdringen. Die Abschwächungswerte stehen zu den gesuchten Dichtewerten in einem bestimmten Verhältnis. Ein Röntgenstrahl ist charakterisiert durch den Abstand x' vom Ursprung des (willkürlichen) Koordinatensystems der d-Funktion und durch den Winkel ϕ zur y-Achse (siehe Abbildung 2.2). Idealerweise entspricht einem Meßwert das Integral der Dichte des durchstrahlten Objekts eines Röntgenstrahls:

$$(2.1) \qquad p(x',\phi) = \int d(x,y)\, dy'$$

d.h. der Meßwert p entspricht der totalen Absorption des Röntgenstrahls beim Durchdringen des Objekts. p ist proportional der gemessenen Strahlenintensität I (d.h. dem Detektorsignal)

$$(2.2) \qquad p = - \ln \frac{I}{Io}$$

wobei Io die Ausgangsintensität des Röntgenstrahls ist.

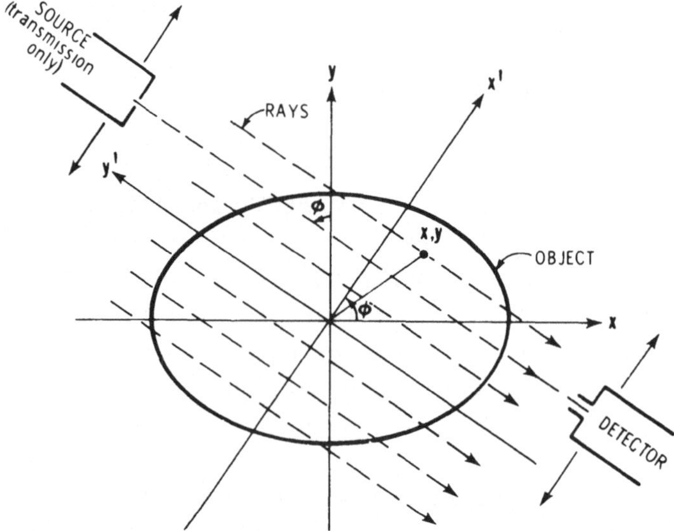

Abb. 2.2: Koordinaten-Systeme
Die Dichtefunktion des Objekts wird durch x-/y-Koordinaten beschrieben, d(x,y), die Röntgenstrahlen durch ihren Winkel zur x-Achse und den Abstand vom Ursprung x'; die y'-Achse bezeichnet den Abstand entlang der Strahlen (BROOKS & DiCHIRO 1975, Fig. 4)

Eine Reihe von Strahlen aus derselben Richtung (ϕ) liefern ein Meßwertprofil, eine Projektion des Objekts. Das Rekonstruktionsproblem besteht nun darin, aus den Meßwerten mehrerer Profile aus verschiedenen Richtungen auf die Dichte innerhalb des Objekts zurückzuschließen, d.h. die Gleichung (2.1) zu invertieren.(1)

Idealerweise ist d(x,y) eine kontinuierliche zweidimensionale Funktion, zu deren Rekonstruktion eine unendliche Zahl von Projektionen erforderlich ist. In der Praxis besteht d(x,y) jedoch aus einer endlichen Zahl von Punkten und wird aus einer endlichen Zahl von Projektionen errechnet. Der Abstand zweier Strahlen einer Projektion bzw. die Breite eines Strahls entspricht in der Regel der Breite eines Bildpunktes (= "picture element" = "pixel"). Die Zahl der Strahlen einer Projektion entspricht dann der Zahl der pixel einer Reihe oder Spalte der Bildmatrix.

Da die Röntgenstrahlen auch eine bestimmte Höhe aufweisen (z.B. 10mm), beziehen sich die Bildpunkte bzw. die Werte der rekonstruierten Matrix auf dreidimensionale Volumenelemente ("voxel") des durchstrahlten Objekts (siehe Abbildung 2.3). Der Wert eines Bildpunkts ist proportional der durchschnittlichen Abschwächung des Röntgenstrahls durch das in dem entsprechenden voxel enthaltenen Material.

Es gibt im wesentlichen zwei Gruppen von Verfahren, mit denen das Problem der Bildrekonstruktion gelöst werden kann: iterative und analytische.

2.2.1 Iterative Methoden

Das Prinzip der iterativen Rekonstruktionsmethoden besteht darin, daß ein willkürliches Anfangsbild (Dichteverteilung) durch sukzessive Korrekturen in eine befriedigende Übereinstimmung mit den gemessenen Projektionsdaten gebracht wird. Dieses Vorgehen ist eine Alternative zu der theoretisch möglichen algebraischen Lösung des Problems (n

----

(1) Das dargestellte Problem und die im folgenden angeführten Methoden und Beispiele beziehen sich auf sog. Translations-Rotations-Scanner mit einem einzelnen Röntgenstrahl ("single beam"). Sie können jedoch für die neueren Scanner mit fächerförmigen Röntgenstrahlen ("fan beam") und mehreren Detektoren angepaßt werden (PETERS & LEWITT 1977).

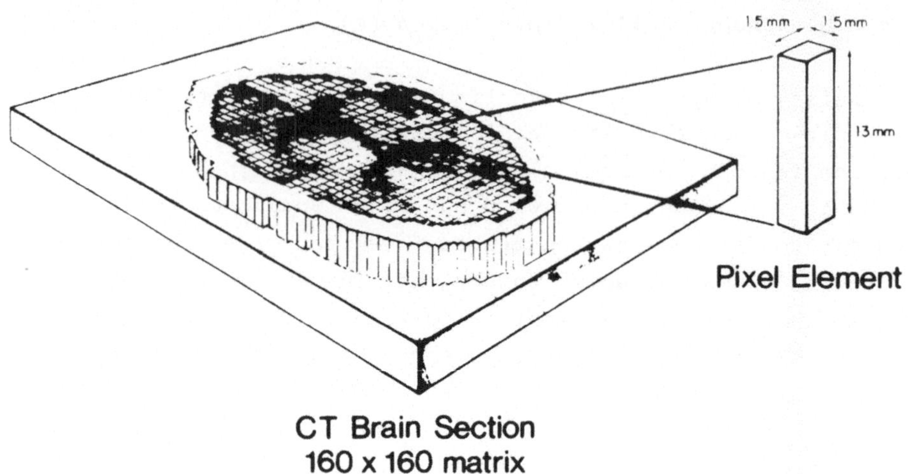

Abb. 2.3: Rekonstruierte Bildmatrix
Der Wert eines Bildpunktes charakterisiert den Inhalt eines
Volumenelements (McCULLOUGH & PAYNE 1977, Fig. 5)

Gleichungen mit n Unbekannten), die aus rechentechnischen Gründen in
der Praxis nicht anwendbar ist.

Die zu lösenden Gleichungen ergeben sich aus der Diskretisierung der
Formel (2.1)

$$(2.3) \qquad p_j = w_{1j} * d_1 + w_{2j} * d_2 + \ldots + w_{nj} * d_n$$

und beziehen sich auf ein Objekt, das durch eine diskrete Matrix von n
Zellen mit den Dichtewerten d_i (i = 1, 2,...,n) approximiert wird. p_j,
der Absorptionswert des j-ten Strahls, ist gleich der gewichteten
Summe der unbekannten (und gesuchten) d_i-Werte, wobei w_{ij} den Anteil
der i-ten Zelle bezeichnet, die von dem Strahl durchdrungen wird. Die
Strahlbreite entspricht dabei gewöhnlich der Breite einer Matrixzelle.

Anhand eines einfachen numerischen Beispiels soll das Verfahren der
iterativen Bildrekonstruktion verdeutlicht werden. Abbildung 2.4a)

zeigt ein Originalobjekt mit vier Dichtewerten und sechs (gemessenen) Projektionsdaten. Die vier Werte der Bildmatrix sollen nun aus den Projektionswerten erschlossen werden.

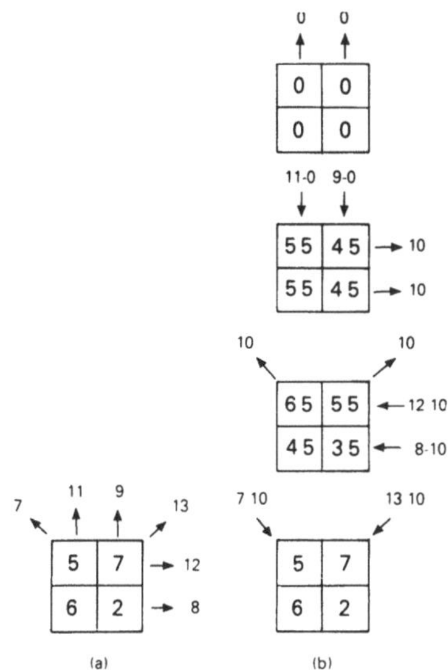

Abb. 2.4: Numerisches Beispiel des additiven Iterationsverfahrens
      a) Original-Objekt mit sechs Projektionsstrahlen; b) additive Korrektur (siehe Text) (BROOKS & DiCHIRO 1975, Fig. 10)

Als Ausgangswerte der Dichte werden zunächst (willkürlich) die Werte 0 angenommen. Aus diesen Initialwerten wird dann unter Verwendung der Gleichung (2.3) die senkrechte Projektion, d.h. die Spaltensumme, errechnet. Die Differenz zwischen der errechneten und der gemessenen Projektion wird nun zur Korrektur der Initialwerte auf die Zellen verteilt - in unserem Beispiel halbiert und addiert, so daß die neuen errechneten Summen mit den Meßwerten übereinstimmen. Die zweite Korrektur erfolgt durch die Einbeziehung der waagerechten Projektion, die dritte durch Einbeziehung der zwei diagonalen Röntgenstrahlen. In dem einfachen Beispiel ist nach dieser ersten Iteration eine völlige Übereinstimmung zwischen errechneten und gemessenen Projektionen erreicht (Abbildung 2.4b). Bei größeren Matrizen wird der Prozeß solange fortgesetzt, bis ein Abbruchkriterium hinsichtlich der Übereinstimmung erreicht ist.

Die verschiedenen Iterationsverfahren unterscheiden sich in der Reihenfolge, in der die Korrekturen während einer Iteration ausgeführt werden, und in der Rechenoperation, mit der die Korrektur durchgeführt wird. Was die Rechenoperation anbetrifft, ist neben der Addition der gewichteten Differenz, die in dem Beispiel angewendet wurde, auch die Multiplikation der aktuellen Zellenwerte mit dem Verhältnis der gemessenen zu den errechneten Projektionswerten möglich. Die Variationen bezüglich der Korrektur-Reihenfolge seien nur dem Namen nach erwähnt: simultaneous correction (ILST, Iterative Least Squares Technique), ray-by-ray correction (ART, Algebraic Reconstruction Technique), und point-by-point correction (SIRT, Simultaneous Iterative Reconstruction Technique) (BROOKS & DiCHIRO 1976a; GABOR & LENT 1976; HERMAN & LENT 1976).

Welches Verfahren das beste Ergebnis liefert, ist in der Literatur umstritten (BROOKS & DiCHIRO 1975). Während das erste kommerzielle CT-Gerät ein iteratives Verfahren zur Bildrekonstruktion benutzte, werden heute fast ausschließlich analytische Verfahren verwendet.

2.2.2 Analytische Methoden

Analytische Methoden beruhen im Gegensatz zu iterativen auf exakten Formeln zur Bildrekonstruktion. Die bekanntesten und gebräuchlichsten Verfahren sind die zweidimensionale Fourier-Rekonstruktion und die gefilterte Rückprojektion.

a) Zweidimensionale Fourier-Rekonstruktion

Fourier-Transformation (FT) bezeichnet die mathematische Operation der Zerlegung einer beliebigen (nichtperiodischen) Funktion in Sinus- und Kosinus-Wellen mit verschiedenen Frequenzen. Diese Operation ist nicht nur auf eindimensionale Signale anwendbar, wie z.B. auf Funktionen der Zeit, sondern auch auf mehrdimensionale (NIEMANN 1973). Ein Computer-Tomogramm oder die zugrundliegende zweidimensionale Dichteverteilung kann entsprechend als Summe von Sinus- und Kosinus-Funktionen dargestellt werden, die sich in verschiedene Richtungen ausbreiten. Die Amplituden dieser sinusoidalen Wellen bezeichnet man als Fourier-Koeffizienten.

Die Fourier-Bildrekonstruktion beruht auf der Beziehung, die zwischen den Fourier-Koeffizienten der Bildmatrix und den Fourier-Koeffizienten der Projektionen besteht: die Amplituden der Wellen, die sich in dem Bild in einem bestimmten Winkel ausbreiten, sind identisch mit den Amplituden der Wellen der Projektion unter dem gleichen Winkel (Projektionstheorem). Das bedeutet, daß durch die FT der Projektionen die Fourier-Koeffizienten der Bildmatrix bestimmt werden können.

Abbildung 2.5 zeigt schematisch den Rekonstruktionsprozeß. Im ersten Schritt werden die gemessenen Projektionen (a) Fourier-transformiert und die resultierenden Koeffizienten im entsprechenden Winkel in die Frequenzebene übertragen (b). Um zu einer Matrix von Fourier-Koeffizienten zu kommen, die für die Bildrekonstruktion erforderlich ist, müssen in einem zweiten Schritt fehlende Werte interpoliert werden (c). Der letzte Schritt der Bildrekonstruktion besteht dann in der Bildung des Umkehrintegrals, d.h. in der Addition der sinusoidalen Wellen mit entsprechenden Amplituden zu der Dichteverteilung des abgebildeten Objekts (vgl. SHEPP & LOGAN 1974; BROOKS & DiCHIRO 1976a; MERSERAU 1976).

Dieses Verfahren ist durch die Entwicklung von Algorithmen der Fast-Fourier-Transformation (FFT), die die Zahl der benötigten Multiplikationen reduzieren, praktisch anwendbar geworden.

b) <u>Gefilterte Rückprojektion</u>

Rückprojektion bedeutet, daß die gemessenen Abschwächungsprofile im entsprechenden Winkel in die Objektebene (x,y) zurückprojiziert werden: der Absorptionswert, der sich aus der gemessenen Abschwächung eines Strahls ergibt, wird gleichmäßig auf alle (Bild-)Punkte verteilt, die auf der Strahlenlinie liegen. Wird das für alle Strahlen ausgeführt, ergibt sich der Wert eines Punktes des rekonstruierten Bildes als Summe des Anteils der Absorptionswerte aller Projektionsstrahlen, die durch diesen Punkt hindurchgehen.

Dieses Verfahren erzeugt jedoch nur eine grobe Approximation des abzubildenden Objekts. Besonders nachteilig wirkt sich das Auftreten von sternförmigen Artefakten aus, die sich vor allem bei der

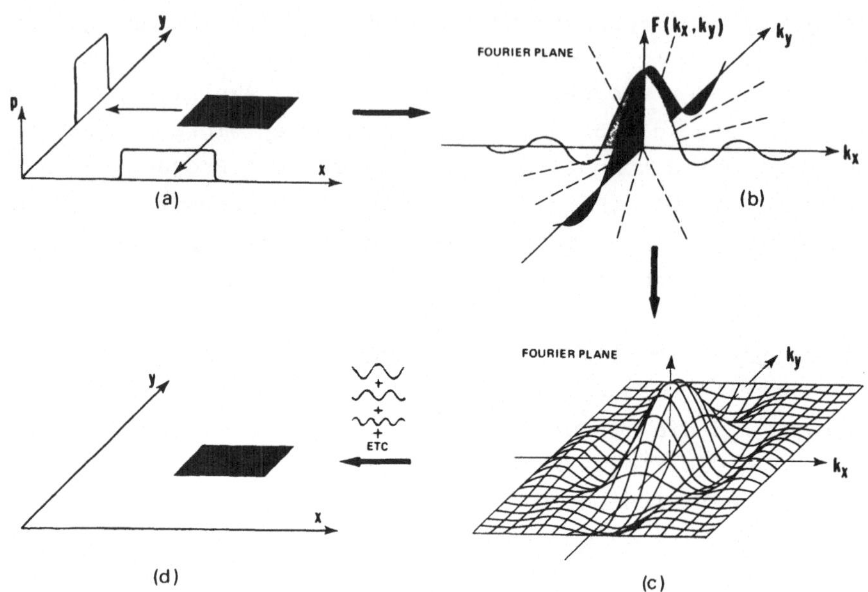

Abb. 2.5: Schematische Darstellung der zweidimensionalen Fourier-Rekonstruktion (siehe Text) (BROOKS & DiCHIRO 1975, Fig. 11)

Rekonstruktion von kleinen Objekten mit großem Dichteunterschied zur Umgebung ergeben. Zur Vermeidung dieses Artefaktes werden die Projektionen vor der Rückprojektion modifiziert oder gefiltert (BROOKS & DiCHIRO 1976a; HORN 1978). Fehler, die sich aus der begrenzten Zahl der Daten innerhalb einer Projektion und der begrenzten Zahl der Projektionen ergeben, lassen sich bei dem Verfahren der gefilterten Rückprojektion durch Interpolationen reduzieren (vgl. BROOKS, WEISS & TALBERT 1978). Abbildung 2.6 zeigt vereinfacht die Schritte des Prozesses: Messung der Profile, Filterung und Rückprojektion.

Das Verfahren der gefilterten Rückprojektion ist hinsichtlich der Genauigkeit und der Geschwindigkeit mit der Fourier-Methode vergleichbar, hat aber den praxisrelevanten Vorteil, daß jedes Meßprofil unmittelbar nach der Messung - also während des Scan-Vorgangs - verarbeitet werden kann. Das verkürzt die Rechenzeit nach Abschluß des Scans, sodaß das rekonstruierte Bild fast unmittelbar vorliegt, nachdem das letzte Profil gemessen wurde. Aus diesem Grund wird dieses

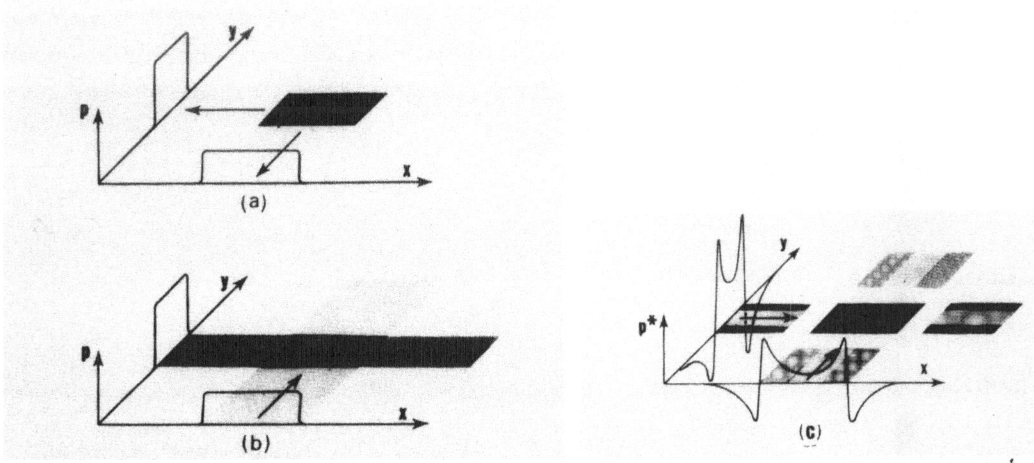

Abb. 2.6: Gefilterte Rückprojektion
a) Messung der Profile; b) die Rückprojektion der Profile führt zu streifenförmigen Artefakten, c) die durch die Filterung der Profile vermieden werden (BROOKS & DiCHIRO 1975, Fig. 5 und 12)

Verfahren wahrscheinlich von den meisten CT-Geräten zur Bildrekonstruktion verwendet (BROOKS & DiCHIRO 1975).

Bei dem Vergleich verschiedener Scanner ist die Dauer der Bildrekonstruktion nur z.T. dem gewählten Verfahren zuzuschreiben. Andere Faktoren, die die Dauer beeinflussen, sind neben der Größe der Bildmatrix und der Zahl der Projektionen oder Meßdaten die Rechengeschwindigkeit des verwendeten Computers und die Effektivität des Computer-Programms.

Über theoretische und praktische Vor- und Nachteile der iterativen und analytischen Verfahren unter verschiedener Bedingungen - wie Unvollständigkeit der Projektionsdaten oder Ausmaß des Rauschens in den Daten - gibt es zahlreiche Veröffentlichungen (z.B. GAARDER & HERMAN 1972; HERMAN 1972; HERMAN & ROWLAND 1973; SMITH, PETERS & BATES 1973; BUDINGER & GULLBERG 1974; GORDON & HERMAN 1974; CHO & AHN 1975; CHO et al. 1975; SMITH et al. 1975; TER-POGOSSIAN 1977). Aus ihnen geht hervor, daß ein optimales Verfahren zur Bildrekonstruktion wohl nicht

existiert, sondern daß bei verschiedenen Anwendungen unterschiedliche
Methoden das jeweils beste Resultat liefern können. Hier soll nur noch
erwähnt werden, daß mit jedem Verfahren in der praktischen Anwendung
der CT-Bildrekonstruktion nur eine mehr oder weniger gute Annäherung
an die Originaldichteverteilung erzielt wird. Von den Merkmalen des
erzeugten Bildes und Maßen der Bildqualität wird später in diesem Kapitel die Rede sein.

2.3 Beschreibung eines Scanner-Systems

Abbildung 2.7 zeigt die Konfiguration des Scanners-Systems EMI
CT 1010. Es besteht aus einer Scanner-Einheit, einem Steuerpult, einem
Computer, einer Diagnosebetrachtungs-Einheit und peripheren Geräten
(Magnetbandeinheit, Plattenspeicher, Zeilendrucker).

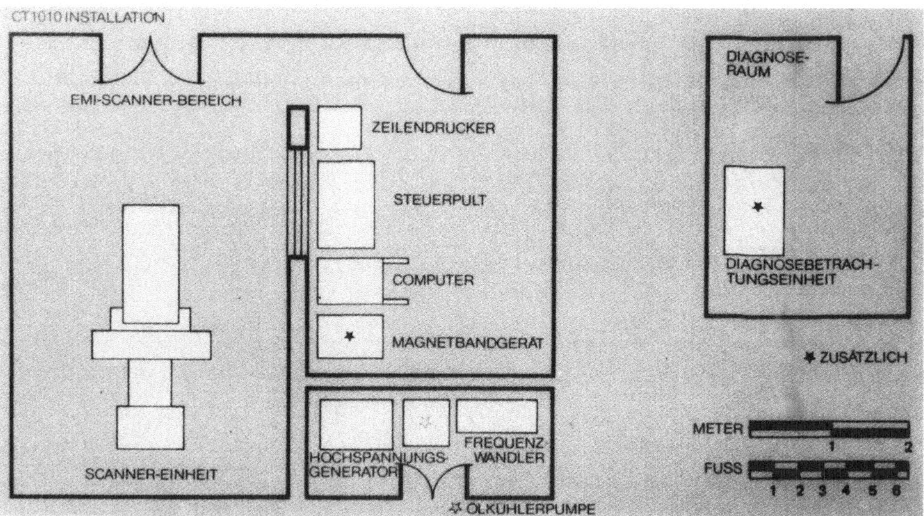

Abb. 2.7: Konfiguration des Scanner-Systems (EMI Informationsschrift,
         Abb. 17)

Die wesentlichen Elemente der <u>Scanner-Einheit</u> sind die Röntgenröhre
und 16 Kristalldetektoren, die einander fest zugeordnet und in einem
Rahmen montiert sind. Zur Untersuchung wird der Kopf des Patienten so
gelagert, daß er sich zwischen der Röhre und den Detektoren befindet.

Mit Hilfe der Detektoren wird die Intensität der Röntgenstrahlen gemessen, nachdem sie den Kopf des Patienten durchdrungen haben. Ein weiterer Detektor mißt die primäre Strahlenintensität (Referenzdetektor). Die Messungen werden verstärkt, digitalisiert und in den Computer übertragen. Aus der Abschwächung der Röntgenstrahlen nach dem Durchdringen des Kopfes (Differenz zu dem Referenzdetektor), kann der Computer Absorptionswerte des Gewebes der durchstrahlten Schicht errechnen. Diese Werte sind eine Funktion der physikalischen Dichte und der atomaren Zusammensetzung des Gewebes und der Energie der Röntgenstrahlen (vgl. z.B. CHO 1974; KIKER, HINZ & LEDLEY 1976; TSAI & CHO 1976; BROOKS 1977; GADO & EICHLING 1980).

Der eigentliche Scan-Vorgang besteht darin, daß der Rahmen mit Röntgenröhre und Detektoren zwei Bewegungen, Translation und Rotation, durchführt und damit insgesamt über 250000 Einzelmessungen der Strahlenabsorption ermöglicht. Die erste ist eine lineare Bewegung (siehe Abbildung 2.8a), bei der sich der Kopf des Patienten zwischen Röhre und Detektoren befindet. Danach dreht sich der Rahmen um 3 Grad (siehe Abbildung 2.8b) und eine neue Linearbewegung wird ausgeführt. Dieser Vorgang wiederholt sich 60mal, so daß eine Rotationsbewegung von insgesamt 180 Grad durchgeführt wird.

Der Computer errechnet nun mit Hilfe eines Algorithmus zur Bildrekonstruktion die Absorptions- oder "Dichte"-Werte von kleinen Volumenelementen der untersuchten Hirnschicht. Ein Wert repräsentiert die Dichte von 1,5 x 1,5 x 10 mm Gewebe, das erfaßte Scan-Feld hat einen Durchmesser von 24 cm und wird durch 160 x 160 = 25600 dieser Elemente dargestellt. Die Datenmatrix kann auf einem Monitor am Steuerpult als Bild dargestellt, auf Magnetplatte, -band oder Floppy-Disk gespeichert und als Zahlenausdruck über den Zeilendrucker ausgegeben werden.

Die Dichtewerte erstrecken sich über einen (willkürlichen) Skalenbereich von -1000 bis +1000. Nach einer Konvention werden die Skalenwerte "Hounsfield units" (HU) - nach dem Erfinder der CT - genannt. -1000 HU ist der Wert für Luft, 0 HU für Wasser und +1000 HU für dichtes Material.(1)

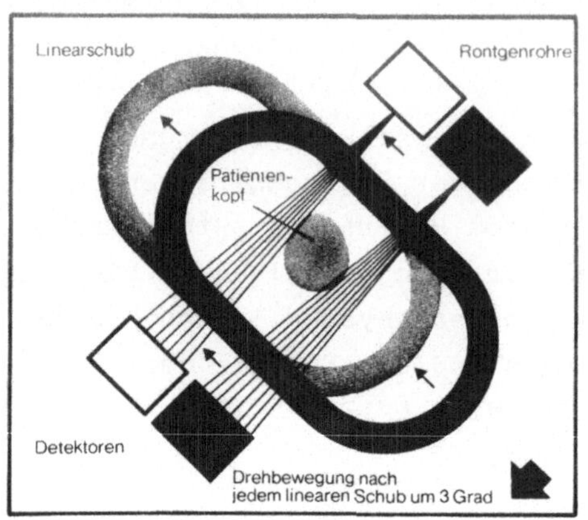

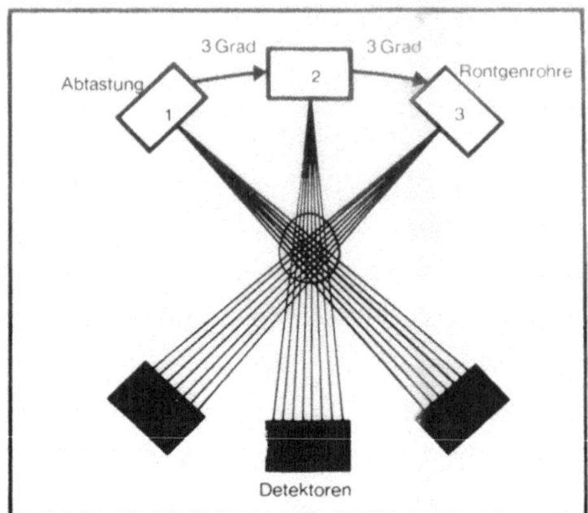

Abb. 2.8: Bewegungen der Röntgenröhre und der Detektoren in der
Scanner-Einheit
a) Lineare Bewegung, b) Rotationsbewegung (EMI Informationsschrift, Abb. 2 und 3)

HUs sind proportional der Abschwächung des durchstrahlten Materials
und definiert durch die Beziehung

$$(2.4) \qquad HU = \frac{\mu\ \text{Material} - \mu_{H_2O}}{\mu_{H_2O}} * 1000$$

wobei μ der (lineare) Absorptionskoeffizient bedeutet. Eine HU entspricht also 0,1 Prozent der Absorption von Wasser (BROOKS 1977; ZATZ & ALVAREZ 1977).

Die für den Kliniker relevanten Werte erstrecken sich allerdings nur
über einen relativ kleinen Ausschnitt der gesamten Skala - etwa zwi-

----

(1) Die Begriffe Dichtewert, CT-Wert und HU werden im Text synonym
gebraucht und beziehen sich auf die beschriebene Skala.

schen -100 und +100 HU (siehe Abbildung 2.9). In diesem Bereich liegen
die Werte für normale Hirnstrukturen wie Liquor (0), weiße Hirnsubstanz (22-32), graue Hirnsubstanz (36-46) und für pathologische Veränderungen wie Fett (-100), geronnenes Blut (60-80) oder Tumore (0-
80).

Skalenwerte für hohe Dichte (z.B. Knochen oder Kalk) werden auf dem
Monitor hell, Werte für geringe Dichte (z.B. Liquor) dunkel darge-
stellt. Abbildung A.1 zeigt ein typisches CT-Bild ohne pathologischen
Befund.(1)

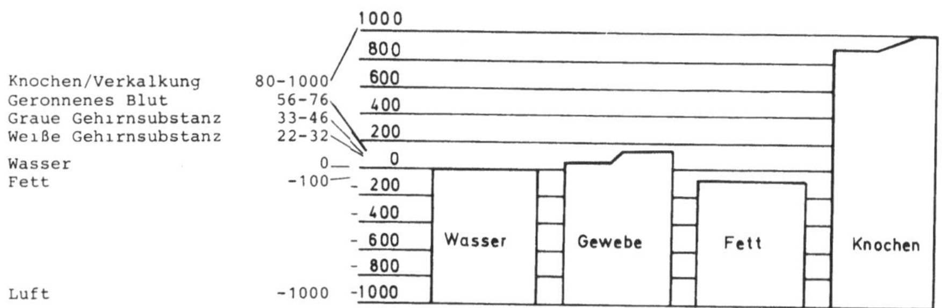

Abb. 2.9: Skala der Dichtewerte ("Hounsfield units", HU) (nach EMI
          Informationsschrift, Abb. 4)

Pathologische Veränderungen im Computer-Tomogramm können sich entweder
direkt darstellen, d.h. durch einen im Vergleich zum umgebenden Gewebe
veränderten Dichtewert, oder sie sind aus einer Verlagerung, Deformation, Verengung oder Erweiterung normaler Hirnstrukturen und Liquorräume zu erkennen.

Am <u>Steuerpult</u> werden Voreinstellungen vorgenommen, Patientendaten
eingegeben, die Untersuchungsprozedur gestartet und überwacht. Für
eine Untersuchung stehen verschiedene Scan-Programme zur Verfügung.
Zunächst kann die Geschwindigkeit des Scans eingestellt werden. Die
normale Scan-Dauer beträgt eine Minute ("normal accuracy"). Um die

----

(1) Alle mit A. bezeichneten Abbildungen befinden sich im Anhang.

Empfindlichkeit oder die Dichteauflösung des Systems zu erhöhen - und damit die Abbildungsgenauigkeit zu verbessern - kann die Scan-Dauer auf vier Minuten verlängert (und damit die Röntgendosis vervierfacht) werden ("high accuracy"). Zusätzlich zur Scan-Geschwindigkeit kann - bei unruhigen Patienten - der Rotationswinkel der Röntgenröhre von 180 Grad auf 240 Grad verändert werden. Damit werden mehr Einzelmessungen erzeugt, als für die Bildrekonstruktion notwendig sind. Mit diesen zusätzlichen Daten wird der artefakt-erzeugende Effekt von Patienten-bewegungen während des Scan-Vorgangs gemildert. Als weiterer Parameter kann die räumliche Auflösung, d.h. die Größe der kleinsten erfaßbaren Gewebselemente, verändert werden. Neben der normalen Elementgröße 1,5 x 1,5 mm ("normal definition") kann die räumliche Auflösung (auf Kosten der Dichteauflösung - siehe Kapitel 2.5.3) vervierfacht werden: ein Dichtewert oder Bildelement entspricht dann einer Gewebsfläche von 0,75 x 0,75 mm ("high definition").

Die Scan-Resultate jedes Patienten werden auf Floppy-Disks gespei-chert, das sind flexible Magnetplatten mit einem Durchmesser von ca. 20 cm. Diese können jederzeit unabhängig von dem aktuellen Scan-Vor-gang im Hauptsystem über eine Floppy-Disk-Einheit eingelesen und auf dem Monitor der <u>Diagnosebetrachtungs-Einheit</u> ("diagnostic display console", DDC) dargestellt werden. Zur Manipulation des Bildes können die Fensterhöhe, d.h. der Skalenwert, der als mittlere Graustufe dar-gestellt wird, und die Fensterbreite, d.h. der darzustellende Skalen-ausschnitt, variiert werden. Mit Hilfe einer fest montierten Pola-roid-Kamera können die Scans vom Monitor fotografiert werden.

2.4 Untersuchungsprozedur

Fur die Untersuchung wird der Patient auf dem Untersuchungstisch der Scanner-Einheit gelagert. Mit Hilfe eines Lichtvisiers wird der Kopf auf einer entsprechenden Halterung für den ersten Scan positioniert. Der Bereich des Kopfes, der untersucht wird, hängt von der klinischen Fragestellung ab. Die erfaßten Schichten sind in der Regel parallel zur Orbito-meatal-Linie, die vom äußeren Augenwinkel zur Öffnung des äußeren Gehörgangs führt. Es sind jedoch auch andere Schichtebenen möglich. Nach einem Scan-Vorgang, der zwei 10 mm-Schichten erzeugt, wird die Patientenliege elektromechanisch um 20 mm verschoben und ein neuer Scan-Vorgang gestartet. Eine durchschnittliche Untersuchung mit acht Schichten bei der Scan-Geschwindigkeit für hohe Dichteauflösung dauert etwa 30 Minuten. Da die CT eine nicht invasive Technik ist, können die Patienten ambulant untersucht werden.

Ein Problem bei der wiederholten Untersuchung eines Patienten stellt die exakte Positionierung des Kopfes dar. Ein Vergleich der Scans von verschiedenen Untersuchungszeitpunkten, z.B. um den Effekt einer Bestrahlungstherapie zu beurteilen, ist nur dann möglich, wenn jedesmal exakt die gleichen Schichten erzeugt werden. Das verfügbare Lichtvisier reicht für diesen Zweck nicht aus. Von verschiedenen Anwendern wurden daher Hilfsmittel zur Kopfpositionierung und Kopfhalterung entwickelt: z.B. "dental holder", eine Apparatur, mit der über eine Beißplatte der Kopf fixiert werden kann (NEW et al. 1975), oder "chin holder", der unter das Kinn des Patienten greift und so den Kopf stützt (DAVIS, DanMARDEN & STAPLES 1975). Während diese Hilfsmittel vor allem zur Reduktion von Patientenbewegungen (siehe z.B. ALFIDI, MacINTYRE & HAAGA 1976; MANO & KANEKO 1979) entwickelt wurden und nur bedingt für eine Repositionierung geeignet sind, dient die Methode von BERGSTROEM & GREITZ (1976) neben der Extraktion von stereotaktischen Daten diesem speziellen Zweck. Sie besteht darin, daß um den Kopf des Patienten ein Band aus Plastikmaterial gelegt wird, das innerhalb von 10 Minuten erhärtet. Dieses Band kann dann mit entsprechenden Haltevorrichtungen zur Fixierung des Kopfes und bei Wiederholungsuntersuchungen zur Repositionierung verwendet werden. Ein eleganteres Verfahren wurde von Du BOULAY, FAIRBAIRN & PADEN (1978) vorgeschlagen, das zudem höhere Genauigkeit verspricht. Bei diesem Verfahren wird vom Kopf des Patienten bei der ersten CT-Untersuchung mit einer festmontierten Videokamera eine Aufnahme gemacht und gespeichert. Bei Wiederholungsuntersuchung wird das aktuelle Bild des Kopfes bei der Positionierung und das gespeicherte Bild gleichzeitig als "Positiv" und "Negativ" auf einem Fernsehschirm ausgegeben. Die Lage des Kopfes wird nun so lange verändert, bis sich die beiden Bilder durch Subtraktion gegenseitig löschen, d.h. bis die beiden Positionen exakt übereinstimmen.

Für einige klinische Fragestellungen - z.B. für den Nachweis oder den Ausschluß bestimmter Typen von Tumoren - ist es notwendig, daß dem Patienten vor der CT-Untersuchung ein jodhaltiges Kontrastmittel intravenös appliziert wird. Die Verteilung des Kontrastmittels im Gehirn kann diagnostische Hinweise auf die Art eines Gewebes oder auf die Störung der Blut-Hirnschranke liefern (vgl. z.B. FELIX, KAZNER & WEGENER 1981). Bestimmte pathologische Veränderungen des Gehirngewebes sind im Nativ-Scan, d.h. im Scan ohne Kontrastmittelgabe, nicht vom normalen Gewebe zu unterscheiden, da ihre Strahlenabsorption der des normalen Gewebes entspricht. Sie speichern jedoch entweder mehr oder weniger Kontrastmittel als normales Gewebe. Im ersten Fall sind sie dann wegen der größeren Strahlenabsorption (= größere Dichte) im Computer-Tomogramm als helle Bereiche abgrenzbar, im zweiten Fall erscheinen sie dunkler als ihre Umgebung. In den meisten Fällen wird man vor der Kontrastmittel-Applikation die relevanten Gehirnabschnitte nativ untersuchen, um aus dem pre-/post-Vergleich zusätzliche Information zu erhalten. Das Ausmaß der Veränderung, z.B. der Anstieg der HU-Werte im pathologischen Bereich, kann weitere Hinweise für eine Differentialdiagnose liefern (siehe z.B. VONOFAKOS & HACKER 1978).

2.5 Bildqualität der Computer-Tomogramme

Das Resultat der CT-Untersuchung sind die Computer-Tomogramme oder CT-Bilder. Sie stehen dem Arzt für die Diagnosestellung als Schwarz/Weiß-Bilder auf dem Monitor der DDC (oder fixiert als Polaroid-Fotos) zur Verfügung. Welche diagnostische Information aus den CT-Bildern gezogen werden kann, ist u.a. von der Abbildungsgenauigkeit der CT, d.h. von Qualität der erzeugten Bilder abhangig. Zur Beurteilung der Leistung einzelner Scanner-Typen hinsichtlich der Bildqualität und zur Entwicklung von generellen Bewertungskriterien der Bildqualität liegen eine Reihe von experimentellen Untersuchungen und theoretischen Abhandlungen vor (z.B. BARRETT, GORDON & HERSHEL 1976; BROOKS & DiCHIRO 1976b; HOUNSFIELD 1976; JUDY 1976a; OMMAYA et al. 1976; RUTHERFORD, PULLAN & ISHERWOOD 1976a; BISCHOF & EHRHARDT 1977; ZATZ 1978; BELLON, MIRALDI & WIESEN 1979; COHEN 1979; COHEN & DiBIANCA 1979; GLOVER & EISNER 1979). Aus diesen Arbeiten geht hervor, daß nicht von "der" Bildqualität gesprochen werden kann, sondern verschiedene Aspekte berücksichtigt werden müssen, die gegenseitig abhängig sind und die ihrerseits von einer Vielzahl von Faktoren beeinflußt werden (vgl. PFEILER 1976; Abbildung 2.13).

Die meisten der zitierten Untersuchungen beschäftigen sich (notwendigerweise) mit der Definition von Bewertungskriterien für CT-Bilder und der Entwicklung entsprechender Meßmethoden, wobei sich noch keine Einigkeit in der Terminologie ergeben hat. Begriffe wie z.B. "density resolution" und "low contrast resolution" werden synonym gebraucht, dagegen wird z.B. "accuracy" von verschiedenen Autoren unterschiedlich definiert. Eine umfassende Darstellung von Qualitätskriterien und Meßmethoden ist der Gruppe um McCULLOUGH zu verdanken (McCULLOUGH et al. 1974; McCULLOUGH et al. 1976; McCULLOUGH 1977).

Die beiden wichtigsten Aspekte der Bildqualität sind - in Alltagsbegriffen - Schärfe und Kontrast. Wie sie definiert und gemessen werden können, soll zunächst dargestellt werden. Andere Aspekte und ihre gegenseitige Abhängigkeit werden im Anschluß daran diskutiert. Überlegungen zu dem Zusammenhang zwischen der (objektiven) Bildqualitat und der diagnostischen Leistung ("inherent image quality" und "diagnostic image quality", ROSSMAN 1968) und zu der daraus abzuleitenden Aufgabenstellung der Bildverarbeitung bilden den Abschluß dieses Kapitels.

2.5.1 Schärfe

Ob eine Schwarz/Weiß-Aufnahme scharf ist, wird ein Fotograf im allgemeinen danach beurteilen, ob feine Details oder kleine Objekte auf dem Bild zu erkennen sind, während er bei der Bewertung des Kontrastes auf die Abbildung und Unterscheidbarkeit von feinen Helligkeitsunterschieden achtet. Die Überlegung, daß bei der Abwesenheit jeglichen Kontrasts in der Aufnahme - alle Bildteile zeigen dann die gleiche Graufärbung - keine Schärfe möglich ist, und umgekehrt ohne Schärfe kein Kontrast, zeigt die Abhängigkeit der beiden Aspekte der Bildqualität. Bei der Beurteilung des einen Aspektes muß also immer der andere berücksichtigt werden.

Auf die CT-Bilder übertragen bedeutet das folgendes: Ein Maß für die Bildschärfe oder räumliche Auflösung (Begriffe in der Literatur: sharpness, spatial resolution, resolving power, small object detectability) ist die minimale Größe eines Objektes oder Details, das bei einem bestimmten Dichteunterschied zur Umgebung (= Kontrast zum Hintergrund) noch abgebildet wird (T'HOEN 1976). Nun ist es aber nicht so, daß ein Objekt von bestimmter Größe noch auf dem Bild enthalten ist, während ein etwas kleineres Objekt nicht abgebildet wird. D.h., es gibt keine Schwelle für die Größe des abzubildenden Objektes, sondern eine kontinuierliche Abnahme der Abbildungsqualität, wenn das Objekt kleiner wird. Die Abhängigkeit dieser Beziehung von der Kontrastdifferenz des Objekts zum Hintergrund ist derart, daß die erforderliche Objektgröße mit steigender Kontrastdifferenz abnimmt: Je größer der Kontrast, desto kleiner kann das Objekt sein, um abgebildet zu werden.

Die räumliche Auflösung eines CT-Scanners hängt von vielen Faktoren ab. Beispiele für solche Faktoren sind die Größe der Detektor-Öffnung, die räumliche Abtastrate der Detektoren, die Breite und Tiefe des Röntgenstrahls, die Art der Interpolation bei dem Rekonstruktions-Algorithmus und die pixel-Größe der Bildmatrix (GLOVER & EISNER 1979). Wie diese Faktoren zusammenwirken, ist nicht völlig geklärt, ist jedoch auch für die weiteren Ausführungen nicht von Bedeutung.

Als Maß für die Beziehung zwischen Objektgröße und Abbildungsqualität wird in der Literatur häufig die Modulation-Übertragungs-Funktion ("modulation transfer function", MTF) vorgeschlagen (z.B. JUDY 1976; BISCHOF & EHRHARDT 1977). Die MTF beschreibt - vereinfacht ausgedrückt - wie die Modulation (= Verhältnis der Amplitude zum Mittelwert) von sinusoidalen Intensitätsverteilungen des Objekts in das Bild übertragen werden (die mathematische Formulierung kann z.B. bei BECK 1972 nachgelesen werden). Je dichter die Intensitätswellen im Objekt sind (gemessen in Wellen/Distanz), desto schlechter wird in der Regel die Modulation abgebildet (siehe Abbildung 2.10).(1) D.h. je feiner die Details im Objekt sind, desto schlechter werden sie ins Bild übertragen. Beim Vergleich zweier MTF ist diejenige besser, deren Verlauf höher ist.

----

(1) Die MTF für die Übertragung einer zweidimensionalen Verteilung ist selbst zweidimensional. Unter bestimmten Voraussetzungen (siehe z.B. ROSSMAN 1969) enthält die eindimensionale Darstellung jedoch die gesamte Information.

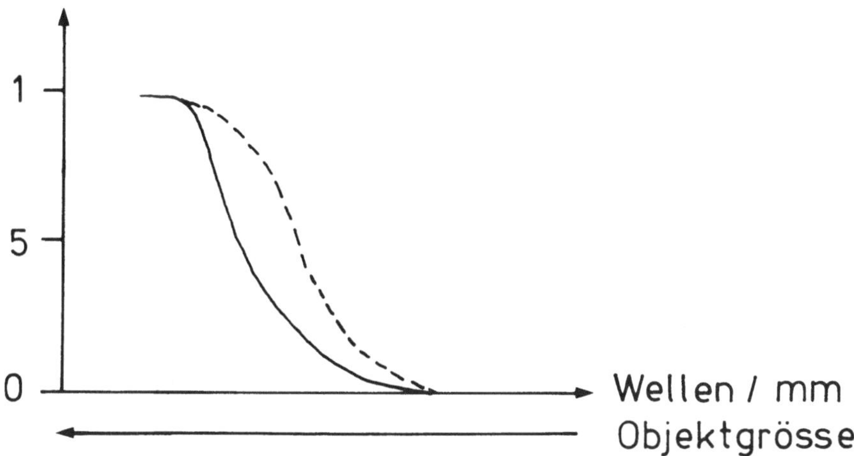

Abb. 2.10: Modulation-Übertragungs-Funktion (MTF)
beschreibt, wie die Modulation sinusoidaler Intensitäts-
oder Dichteverteilungen des Objekts in das Bild übertragen
werden; je höher die Kurve, desto besser das System

Wie kann nun die MTF gemessen werden? Da die MTF die Übertragung von
sinusoidalen Wellen vom Objekt in das Bild beschreibt, kann die Kurve
für einen Scanner direkt erzeugt werden, indem man Objekte untersucht
("Phantome"), deren Dichte sinusförmig im Raum variieren. Die MTF ist
dann die graphische Darstellung der im CT-Bild gemessenen Modulation
(dividiert durch die Modulation des Objekts) vs. der Frequenz der
Dichtewellen für mehrere solcher Phantome mit Dichtemustern unterschiedlicher Frequenz.

In der Regel wird jedoch die MTF wegen des großen Aufwands nicht direkt gemessen, sondern kann - wenn bestimmte Eigenschaften des bil-
dererzeugenden Systems gegeben sind - aus den einfacher zu bestimmen-
den "point spread functions" (PSF) oder "line spread functions" (LSF)
errechnet werden.

Die PSF beschreibt, wie ein punktförmiges Objekt durch das System abgebildet wird, nämlich nicht als scharf abgegrenzter Punkt, sondern
etwas "verwischt" oder "unscharf" (siehe Abbildung 2.11). Diese Funk-

tion charakterisiert wie die MTF das System (die MTF im Frequenz-, die
PSF und die LSF im Ortsbereich): Je schmaler die Glockenkurve, desto
größer ist seine Abbildungsgenauigkeit.

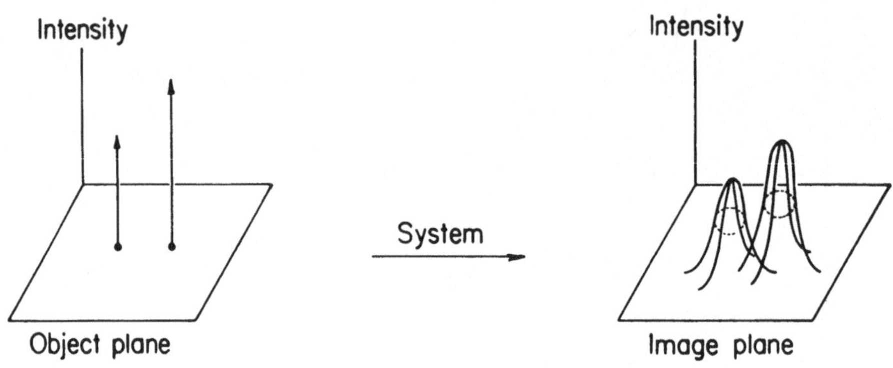

Abb. 2.11: Point spread function (PSF)
beschreibt, wie ein Punkt des Objekts in das Bild übertragen wird (ROSSMAN 1969, Fig. 3)

Die PSF und die LSF, die anstelle eines Punktes die Abbildung einer
Linie beschreibt, können für einen Computer-Tomographen relativ einfach mit Hilfe geeigneter Phantome gemessen werden. So ist es möglich,
in einem Phantom ein kleines Objekt mit einem großen Dichteunterschied
zum umgebenden Material (z.B. Metalldraht in Plastik) zu untersuchen.
Aus der Abbildung des Objekts im CT-Bild bzw. in der Dichtematrix kann
die PSF des Systems geschätzt werden (BISCHOF & EHRHARDT 1977). Eine
andere Methode beschreibt JUDY (1976), der durch das Messen der Abbildung des Übergangs zwischen zwei Materialien mit unterschiedlicher
Dichte ("edge spread function") die LSF (und die MTF) des Scanners
schätzt.

MTF, PSF und LSF sind bei bestimmten Systemeigenschaften gleichwertig
zur Beschreibung der Abbildungsunschärfe (ROSSMAN 1969). Die MTF wird
meist vorgezogen, da sie ein standardisiertes Maß darstellt und deshalb besser den Vergleich zwischen verschiedenen Geräten erlaubt. Die

Messungen für den EMI-Schädelscanner ergeben mit den beschriebenen Methoden eine untere Größe der räumlichen Auflösung von etwa 3 Zyklen/cm (im Frequenzbereich) (JUDY 1976; BISCHOF & ERHARD 1977). Solch ein (willkürlicher) Schwellenwert aus der MTF und die MTF selbst ist geeignet, um ein Gerät mit anderen zu vergleichen, verschiedene Scan-Programme innerhalb eines Gerätes zu beurteilen, oder um die Übertragungsleistung (z.B. durch Einstellung der Röntgenröhre oder der Detektoren) zu optimieren.

Gegen die Verwendung der MTF zur Charakterisierung der "praktischen" (CT-)Bildqualität gibt es jedoch Einwände. Die prinzipielle räumliche Auflösung bei CT-Bildern ist durch die Breite des Röntgenstrahls und die pixel-Größe festgelegt (WEISS 1976). Eine feinere Auflösung als die pixel-Größe ist in keinem Fall möglich. Manche Autoren haben deshalb die räumliche Auflösung durch die pixel-Größe definiert (HOUNSFIELD 1976). Zudem ist durch die Abhängigkeit der Detailerkennbarkeit von den Kontrastdifferenzen die Aussagekraft der MTF für die praktische Anwendung des Systems relativ gering (WEISS 1976). Ein Einwand von ROSSMAN (1968) gegen die MTF zur Bewertung der Abbildungsqualität von Röntgenbildern trifft auch auf CT-Bilder zu. Da die MTF sich auf sinusoidale Muster bezieht, hat sie keine direkte Beziehung zu Mustern, die anatomischen Strukturen entsprechen, und auf solche Muster kommt es bei der Detailerkennung in der Praxis allein an. So ist z.B. bekannt, daß das Erkennen von Strukturen auf Röntgenaufnahmen von ihrer Form abhängig ist (ROSSMAN 1966). Bei CT-Bildern kommt hinzu, daß die Abbildung durch (mehr oder weniger starke) Artefakte gestört werden kann, die das Erkennen von Details beeinträchtigen.

Die praktische Bedeutung der Bildschärfe oder räumliche Auflösung für die neuroradiologische Diagnostik ist offensichtlich. Je größer die Auflösung eines Scanners, desto besser können kleine Läsionen, z.B. Metastasen in ihrem Frühstadium, erfaßt werden. Auch bei der Beurteilung der Form, der Struktur oder der exakten Lokalisation von größeren Läsionen ist die räumliche Auflösung von großer Bedeutung. Ob bestimmte Gehirnstrukturen von einer Läsion betroffen sind oder nicht, kann für die Prognose entscheidend sein.

2.5.2 Kontrast

Der zweite wichtige Aspekt der Bildqualität ist der <u>Kontrast</u> (Begriffe in der Literatur: contrast resolution, density resolution, density resolving power, large object detectability). Ein Maß für Kontrast ist die minimale Dichtedifferenz zwischen einem Objekt bestimmter Größe und seiner Umgebung, die zum Erkennen des Objekts notwendig ist (T'HOEN 1976). Auch bei dieser Definition wird der Zusammenhang zwischen der räumlichen ("bestimmte Größe") und der Dichte-Auflösung ("Dichtedifferenz") deutlich. Die Dichtedifferenz kann umso kleiner werden, je größer das Objekt ist (innerhalb bestimmter Grenzen).

Die Frage, ob ein Objekt gegenüber der Umgebung kontrastreich abgebildet wird, beinhaltet zwei Probleme. Erstens, wie wird der "echte" Dichteunterschied des Materials in die Skala der Dichtewerte übertragen, und zweitens, wie groß ist dabei die Meßgenauigkeit für einen einzelnen Wert. Der Grund dafür, daß z.B. ein Objekt, das sich über 3 x 3 = 9 pixel erstreckt und um 2 HUs dichter ist als seine Umgebung (siehe Abbildung 2.12a), nicht im CT-Bild zu erkennen ist, liegt in der Meßungenauigkeit des Systems. Wenn man mit der CT Material von gleicher Dichte abbildet - wie das Objekt des Beispiels - sind die entsprechenden Werte der Bildmatrix nicht konstant, sondern variieren um einen mittleren Wert. Solche Zufallsabweichungen findet man auch bei einem pixel, wenn die CT-Untersuchung des gleichen Materials mehrfach wiederholt wird. Für die Abbildung des Objekts unseres Beispiels bedeutet das, daß sich die Wertebereiche des Objektes und der Umgebung (je nach der Größe der Zufallsabweichungen mehr oder weniger) überschneiden (Abbildung 2.12b). Das Bild ist "verrauscht". Die Standardabweichung der Werte für homogenes Material s ist das am weitesten akzeptierte Maß für die Meßgenauigkeit des Scanners (JOSEPH et al. 1980).

Die Ursache für das Rauschen liegt in erster Linie in der begrenzten Zahl der Photonen des Röntgenstrahls, die die Detektoren nach dem Durchdringen des Kopfes erreichen und die durch Zufallsfaktoren ("scattering") beeinflußt ist ("photon noise"). Andere Ursachen liegen in der Nichtlinearität der Röntgenenergie und Detektorsensitivität, in der Übertragung der Meßwerte zum Rechner ("channel noise") und in der

Diskretisierung und Zusammenfassung der analogen Meßwerte ("quanti-

```
28 28 28 28 28 28 28        27 24 25 28 25 28 30
28 28 28 28 28 28 28        28 30 27 32 26 29 28
28 28 30 30 30 28 28        26 26 31 27 32 32 28
28 28 30 30 30 28 28        33 28 32 26 30 29 30
28 28 30 30 30 28 28        29 27 29 33 27 31 26
28 28 28 28 28 28 28        29 27 28 30 29 32 31
28 28 28 28 28 28 28        30 31 31 25 26 27 32
          a)                          b)
```

Abb. 2.12: Zufallsvariation der CT-Werte ("Rauschen")
           a) Das "wahre" Bild zeigt ein homogenes Objekt in homogener
           Umgebung, b) das Objekt ist bei einer Variation der Werte
           von s = 2 nicht mehr zu erkennen

zation noise"; BROOKS & DiCHIRO 1976b; ROSENFELD & KAK 1976). Detail-
lierte Untersuchungen über die Charakteristika oder die "Textur" des
Rauschens finden sich z.B. bei TANAKA & IINUMA (1975), FINKELSTEIN &
NORTON-WAYNE (1976), CHESLER, RIEDERER & PELC (1977), HANSON (1977),
HANSON & BOYD (1978), RIEDERER, PELC & CHESLER (1978), ALVAREZ &
STONESTROM (1979) und DUERINCKX & MACOVSKI (1979).

Das Ausmaß des Rauschens im CT-Bild ist insofern von praktischer Bedeutung, als die Leistung eines Beobachters beim Entdecken von Läsionen (oder allgemein von "Signalen") abhängig von dem Verhältnis des
Kontrasts des Signals gegenüber dem Hintergrund zu dem Rauschen ist
("Signal-Rausch-Verhältnis", "signal-to-noise ratio", SNR; vgl. z.B.
ROSELL & WILLSON 1973; HANSON 1977; HANSON & BOYD 1978; HANSON
1979a,b). Je mehr Rauschen im Bild vorhanden ist, desto größer muß die
Kontrastdifferenz zwischen Läsion und Umgebung sein, um die Entdeckung
zu ermöglichen. Die Frage, welches SNR notwendig ist, um ein bestimm-
tes Detail im Bild zu erkennen, kann streng genommen nur mit Hilfe von
Experimenten beantwortet werden. Die Antwort hängt dabei von der Art
des Details und von der geforderten Reliabilität der Entdeckung ab
(BARRETT, GORDON & HERSHEL 1976).

Die Zuordnung der CT-Werte zu der Dichte des Materials (oder der durch
das Material verursachten Strahlenabschwächung) ist willkürlich. Man
kann demselben Dichtebereich z.B. die Werte +/- 500 oder +/- 1000 zu-
weisen. Eine Skalenveränderung ist nur dann von praktischer Bedeutung,

wenn sich die Meßgenauigkeit des Systems verändert hat. Eine Verdoppelung des Skalenbereichs ohne Veränderung der Meßpräzision führt nur zu einer Verdoppelung der Standardabweichung (d.h. des Rauschens) und ist damit wertlos. Um ein echtes Maß für das Rauschen zu erhalten, müssen daher die Skalenwerte auf die Werte der Strahlenabschwächung zurückgeführt werden.

Die Kontrastskala ("contrast scale", CS) eines Scanners bezeichnet die Änderung in der Strahlenabschwächung pro CT-Wert. Sie kann errechnet werden, indem man die CT-Werte von zwei Materialien bekannter Strahlenabschwächung mißt:

$$(2.5) \qquad CS = \frac{\mu Material_1 \; - \; \mu Material_2}{CT_{Material_1} \quad CT_{Material_2}} \; / \; CT\text{-Wert}$$

wobei μ die bekannte Strahlenabschwächung bezeichnet. Einer Änderung von einem Wert in der CT-Skala entspricht eine Änderung von einem CS in der Dichte oder Strahlenabschwächung. Der CS-Wert kann noch in Beziehung gesetzt werden zu der Strahlenabsorption von Wasser, die gewöhnlich den Nullpunkt der CT-Skala bildet.

$$(2.6) \qquad \%CS_{\mu H_2O} = \frac{CS \; * \; 100}{\mu H_2O}$$

Dieser Wert bezeichnet die prozentuale Änderung der Strahlenabsorption gegenüber Wasser, wenn sich der CT-Wert um 1 ändert.

Mit dem %CS-Wert kann nun ein Maß der Meßgenauigkeit definiert werden, das von der gewählten CT-Skala unabhängig ist:

$$(2.7) \qquad \%s_{\mu H_2O} = \frac{s \; * \; CS \; * \; 100}{\mu H_2O} = s \; * \; \%CS_{\mu H_2O}$$

Die Kontrastskala sollte nun so gewählt werden, daß sie die tatsächliche Dichteauflösung des Scanners nicht begrenzt. Das ist dann der Fall, wenn der %CS-Wert gleich oder kleiner als die prozentuale Standardabweichung der Abschwächungswerte (%s) ist (McCULLOUGH et al.

1976). Da dies in der Regel der Fall sein dürfte, ist der einzige die Dichteauflösung begrenzende Faktor die Meßungenauigkeit oder das Rauschen des Systems.

Fur den EMI-Schädelscanner wurden folgende Werte gemessen (McCULLOUGH et al. 1976):

$$CS = 3{,}82 * 10^{-4} \text{ cm}^{-1} \text{ / CT-Wert}$$
$$\%CS = 0{,}20\%$$
$$\%s = 0{,}37\% \; .$$

Die Beurteilung dieser Werte ergibt sich aus der Strahlenabsorption der Materialien, die in der Praxis erfaßt werden. Die Differenzen zwischen normalem und pathologischem Gewebe im Gehirn sind relativ gering (in der Größenordnung 1-3%; McCULLOUGH et al. 1976), liegen aber bei einer prozentualen Standardabweichung von 0,37% im Auflösungsbereich des EMI-Scanners. Zur Lokalisation von Läsionen ist es jedoch notwendig, nicht nur normales von pathologischem Gewebe zu differenzieren, sondern auch Strukturen des normalen Gehirngewebes zu erfassen, deren Dichteunterschiede noch geringer sind. In mehreren Untersuchungen konnte gezeigt werden, daß es mit der Dichteauflösung des EMI-Scanners möglich ist, die graue und weiße Substanz mit einer Dichtedifferenz von ca. 7 HUs zu unterscheiden (ARIMITSU et al. 1977; DRUKIER 1977; WEINSTEIN, DUCHESNEAU & MacINTYRE 1977; MARAVILLA, PASTEL & KIRKPATRICK 1978).

2.5.3 Zusammenhang zwischen Schärfe, Kontrast und Rauschen

Da das Rauschen des Systems von der Zahl der ausgestrahlten Photonen abhängig ist, kann durch die Änderung der Röntgenenergie die Meßgenauigkeit beeinflußt werden. Der Zusammenhang zwischen Energie, Rauschen und räumlicher Auflösung (gemessen in pixel-Größe) läßt sich in folgender Formel zusammenfassen (BROOKS & DiCHIRO 1976a; HOUNSFIELD 1976; McCULLOUGH et al. 1976):

$$(2.8) \qquad s \sim \sqrt{\frac{1}{w^3 * h * D}}$$

wobei s = Standardabweichung der HU-Werte für homogenes Material
       (als Maß des Rauschens)

w = Seitenlänge eines pixels

h = Dicke der Schicht (= Höhe eines Volumenelements)

D = Strahlendosis oder Röntgenenergie ist.

Aus der Formel läßt sich ableiten, daß z.B. für die Halbierung des Rauschens die Röntgendosis vervierfacht werden muß. Mit den beiden Scan-Programmen des EMI-Scanners ("normal" und "high accuracy") werden Standardabweichungen von ca. 3,5 und 1,6 HUs erreicht. Der Verbesserung von 3,5 auf 1,6 (um den Faktor 2,2) entspricht einer rechnerischen Dosiserhöhung um den Faktor 4,8, gemessen wurde eine Dosiserhöhung um den Faktor 4,6 (RICE & BANKS 1979). Die Wahl der Röntgenenergie ist ein Kompromiß zwischen der gewünschten Detailauflösung und der Belastung des Patienten durch die Röntgendosis und die Untersuchungsdauer.

Die Erhöhung der (prinzipiellen) räumlichen Auflösung - z.B. durch Halbierung der Seitenlänge eines pixels - erfordert nach Formel (2.8) die achtfache Röntgenenergie, wenn die Meßgenauigkeit erhalten bleiben soll. Bleibt dagegen die Röntgendosis bei einer Halbierung der pixel-Seitenlänge unverändert (Scan-Programme "high" vs. "normal definition"), so erhöht sich das Rauschen (rechnerisch) um den Faktor 2,8. Daß die Formel (2.8) die tatsächliche Beziehung gut beschreibt, kann mit Hilfe einer Phantomuntersuchung (Plastik-Phantom) gezeigt werden: die empirischen Ergebnisse mit verschiedenen Scan-Programmen (Tabelle 2.1) stimmen gut mit den erwarteten Werten überein.

Für die praktische Anwendung der verschiedenen Scan-Programme gilt folgendes: Die Matrixgröße 160 x 160 ("normal definition") mit geringerer räumlichen Auflösung aber größerer Meßgenauigkeit ist eher geeignet für die Diagnose von Läsionen relativ großer Ausdehnung mit geringem Dichteunterschied zum umgebenden Gewebe. Zur Erfassung von kleinen Läsionen mit großer Dichtedifferenz zur Umgebung sollte die 320 x 320 Matrix ("high definition") mit der größeren räumlichen Auflösung vorgezogen werden. Bei beiden Programmen kann die Dichteauflösung durch die Verwendung des "high"- anstelle des "normal accuracy"-Programms verdoppelt werden. Dies ist besonders für das "high definition"-Programm empfehlenswert, da bei einem s von ca. 10 HUs sonst nur Strukturen mit großen Dichtedifferenzen dargestellt werden.

	Matrix-Größe		
	160x160	320x320	
		empirisch	theoretisch
NA	3,65	10,29	10,31
HA	1,62	4,75	4,57

Tab. 2.1: Ergebnisse einer Phantom-Untersuchung mit den Scan-Programmen NA ("normal accuracy") und HA ("high accuracy"). Die gemessene Standardabweichung der HU-Werte bei der Halbierung der pixel-Seitenlänge stimmt gut mit der erwarteten uberein.

Für die Anwendung des "high accuracy"- anstelle des "normal accuracy"-Programms schlagen RICE & BANKS (1979) folgenden Indikationskatalog vor:

a) Bessere Darstellung von feinen Strukturen oder kleinen Läsionen,

b) Suche nach Läsionen, die auf dem NA-Scan nicht sichtbar sind, für die aber ein starker klinischer Verdacht besteht, und

c) detaillierte Untersuchung einer identifizierten Läsion hinsichtlich Ausdehnung, Begrenzung, Kontrastmittelaufnahme und Auswirkung auf andere Hirnregionen.

2.5.4. Andere Aspekte der Bildqualität

In der Literatur werden weitere Aspekte der Scanner-Leistung diskutiert, die jedoch nur von geringer praktischer Relevanz sind. Sie sollen hier nur erwähnt werden: räumliche Unabhängigkeit des Rauschens und der Artefakte ("spatial independence" oder "intra-scan precision"), Verschiebung der CT-Skala über die Zeit oder in Abhängigkeit von der Objektgröße ("drift", "scan-to-scan precision"), Linearität der Zuordnung von CT-Werten zu den Abschwächungskoeffizienten über den gesamten Skalenbereich ("linearity") und räumliche Unabhängigkeit der erfaßten Schichtdicke ("scan slice geometry") (McCULLOUGH et al. 1974; GOODENOUGH, WEAVER & DAVIS 1975; McCULLOUGH et al. 1976; AXELSSON 1977; BROOKS & DiCHIRO 1977; McCULLOUGH 1977; THALER et al. 1979).

Von großer praktischer Bedeutung sind dagegen die Artefakte, die die Beurteilung eines CT-Bildes oft sehr erschweren und zu Diagnosefehlern führen können (GOODENOUGH, WEAVER & DAVIS 1975; LANGE, AULICH & LANKSCH 1976; KOWALSKI & WAGNER 1977; KINGSLEY 1978; DUERINCKX & MACOVSKI 1979). Unter Artefakten versteht man auffallende Strukturen im CT-Bild, die nicht die "echte" Dichteverteilung des abgebildeten Objekts repräsentieren (LANGE, AULICH & LANKSCH 1976). Es handelt sich dabei meist um helle oder dunkle Streifen, die horizontal, vertikal, schiefwinklig oder radial das Bild überlagern. Neben Streifen sind jedoch auch Flächen artefiziell erhöhter oder verminderter Dichte zu finden, deren Abgrenzung von echten Befunden meist schwieriger ist. Die Folge solcher Überlagerungen können falsch-negative Diagnosen sein, d.h. vorhandene Befunde werden nicht erkannt. Andererseits können räumlich begrenzte Artefakte, die Pseudostrukturen bilden, das Vorhandensein von Befunden vortäuschen. Von 2500 CT-Untersuchungen der Abteilung Neuroradiologie des Max-Planck-Instituts für Psychiatrie je Jahr waren etwa 0,2% aufgrund von Artefakten nicht beurteilbar. Über die Zahl der Fälle, bei denen die Aussagekraft eingeschränkt war, liegt keine Statistik vor.

Hauptursache für Artefakte sind Patientenbewegungen während des Scan-Vorgangs, die je nach Art der Bewegung zu unterschiedlichen Formen führen (KINGSLEY 1978). Diese Abbildungfehler resultieren aus dem Verfahren der CT. Wie schon erläutert, werden für jedes rekonstruierte Bildelement eine ganze Reihe von Meßwerten aus verschiedenen Richtungen benötigt. Nach einer Patientenbewegung während des Scan-Vorgangs beziehen sich diese Meßwerte nicht mehr auf die gleiche Position im Objekt, sodaß die Rekonstruktion der Bildelemente fehlerhaft wird. Patientenbewegungen wirken sich besonders stark aus, wenn das Objekt große Dichtesprünge aufweist. Der gleiche Typ von Artefakten kann dann auftreten, wenn die Transversal- und Rotations-Bewegung des Scanners nicht exakt ist (vgl. SHEPP, HILAL & SCHULZ 1979).

Eine andere Ursache von Artefakten sind plötzliche Änderungen in der Dichte des Objekts, z.B. beim Übergang vom Knochen zum Hirngewebe oder bei metalldichten Fremdkörpern. Sie führen - wegen Unzulänglichkeiten der Messung oder der Rekonstruktionsverfahren - zu Streifen oder Strahlen (vgl. BROOKS, WEISS & TALBERT 1978; BROOKS et al. 1979) oder - wegen einer Veränderung des Spektrums der Röntgenstrahlen (siehe nächster Abschnitt) - zu einem sogenannten Uberschießen ("overshoot") in den CT-Werten, d.h. zu einer artefiziellen Überhöhung der Werte auf der "dichten" Seite und einer Erniedrigung auf der anderen Seite. Der durch diesen Effekt enstandene Streifen verminderter Werte am Innenrand der Schädelkalotte wurde lange Zeit fälschlich als Subarachnoidalraum und die sich daran anschließende Zone erhöhter Dichte als Cortex ("pseudo-cortex") interpretiert (GADO & PHELPS 1975). Eine Korrekturmöglichkeit ist die zusätzliche Filterung der Projektionsdaten (CHESLER & RIEDERER 1975; TANAKA & IINUMA 1975).

Ein anderer Artefakttyp beeinträchtigt weniger die Bildqualität, erschwert aber die quantitative Interpretation der CT-Werte. Bei der Beschreibung der Beziehung zwischen CT-Werten und Abschwächungskoeffizienten wurde bisher vereinfachend von der Annahme ausgegangen, daß bei der CT eine monoenergetische Röntgenquelle verwendet wird. In diesem Fall wären die Abschwächungskoeffizienten und entsprechend die CT-Werte proportional der Röntgenenergie. In der Praxis weisen die Röntgenstrahlen ein Energiespektrum auf, das sich in Abhängigkeit von dem durchstrahlten Material verändert ("beam hardening", "spectral shift"; McDAVID et al. 1975; BROOKS & DiCHIRO 1976a; MACOVSKI et al. 1976; DiCHIRO et al. 1978; DUERINCKX & MACOVSKI 1979). Die "effektive" oder durchschnittliche Energie an einer bestimmten Stelle des Objekts ist also abhängig von der Art und Menge des vorher durchstrahlten Materials. Mit anderen Worten, ein und dasselbe Objekt im Gehirn weißt andere Abschwächungseigenschaften auf, je nach Umfang und Dichte des Gewebes und des Knochens, die sich zwischen der Röntgenquelle und dem Objekt befinden. Dieser Effekt wird als "spectral shift artifact" bezeichnet (McDAVID et al. 1975).

Bei der ersten Scanner-Generation wurde versucht, durch die Verwendung eines Wassersacks ("water bag"), in den der Kopf des Patienten während des Scan-Vorgangs gebettet wurde, die Dichte des durchstrahlten Materials bis zur Kopfmitte einigermaßen konstant zu halten und dadurch das Artefakt zu verringern. Die neuen Scanner ohne "water bag" korrigieren den "beam-hardening"-Effekt durch eine Vorfilterung der Röntgenstrahlen und/oder durch eine Modifikation der Meßdaten vor der Bildrekonstruktion ("software correction"; siehe z.B. McDAVID et al.

1977b; JOSEPH & SPITAL 1978; KIJEWSKI & BJAERNGARD 1978; RUEEGSEGGER et al. 1978; HERMAN 1979). Trotz der Korrekturmethoden, (deren Details für den EMI-Scanner unter das Betriebsgeheimnis fallen,) zeigen die EMI-CT-Bilder oft eine leichte artefizielle Erhöhung der CT-Werte in der Nähe des inneren Knochenrands (GADO & PHELPS 1975) und eine Erhöhung aller Dichtewerte in Richtung der oberen Schädelkalotte ("apical artifact"; DiCHIRO et al. 1978).

Abbildung 2.13 zeigt zusammenfassend und ergänzend die Faktoren, die die Qualität eines CT-Bildes beeinflussen. Trotz der Tatsache, daß viele dieser Beeinträchtigungen der Bildqualität prinzipiell nicht vermieden werden können, ist die Abbildungsqualität der CT allen anderen röntgenologischen Verfahren weit überlegen. Das entscheidende Kriterium für die Bildqualität ist letztlich die diagnostische Information, die aus den CT-Bildern gezogen werden kann.

In einer Untersuchung der klinischen Effizienz von CT-Scannern mit unterschiedlicher räumlicher und Kontrast-Auflösung konnten WILLIAMS & HAUGHTON (1979) die praktische Bedeutung dieser Faktoren für die Diagnosestellung demonstrieren. CT-Bilder eines Scanners der dritten Generation mit hoher Auflösung zeigten gegenüber älteren Modellen bei 17 Patienten signifikant mehr anatomische Details und eine erhöhte Genauigkeit bei der Darstellung von pathologischen Prozessen.

Die klinische Relevanz sei noch anhand einiger Daten zur Entdeckung von zerebralen Läsionen angedeutet. KAZNER, WENDE & MEESE (1976) berichten, daß bei 1086 Patienten mit Hirntumoren nur 1,6% mit der CT nicht diagnostiziert werden konnten. Bei 93,0% der Fälle konnte der Tumor ohne, bei 98,4% mit Kontrastmittelgabe entdeckt werden. Die Grenzen der Methode liegen beim Nachweis von kleinen Läsionen und von Läsionen, die sich in ihrem Dichtewert nicht vom umgebenden Gewebe unterscheiden. Die kleinsten nachweisbaren Tumore lagen im Bereich von 5-10 mm. NEW et al. (1974) entdeckten ebenfalls intrakraniale Tumore (mit einem Durchmesser von 15 mm oder größer) mit einer Genauigkeit von fast 98%. Hämatome mit einer Größe von mindestens 10 mm konnten je nach Typ, Alter und Größe in 75% bis 100% der Fälle diagnostiziert werden (DAVIS et al. 1975). Da für diese Untersuchungen Scanner der ersten Generation verwendet wurden, liegen die Werte heute wahrscheinlich noch günstiger.

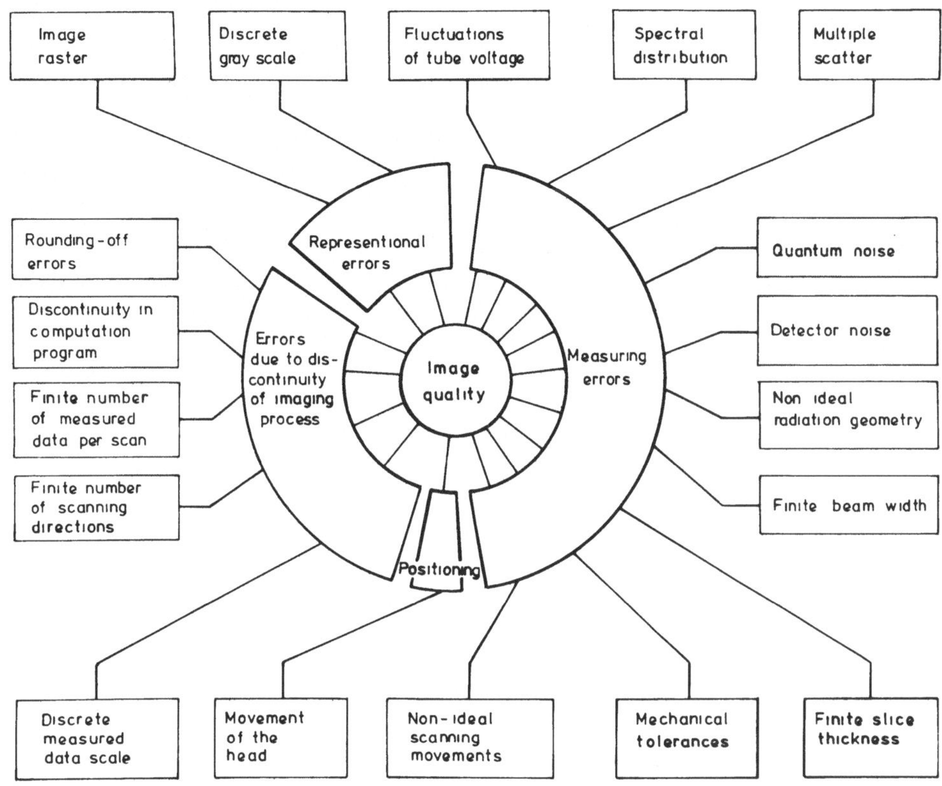

Abb. 2.13: Faktoren, die die Bildqualität beeinflussen (nach PFEILER
1976, Fig. 8)

Selbst für die Differentialdiagnose von verschiedenen Tumorarten, die
von KAZNER und Mitarbeitern in ihrer frühen Arbeit noch skeptisch beurteilt wurde, liegen inzwischen einige vielversprechende Untersuchungen vor (vgl. KAZNER et al. 1981). KAZNER & STEINHOFF (1979) berichten von über 80% korrekten Artdiagnosen bei häufigen Hirntumoren
und von 56% bei seltenen Tumoren. Für die Diagnostik wurde dabei allerdings neben den CT-Bildern (Lokalisation, Strahlenabsorption,
Struktur, Konfiguration der Läsion) die Vorgeschichte und die klinische Symptomatik des Patienten verwendet.

2.5.5. Bildqualität und diagnostische Leistung

Die Bewertung der Bildqualität, insbesondere ihr Einfluß auf die diagnostische Leistung, schließt die Analyse physikalischer wie auch psychologischer Variablen ein. Bisher wurden nur objektive Kriterien der Bildqualität angesprochen. Ob jedoch ein abgebildetes Objekt von dem Arzt erkannt und richtig interpretiert wird, hängt neben der Bildqualität von weiteren Faktoren ab ("inherent image quality" und "diagnostic image quality"; ROSSMAN 1968).

Mit GOODENOUGH (1976, 1977) kann man drei Gruppen von Faktoren unterscheiden, die einen Einfluß auf die diagnostische Leistung des Beobachters haben können:
1) Aspekte der Abbildung
   a) Größe, Form, Lage des pathologischen Befunds, Dichtedifferenz zur Umgebung
   b) Abbildungsgenauigkeit des bilderzeugenden Systems
2) Parameter der Beobachtungssituation
   a) Aspekte der Darbietung wie Helligkeit, Kontrast, Vergrößerung / Verkleinerung
   b) Sichtbedingungen wie Abstand und Winkel zum Bild(schirm) oder Raumhelligkeit und
3) Psychologische Variablen
   wie Vorinformation, Rückmeldung und Erfahrung des Beobachters.

Während einige dieser Aspekte offensichtlich nicht veränderbar sind - das abzubildende Objekt ist in einer Diagnostiksituation immer vorgegeben -, können andere beeinflußt werden, um die diagnostische Leistung zu verbessern. Bereits erwähnt wurden die Möglichkeiten des Scanner-Systems ("Scan-Programme"), die Abbildungsgenauigkeit zu verändern. TREFLER & HAUGHTON (1981) beschreiben z.B. die Beziehung zwischen der verwendeten Röntgendosis und der Informationsmenge, die ein Neuroradiologe aus dem CT-Bild ziehen kann. Die folgenden Überlegungen gehen jedoch von "fertigen" CT-Bildern aus, wie sie nach der Scan-Prozedur für die Diagnostik vorliegen.

Ein Hauptnachteil der üblichen "qualitativen Bildbeurteilung" durch den Diagnostiker liegt darin, daß der direkte Bezug zwischen den Graustufen des Bildes und den zugrundeliegenden Dichtewerten fehlt.

Das hat zur Folge, daß das Ausmaß einer pathologischen Veränderung, sowohl was die Dichtedifferenz zu normalem Gewebe, als auch ihre räumliche Ausdehnung anbetrifft, nicht exakt erkannt und beurteilt werden kann. Eine möglichst differenzierte Einschätzung der Merkmale einer Veränderung ist jedoch Voraussetzung für die Klassifikation und Interpretation des Befundes. Zusätzlich können bestimmte Eigenschaften des Bildes - wie Artefakte oder Rauschen - die Fähigkeit des Arztes beeinträchtigen, aus dem Bild relevante Information zu ziehen ("image intelligibility"; PRATT 1978).

Bereits erwähnt wurde, daß sich auch die Eigenschaften des menschlichen visuellen Systems, das vor allem auf die Wahrnehmung von abgegrenzten Objekten spezialisiert ist, in bestimmten Fällen hinderlich für das Erkennen von pathologischen Abweichungen auswirken. So ist es z.B. nur unzureichend in der Lage, diffuse, quantitative Änderungen im Bild zu erfassen. Welche Aspekte des Bildes in welcher Weise verändert werden müssen, um solche Probleme zu umgehen, kann jedoch trotz zahlreicher Untersuchungen im Kontext der "signal detection theory" (siehe z.B. GREEN & SWETS 1974) nicht generell gesagt werden. Goodenough (1976) faßt die Situation folgendermaßen zusammen: "Signal detection theory has been applied to the evaluation of complex radiologic diagnostic procedures. ... However, relatively little success has been reached in establishing the relationship between diagnostic error rates and physical parameters of the image" (S. 275).

Für die Entwicklung eines Bildverarbeitungs-Systems für CT-Bilder stellt sich daher die Frage, welche Methoden der Bildverarbeitung für die Veränderung von Aspekten der Abbildung oder für die Extraktion von zusätzlicher Information eingesetzt werden können, um das Erkennen, die Beschreibung und die Interpretation von Befunden zu erleichtern oder zu verbessern.

3   DIGITALE BILDVERARBEITUNG

Der Einsatz von digitalen Computern bei der Implementierung von zwei-dimensionalen Bildverarbeitungs- und Mustererkennungs-Techniken ist ein relativ neuer Ansatz zur Lösung des klassischen Problems der Bildverbesserung und des Bilderkennens. Beispiele für solche Techniken erstrecken sich über den Bereich der Computer-Korrektur ("restoration") von athmosphärisch gestörten Satellitenaufnahmen bis zum automatischen Erkennen von biomedizinischen Objekten (ANDREWS 1970).

In der Einleitung zu seinem Buch über Computer-Techniken in der Bildverarbeitung schreibt ANDREWS (1970): "The subject of image processing and visual pattern recognition is indeed a grandiose one, portions of which as yet remain more of an art than a science. Because each of us is a visual pattern recognition expert in a human sense and each of us views images as subjectively as our varied backgrounds, it is not surprising to find the literature presenting as diverse a number of approaches as authors working in the field" (S. 1). In einer Serie von Bibliographien über Bildverarbeitung mit Computern referiert ROSENFELD seit 1969 jährlich bis zu 1000 Veröffentlichungen zu neun Themenbereichen aus dem englischsprachigen Raum (ROSENFELD 1969b, 1972, 1973, 1974, 1975, 1976, 1977, 1978, 1979, 1980, 1981, 1982). PREWITT (1974) zählt allein 26 Anwendungsgebiete für Methoden der Bildverarbeitung in der Biomedizin auf. PRATT (1978) schreibt: "The field of digital image processing has grown considerably during the past decade with the increased utilization of imagery in myriad applications. ... Image processing has found a significant role in scientific, industrial, biomedical, space, and governmental applications" (S. V).

Das generelle Ziel der Verarbeitung von Bildern - sei es durch Mensch oder Maschine - ist die Zuordnung eines Bildes oder eines Bildausschnitts zu einer Reihe von Klassen ("pictorial pattern recognition"; CHIEN 1976). Das Problem bei der Zuordnung besteht darin, festzustellen, wie gut zwei Bilder - ein "neues" und ein vorhandenes "Kriterien"-Bild - übereinstimmen. Die Klassifikation erfolgt dann, wenn ein bestimmter Grad der Übereinstimmung erreicht wird. Zusätzlich kann das Auffinden eines Bildteils notwendig sein, das mit einem Kriterien-Bild übereinstimmt. Beispiele im biomedizinischen Bereich sind die automatische Erstellung eines Karyogramms, d.h. das Erkennen, Ordnen und

Auszahlen einer mikroskopischen Aufnahme eines Chromosomensatzes, und seine Überprüfung auf Abweichungen von der Norm (z.B. RUTOVITZ et al. 1970; SEKIYA, SAITO & IKEDA 1979) oder die Klassifizierung von Leukozyten in Blutproben (z.B. PRESTON 1976).

Bei dem Prozeß der Bildverarbeitung können drei wesentliche Phasen unterschieden werden (z.B. EAVES & RAMSEY 1968; NADLER 1976):
a) Entdeckung von bestimmten Mustern oder von Abweichungen gegenüber der Norm ("detection"),
b) Bestimmung der Merkmale (Größe, Form, usw.) des entdeckten Objekts oder der entdeckten Abweichung ("feature extraction") und
c) Entscheidung uber die Art des Objekts oder der Abweichung ("classification").
Als vierter Schritt schließt sich in der Medizin die Interpretation (Diagnose und Prognose) und die Entscheidung über die anzuwendende Therapie an.

Welche dieser Schritte im Prozeß der Bildverarbeitung automatisiert werden können (oder sollen), und welche dem Arzt überlassen bleiben, ist nicht unabhängig von der Art des Bildes und der diagnostischen Fragestellung zu beantworten. Während bei der Karyotypisierung oder der Zellanalyse die Schritte von der Entdeckung bis zur Klassifikation von einem Bildverarbeitungs-System weitgehend automatisch ausgeführt werden können, ist die digitale Verarbeitung von Bildern mit größerer Komplexität nur in der Interaktion zwischen dem Arzt und dem Computer möglich.

Mit der automatischen Auswertung von biomedizinischen Bildern können Fehlerquellen wie mangelnde Erfahrung oder Ermüdung des menschlichen Beobachters vermieden werden. Dies ist besonders dann sinnvoll, wenn eine große Menge von Bildern - wie z.B. bei Vorsorge-Untersuchungen mit Hilfe der Mammographie - einer geringen Zahl von trainierten Beobachtern gegenübersteht. Voraussetzung für die Automatisierung der Auswertung ist jedoch, daß die gesuchten Objekte oder die Klassen, zu denen die Objekte oder Bilder zugeordnet werden sollen, hoch standardisiert sind. Das bedeutet, daß die Merkmale der Objekte oder Klassen exakt definiert werden können. Beispiele dafür sind gedruckte Zeichen wie Buchstaben und Zahlen oder ganz spezifische Objekte wie Chromosomen oder Zellen.

Diese Voraussetzung für die Anwendung einer automatischen Bildauswertung ist bei Computer-Tomogrammen nicht gegeben. Einerseits gibt es eine große (intra- und interindividuelle) Variation von Dichtemustern im normalen CT-Bild und andererseits kein klar unterscheidbares (generelles) Muster, das eine Läsion wie z.B. einen Tumor charakterisiert. Eine Läsion im Computer-Tomogramm ist nicht zu beschreiben ohne Beziehung zu der anatomischen Struktur, in die sie eingebettet ist. Die Zahl der mit der CT erfaßbaren Läsionen, ihre Dichtemuster und ihre möglichen Lokalisationen im Hinblick auf die (von Fall zu Fall variierende) "normale" Dichteverteilung des CT-Bildes ist so groß, daß eine automatische Suche nach spezifischen Abweichungen von der Norm und deren Klassifikation unmöglich erscheint.

Ein weiteres Argument gegen ein automatisches Mustererkennen ergibt sich aus der Tatsache, daß die meisten der im CT-Bild erfaßten Läsionen "mit bloßem Auge" relativ leicht zu erkennen sind. Zudem fallen die Bilder nicht in der Menge an, daß z.B. eine vom Arzt unabhängige Vorselektion notwendig wäre.

Der Zweck der Bildverarbeitung von Computer-Tomogrammen liegt nicht in der automatischen Bildklassifikation, sondern in der Unterstützung des Diagnostikers bei der Bildbeurteilung. Die Klassifikation des Bildes und die diagnostische Interpretation bleibt die Aufgabe des Arztes. Mit Methoden der Bildverarbeitung soll das Entdecken von pathologischen Abweichungen in "schwierigen" Fällen erleichtert und verbessert und die exakte Beurteilung und Beschreibung der Merkmale der Abweichung als Voraussetzung für die Klassifikation ermöglicht werden.

In den folgenden Abschnitten wird eine Klassifikation der Methoden der digitalen Bildverarbeitung versucht, die für diesen Anwendungsbereich geeignet erscheinen.(1) Den Abschluß dieses Kapitels bilden Überle-

----

(1) Unter dem Begriff "digitale Bildverarbeitung" werden in der Literatur neben den hier erwähnten Verfahren andere diskutiert, die für unseren Anwendungsbereich irrelevant sind. Beispiele sind "picture coding" - die Reduktion des Informationsgehalts eines Bildes - oder "scene analysis" - die Analyse und Beschreibung von natürlichen Szenen.

gungen zu dem Aufbau eines Programmsystems für die CT-Bildverarbeitung.

3.1 Klassifikation der Verfahren

Ein Bild ist ein flaches Objekt, dessen Helligkeit oder Farbe von Punkt zu Punkt variieren kann. Diese Variation läßt sich mathematisch als Funktion(en) zweier räumlicher Variablen darstellen. Beschränkt man sich auf Schwarz/Weiß-Bilder (mit Grauabstufungen), so ist nur eine Funktion, $f(x,y)$, zur Darstellung notwendig. Der Wert dieser Funktion an einem Punkt wird Grauwert oder Helligkeit des Bildes an diesem Punkt genannt (ROSENFELD & KAK 1976).

Die digitale Bildverarbeitung setzt ein digitales Bild voraus. In einem "normalen" Bildverarbeitungs-System (siehe Abbildung 3.1) wird daher in einem ersten Schritt das kontinuierliche oder natürliche Bild in ein digitales Bild umgewandelt. Dazu ist es notwendig, kleinen Bildbereichen einen gemeinsamen Wert zuzuweisen ("sampling"), und diese Werte in einen diskreten Satz von Grauwerten zu kategorisieren ("quantization"; siehe z.B. PRATT 1978, Teil 2). Die resultierende digitale Bildmatrix kann dann mit Hilfe eines digitalen Computers verarbeitet werden. Der Prozeß der Digitalisierung eines natürlichen Bildes und damit die Fehler, die beim "sampling" und Kategorisieren auftreten, entfallen bei der Verarbeitung von Computer-Tomogrammen, die unmittelbar als Datenmatrizen vorliegen.

Das Ergebnis der digitalen Bildverarbeitung in dem Schema der Abbildung 3.1 ist wiederum ein Bild. Es wird zum Betrachten auf einem Analog-Display dargestellt, indem den Werten der Bildmatrix bestimmte Grauwerte zugeordnet werden. Damit ist jedoch nur ein Aspekt der Bildverarbeitung angedeutet. Als Ergebnis der Anwendung von Methoden der Bildverarbeitung ist neben einem (modifizierten) Bild auch eine Beschreibung des Bildes möglich. ROSENFELD (in NAKE & ROSENFELD 1972) hat ein Schema zur Klassifikation von Methoden der Bildverarbeitung vorgeschlagen, bei dem sowohl die Eingabe als auch das Ergebnis des Prozesses aus einem digitalen Bild oder aus einer Bildbeschreibung bestehen kann (Tabelle 3.1).

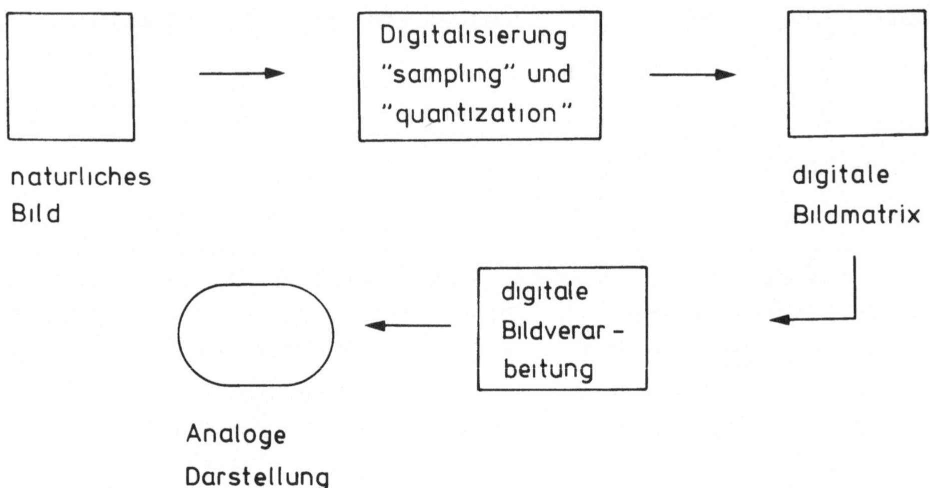

Abb. 3.1: "Normales" Bildverarbeitungs-System (siehe Text)

| | | Eingabe | |
		Bild	Bild-beschreibung
Ausgabe	Bild	Bildmanipulation ("image manipulation")	Computer-Graphik ("computer-graphics")
	Bild-beschreib.	Bildanalyse ("image analysis")	alles andere

Tab. 3.1: Schema zur Klassifikation von Methoden der Bildverarbeitung (nach ROSENFELD 1972)

Bei der Verarbeitung von Computer-Tomogrammen ist die Eingabe in das System ein digitales Bild. Die Methoden, die für diese Anwendung relevant sind, gehören demnach zu den Bereichen "Bildmanipulation" und "Bildanalyse". Auf sie soll in den nächsten Abschnitten näher eingegangen werden. Zu dem Bereich "Computer-Graphik" könnte man Verfahren zählen, die aus der Information von mehreren CT-Bildern (z.B. aus Konturen von anatomischen Strukturen) dreidimensionale Objekte rekonstruieren. Da diese Information jedoch aus Bildern extrahiert wird und das Ergebnis der Verfahren als Bild dargestellt wird, sollen sie hier unter dem Oberbegriff "Bildmanipulation" subsummiert werden.

3.2 Bildmanipulation

Das Ergebnis der Bildmanipulation ist ein (modifiziertes) Bild. Ziel der Anwendung bei CT-Bildern ist die Verbesserung der Bildqualität, die Verbesserung bzw. Erleichterung der visuellen Interpretierbarkeit und letztlich die Erhöhung des klinischen Nutzens.

Eine absolute Verbesserung eines Bildes kann nur dann erreicht werden, wenn Methoden zur Verfügung stehen, die die bei der Bilderzeugung verlorene Information regenerieren, oder die spezifische Abbildungsfehler korrigieren. Solche Methoden werden bei fehlerhaften Bildern mit dem Ziel angewendet, die "idealen" Bilder zu schätzen, die bei einer fehlerfreien Abbildung entstanden wären. Voraussetzung ist die Kenntnis (oder die Annahme eines Modells) des Prozesses, der zu dem Abbildungsfehler geführt hat. Die Kompensation des Effekts besteht dann darin, den bekannten oder vermuteten Prozeß "umzukehren" ("image restoration"; vgl. z.B. FRIEDEN 1975; ROSENFELD & KAK 1976, Kapitel 7; ANDREWS & HUNT 1977; PRATT 1978, Teil 4).

Die Verfahren der Bildmanipulation, mit denen sich die vorliegende Arbeit beschäftigt, beruhen nicht auf der Analyse spezieller Fehlerprozesse, sondern ziehen generelle Eigenschaften von Bildern und ihren Beobachtern in Betracht. Sie zielen vor allem darauf ab, nutzlose Information im Bild zu reduzieren - z.B. das Rauschen - und/oder bestimmte Merkmale des Bildes hervorzuheben. In den meisten Fällen wird dabei allerdings die Verbesserung des Bildes hinsichtlich eines Aspektes mit einer Verschlechterung der Bildqualität hinsichtlich anderer Aspekte erkauft. Ein Beispiel dafür ist die Reduktion des Rauschens durch die Anwendung eines einfachen Ortsfilters, die gleich-

zeitig das "Verwischen" von Kanten oder kleinen Objekten im Bild zur
Folge hat. Bildmanipulation im Sinne der Bildverbesserung kann als
selektives Betonen und Unterdrücken von Information im Bild angesehen
werden mit dem Ziel, den Nutzen des Bildes zu erhöhen (ROSENFELD & KAK
1976).

Viele der Operationen der Bildmanipulation sind aus dem Bereich der
Signalverarbeitung (z.B. GOLD & RADER 1969; RABINER & RADER 1972) abgeleitet, da ein digitales Bild als zweidimensionales Signal aufgefaßt
werden kann. Digitale Bildverarbeitung ist demnach nichts anderes als
die digitale Verarbeitung zweidimensionaler Signale (HUANG 1975).

Zur Theorie und Mathematik der Bildverarbeitung muß hier auf die um-
fangreiche Literatur verwiesen werden (z.B. ANDREWS 1970; ANDREWS &
ENLOE 1972; HALL & GEORGE 1972; ANDREWS 1974; AGGARWAL & DUDA 1975;
HUANG 1975; ROSENFELD & KAK 1976; ANDREWS & HUNT 1977; PRATT 1978;
HALL 1979; KAZMIERCZAK 1980). Die vorliegende Arbeit beschränkt sich
auf die Sammlung heuristischer Ansätze, die bei der Verarbeitung von
CT-Bildern oder bei vergleichbaren Problemen aus anderen Anwendungsbereichen gute Ergebnisse gebracht haben. Sie sind in einem System
implementiert, das dem Arzt ermöglicht, diese (und andere) Methoden
praktisch anzuwenden. Die Gliederung der im Kapitel 4 beschriebenen
Verfahren richtet sich demgemäß nicht nach formalen, sondern nach in-
haltlichen Gesichtspunkten.

3.3 Bildanalyse

Die subjektive Beurteilung eines CT-Bildes in der Routinediagnostik
kann in vielen Fällen durch quantitative Maße präzisiert oder ersetzt
werden. So wird z.B. das Ausmaß einer zerebralen Atrophie oder einer
Ventrikelerweiterung üblicherweise mit Begriffen wie "leicht" oder
"mittelgradig" beschrieben. Eine exakte Bewertung des Befundes ist in
diesen Beispielen durch die Messung der Fläche der Windungsfurchen
oder durch die Errechnung des Ventrikelvolumens möglich. Die anschließende Interpretation dieser Meßwerte als "normal" oder "pathologisch" kann dann anhand von Normdaten erfolgen.

Quantitative Maße erleichtern nicht nur die Beschreibung und Klassifikation eines pathologischen Befunds, sondern ermöglichen auch eine exaktere Kontrolle von therapeutischen Maßnahmen. Z.B. kann das Ausmaß der Veränderung eines Tumors auf Bestrahlung oder der Heilungsprozeß nach neurochirurgischen Eingriffen visuell oft nur schwer beurteilt werden. Die Messung von relevanten Parametern bei wiederholten CT-Untersuchungen ermöglicht dagegen eine exakte Beschreibung des Therapieerfolgs. Die Entwicklung von diagnostischen Indices ist eine der wichtigsten Aufgaben in diesem Bereich.

Ein zweites Ziel der Bildanalyse - neben der Bildbeschreibung - liegt in der Unterstützung des Arztes bei der Suche und der Beurteilung von diffusen oder kontinuierlichen Dichteveränderungen des Gehirngewebes. Ein klinisches Beispiel für eine derartige pathologische Veränderung ist die diffuse Dichteverminderung aufgrund eines beginnenden nekrotisierenden Prozesses. Der statistische Vergleich einer Region, in der eine pathologische Veränderung aufgrund der klinischen Symptomatik vermutet wird, mit einer vergleichbaren "normalen" Region ist der visuellen Beurteilung in den meisten Fällen überlegen. Zur Beschreibung des Unterschieds und für die diagnostische Klassifikation stehen als Ergebnis des Vergleichs verschiedene Kennwerte zur Verfügung.

3.4 Ein CT-Bildverarbeiungs-System

Die meisten Fragen, die an die CT gestellt werden (z.B. Ausschluß von raumfordernden Prozessen), können von dem Neuroradiologen allein aufgrund der visuellen Beurteilung der CT-Bilder mit hoher Genauigkeit beantwortet werden. Ein Bedarf nach zusätzlicher Information entsteht immer dann, wenn die in Frage stehende Läsion klein ist oder einen geringen Dichteunterschied zum umgebenden Gewebe aufweist, wenn bestimmte Differentialdiagnosen gestellt werden müssen, oder wenn eine quantitative Beurteilung des Befundes erforderlich ist.

In der Routinediagnostik wird das erste Ziel der Anwendung von Methoden der Bildverarbeitung in der Erleichterung und Präzisierung der Befunderhebung bestehen. Der Einsatz von Verfahren der Bildverarbeitung zu einer exakten Lokalisation, Beschreibung und Klassifikation einer pathologischen Veränderung ist vor allem in der klinischen Forschung notwendig, wenn zwischen dem CT-Befund und der klinischen Symptomatik korreliert werden soll. Sehr kleine Läsionen im Bereich des Thalamus oder der Stammganglien können zu gravierenden Ausfällen von Funktionen führen, während relativ große Läsionen in bestimmten Bereichen des Cortex mit einer geringen Symptomatik verbunden sein können. Ob z.B. ein bestimmtes Kerngebiet des Thalamus von einer Läsion betroffen ist, kann für die Beurteilung des Befundes sehr wesentlich sein. In jedem Fall ist die exakte Abgrenzung der pathologischen Veränderung und ihre Lokalisation in Bezug auf die anatomische Struktur erforderlich.

Die Nützlichkeit der Bildanalyse für diesen Zweck ist in der Literatur wenig umstritten. Die bereitgestellte Zusatzinformation erleichtert und verbessert die visuelle Interpretation und die Beschreibung des pathologischen Befundes. Durch spezielle Analysen - wie der Bestimmung der chemischen Zusammensetzung des pathologischen Gewebes oder die Analyse von Dichteprofilen - können Differentialdiagnosen gestellt werden, die sonst nicht möglich wären.

Demgegenüber müssen die Verfahren der Bildmanipulation oder Bildverbesserung ihre Nutzen in der diagnostischen Radiologie erst erweisen. Die subjektive Qualitätsverbesserung eines CT-Bildes muß nicht unbedingt mit einer Verbesserung des klinischen Nutzens einhergehen. Dieser Nachweis ist jedoch erst durch einen Einsatz der Verfahren in der klinischen Forschung und Praxis zu erbringen.

Aus diesen Überlegungen lassen sich einige Forderungen an ein CT-Bildverarbeitungs-System (BVS) ableiten. Die erste Forderung betrifft die einfache Anwendbarkeit in der klinischen Routine. Die für die zusätzliche Bildverarbeitung gewünschten Funktionen müssen von dem Neuroradiologen ohne EDV-Kenntnisse und ohne großen Aufwand benutzt werden können ("Benutzerfreundlichkeit"). Das bedeutet z.B., daß einfach zu handhabende Speichermedien für die Datenübertragung vom Scanner-System zu dem BVS zur Verfügung stehen, daß der Aufruf, die Kontrolle und Beeinflussung der Funktionen sehr einfach ist, daß Prozeduren, die der eigentlichen Bildverarbeitung vorausgehen, weitgehend automatisch ausgeführt werden können (z.B. die Segmentierung des Bildes), und daß eine komfortable Darstellung der Ergebnisse möglich ist. Viele der kommerziellen Geräte, die von den CT-Herstellern für die spezielle CT-Bildzusatzverarbeitung angeboten werden, erfüllen wenigstens zum Teil diese "Hardware"-Anforderungen für die Routineanwendung.

Die entscheidende Forderung zum gegenwärtigen Zeitpunkt ist jedoch die Flexibilität der "Software", die kommerzielle Geräte nicht besitzen. Diese Flexibilität ist notwendig, weil der Stand der Forschung - weder im Bereich der visuellen Informationsverarbeitung noch im Bereich der klinischen Anwendung - die gezielte Auswahl von Methoden der Bildverarbeitung für die CT-Diagnostik erlaubt. Welche Verfahren bei welcher Art von Problemen günstige Resultate liefern, ist eine Fragestellung der klinischen Forschung. Ein wesentliches Merkmal eines BVS muß deshalb die Möglichkeit der einfachen Implementierung neuer und der Modifikation bereits vorhandener Verfahren sein.

Bei vielen Anwendungsproblemen der Bildmanipulation wird man zunächst mit einem begrenzten Repertoire an Methoden (z.B. von Filtern) auskommen, deren Wirkung jedoch durch die Spezifikation von Parametern variiert werden kann (ROSENFELD & KAK 1976). Welche Methode mit welchen Parametern zusätzliche Information für die visuelle Bildbeurteilung liefert, ist dann eine Frage des "experimentellen Ausprobierens". Wesentlich dabei erscheint, daß die Wirkung eines Verfahrens oder der Modifikation eines Parameters direkt (am Bildschirm) kontrolliert und interaktiv beeinflußt werden kann.

Der Vergleich des Ergebnisses einer Bildmanipulation mit dem Originalbild - sei es durch eine simultane oder sequentielle Darstellung auf dem Bildschirm - ist aus einem bereits erwähnten Grund wichtig: die Beeinflussung des Bildes hinsichtlich eines Aspektes (z.B. Kantenverstärkung) geht meist auf Kosten anderer Aspekte. In vielen Fällen übernimmt die Bildmanipulation eine Hinweisfunktion. Ein Aspekt des Bildes, auf den der Beobachter erst durch die zusätzliche Verarbeitung aufmerksam gemacht wird, kann bei gezielter Suche auch im Originalbild entdeckt werden. Daß die simultane Darstellung von Original und manipuliertem Bild bei der Beurteilung von Röntgenaufnahmen des Brustkorbs der isolierten Darbietung überlegen ist, konnte bereits in einer Untersuchung von KUNDEL, REVESZ & SHEA (1969) gezeigt werden.

Trotz zahlreicher publizierter Indices zur Beschreibung morphologischer Details oder von CT-Verlaufsuntersuchungen ist die Suche nach solchen Maßen noch nicht abgeschlossen. Das gleiche trifft für die Erforschung ihrer Korrelation zur klinischen Symptomatik zu. Das bedeutet für das BVS, daß auch im Bereich der Bildanalyse, deren Nutzen unmittelbar evident ist, die geforderte Flexibiltät notwendig ist.

Neue Indices und verbesserte Verfahren, z.B. zur Volumenbestimmung, sollen leicht zu implementieren und klinisch zu überprüfen sein.

Die beiden folgenden Kapitel beschreiben einige relevante Verfahren der Bildmanipulation und -analyse im Detail. Die Darstellung beschränkt sich weitgehend auf Methoden, die zur Zeit in der Software des BVS "PICPRO" ("PICture PROcessing") enthalten sind. Es werden jedoch bei einzelnen Themenbereichen auch Hinweise auf mögliche Verbesserungen und Erweiterungen des offenen Systems gegeben. Im Anschluß daran wird am Beispiel des statistischen Hemisphären-Vergleichs an einer Gruppe von Patienten ohne pathologischen Befund und an einem Fallbeispiel die Anwendung demonstriert.

4 VERFAHREN DER BILDMANIPULATION

Die Verfahren zur Manipulation von CT-Bildern werden in diesem Kapitel in zwei Gruppen unterteilt. Beiden Gruppen ist gemein, daß das Resultat der Anwendung dieser Verfahren wiederum ein Bild ist. Der Unterschied liegt in der Zahl der Bilder oder CT-Schichten, die als Eingabe der Bildverarbeitung dienen, und im Ziel der Anwendung. Die Verfahren der ersten Gruppe befassen sich mit Einzelbildern und zielen auf die Verbesserung der visuellen Erscheinung ab. Dagegen werden mit Hilfe der Verfahren der zweiten Gruppe zwei oder mehrere Schnittbilder (eines Patienten) kombiniert, um eine neue Form der Darstellung zu erzeugen.

4.1 Verfahren der Bildverbesserung

Die wichtigsten Aspekte des Bildes, die die Entdeckung eines diagnostischen Zeichens durch den Arzt beeinflussen, sind der Kontrast zwischen dem Zeichen und dem Hintergrund, die Art der Abgrenzung gegenüber dem Hintergrund (z.B. kontinuierlich oder durch eine scharfe Kante), das Rauschen und die Artefakte, die die Bildqualität beeinträchtigen. Je größer der Kontrast, je schärfer die Abgrenzung und je geringer die Artefakte, desto leichter wird eine pathologische Abweichung erkannt. Aus dieser Aufzählung ergibt sich die Aufgabenstellung für die Bildverbesserung.

Verfahren der Bildverbesserung ("image enhancement") zielen darauf ab, die visuelle Erscheinung eines Bildes zu verbessern oder das Bild in eine Form zu bringen, die einer Analyse durch den Menschen (oder den Computer) besser zugänglich ist. Im Gegensatz zu Techniken der Bild-Restoration ("image restoration"; vgl. z.B. ANDREWS & HUNT 1977), die eine möglichst optimale Annäherung eines Bildes an das reproduzierte Original anstreben, kann bei der Bildverbesserung durch eine künstliche Verfälschung (z.B. durch Kantenverstärkung) eine subjektive Verbesserung des Eindrucks und eine Erhöhung der Beobachter-Leistung erreicht werden. Obwohl die im folgenden beschriebenen Verfahren im informationstheoretischen Sinn keine Verbesserung des Bildes bewirken, kann z.B. eine geeignete Skalentransformation zu einer deutlichen

Verbesserung des visuellen Eindrucks führen (HUMMEL 1977).

Es gibt zur Zeit keine allgemein gültige Theorie der Bildverbesserung, da es keinen allgemein gültigen Standard der Bildqualität und damit kein Kriterium für Verfahren der Bildverbesserung gibt (PRATT 1978). Letztlich entscheidet das subjektive Urteil des Beobachters über den Erfolg oder Mißerfolg einer Technik (ANDREWS 1979). Von Interesse sind alle Verfahren, die sich in der praktischen Anwendung als nützlich für den Beobachter erwiesen haben.

Alle im folgenden beschriebenen Methoden beziehen sich auf ein digitales Bild $f(x,y)$ mit M*N Punkten $(x_1, x_2, \ldots, x_i, \ldots, x_M; y_1, y_2, \ldots, y_j, \ldots, y_N)$ und K diskreten Grauwerten $(z_1, z_2, \ldots, z_k, \ldots, z_K)$. Das Ergebnis einer Operation wird mit $g(x,y)$ bezeichnet. Da die Grauwertskala diskret ist, werden bei der praktischen Anwendung der Algorithmen die Dezimalzahlen auf- oder abgerundet.

4.1.1 Kontrasterhöhung

Zur Beeinflussung des Kontrastes im Bild stehen eine Reihe von Verfahren zur Verfügung, z.B. Transformation der Grauskala, Modifikation der Grauwertverteilung ("histogram modification") und Kategorisierung der Grauwerte ("quantization"). Die meisten Verfahren führen zu einer Zusammenfassung von Wertebereichen zu einzelnen Grauwerten und zu einem Spreizen dieser Werte über den verfügbaren Grauwertbereich. Unterschiede gibt es in der Art der Zusammenfassung (z.B. gleiche oder unterschiedliche Klassenbreiten) und in der Form der resultierenden Grauwertverteilung. Das Ergebnis ist die Reduzierung kleiner Grauwertdifferenzen im Bild zugunsten der Kontrasterhöhung von großen.

4.1.1.1 Modifikation der Grauskala

Die einfachste Methode zur Skalenmodifikation besteht in einer linearen Transformation der Grauskala durch die Multiplikation mit einer Konstanten (>1). Der Effekt ist ein Spreizen der Skala, sodaß der Abstand zwischen zwei aufeinanderfolgenden Skalenwerten durch einen größeren Graussprung dargestellt wird ("intensification"):

$$(4.1) \qquad g(x,y) = c_1 * f(x,y) + c_2$$

Der Wert c_2 dient zu einer Verschiebung des Nullpunktes und ist für die Kontraständerung uninteressant. Füllt ein aktuelles Bild nicht den verfügbaren Skalenbereich, kann der Kontrast leicht dadurch erhöht werden, daß durch geeignete Wahl der Konstanten der Wertebereich des Bildes (a - b) über die gesamte Skala ($z_1 - z_K$) gespreizt wird:

$$(4.2) \qquad \begin{aligned} c_1 &= (z_K - z_1) \,/\, (b-a) \\ c_2 &= (b*z_1 - a*z_K) \,/\, (b-a) \end{aligned}$$

Bei Bildern, deren Werte bereits den verfügbaren Skalenbereich ausfüllen, kann eine Kontrasterhöhung nur für ausgewählte Bereiche und nur auf Kosten anderer Bereiche erreicht werden. Relevante Wertebereiche - im CT-Bild die Dichtewerte für normales und pathologisches Gehirngewebe - werden mit $c_1 > 1$ gespreizt, weniger relevante Bereiche - z.B. mit den Dichtewerten für Knochen - werden (mit $c_1 < 1$) gestaucht(1) oder zu einem Wert zusammengefaßt. Die inhaltlich relevanten Bereiche eines Bildes sind zumeist auch diejenigen, in denen die meisten Werte liegen und die die meisten Details aufweisen. Aus diesem Grund bleibt der Informationsverlust durch die Skalenstauchung in anderen Bereichen meist gering.

Neben der linearen sind auch nicht-lineare Transformationen (z.B. quadratische oder logarithmische), und neben der monotonen auch nicht-monotone Transformationen zur Modifikation der Grauskala denkbar. Bei nicht-monotonen Transformationen werden verschiedene Skalenbereiche des Originalbildes in den gleichen Bereich des modifizierten Bildes abgebildet (vgl. z.B. ROSENFELD & KAK 1976, S. 170-173; "saw-

----

(1) Da die Grauwertskala diskret ist, führt das Stauchen der Skala durch $c_1 < 1$ zur Zusammenfassung von mehr oder weniger breiten Werteklassen zu jeweils einem Wert.

tooth scaling", PRATT 1978).

Ist der verfügbare und aktuelle Skalenbereich eines Bildes groß, die meisten Werte aber auf einen kleinen Bereich konzentriert, werden die Abstände zwischen den Werten in den übrigen (meist weniger relevanten) Bereichen sehr groß. Mit Hilfe einer speziellen Funktion in PICPRO können die im Bild vorhandenen Grauwerte automatisch über den gesamten Skalenbereich verteilt werden, wobei der Skalenabstand zwischen den "neuen" Grauwerten - unabhängig von der Verteilung der Originalwerte - konstant bleibt. Der (konstante) Abstand zwischen zwei aufeinanderfolgenden Graustufen errechnet sich aus:

$$(4.3) \qquad abst = (z_K - z_1) \; / \; (n-1)$$

wobei z_1 und z_K Minimum und Maximum der Skala und n die Zahl der tatsächlich vorhandenen verschiedenen Grauwerte im Bild bezeichnet. Dieses Verfahren, das nur sinnvoll anwendbar ist, wenn $(z_K - z_1)$ sehr viel größer als (n-1) ist, erhöht den Kontrast in (detailreichen) Bereichen mit vielen eng beieinanderliegenden Werten und verringert den Kontrast in Bereichen mit wenigen Werten.

4.1.1.2 Kategorisierung der Grauwerte

PICPRO enthält verschiedene Prozeduren zur Kategorisierung der Grauwerte eines Bildes. Z.B. kann die Grauskala in beliebig viele, beliebig breite Wertebereiche unterteilt werden, denen jeweils ein neuer Grauwert zugewiesen wird. Der durch die definierten Wertebereiche nicht erfaßte Teil der Skala bleibt unverändert oder wird wahlweise zu einem gemeinsamen Wert ("missing data code") zusammengefaßt. Durch die Anwendung dieses Verfahrens wird der Informationsgehalt des Bildes mehr oder weniger reduziert. Es ist sinnvoll, in relevanten Skalenbereichen kleine, in irrelevanten Bereichen große Klassenbreiten zu wählen. Ein Verfahren, mit dem der Fehler oder Informationsverlust beim Kategorisieren minimalisiert werden kann, beschreiben (allerdings nur für eine kontinuierliche Grauskala) ROSENFELD & KAK (1976, S. 100-103). Durch die willkürliche Zuordnung von Grauwerten zu den gebildeten Klassen kann der Kontrast (im Rahmen der verfügbaren Skala) beliebig variiert werden.

Mit Hilfe einer zweiten Prozedur wird die Grauskala innerhalb definierter Wertebereiche jeweils in gleich große Abschnitte (Klassen) unterteilt. Die Werte jedes Abschnitts werden zu einem Wert - dem Klassen-Mittelwert - zusammengefaßt. Die Breite der Klassen, in die ein größerer Wertebereich unterteilt werden soll, kann frei gewählt werden. Die besten Effekte und der geringste Informationsverlust wird auch hier erreicht, wenn relevante Bereiche in kleine Klassen und die anderen Bereiche in breite Klassen unterteilt werden. Eine zusätzliche Kontrasterhöhung kann erzielt werden, wenn die aus der Kategorisierung resultierenden Werte (mit Hilfe anderer Transformationen) über die Skala gespreizt werden.

4.1.1.3 Segmentierung

Das Verfahren der Grauwert-Kategorisierung kann dazu verwendet werden, ein Bild in (inhaltliche zusammengehörende) Bildteile zu segmentieren. Der Zweck dieser Operation ist weniger die Verbesserung des Bildes als eine Form der Bildbeschreibung. Durch die Segmentierung soll ein Objekt (oder mehrere) aus dem Bild extrahiert werden, z.B. um seine Größe und Form besser beurteilen zu können. Dazu ist es notwendig, den Grauwertbereich zu definieren, in den die (meisten) Punkte des Objekts fallen.

Eine Methode der Segmentierung stellt das Setzen einer Grauwert-Schwelle dar ("Grenzwert-Operation"), wobei alle Werte unterhalb der Schwelle in Schwarz, alle Werte überhalb in Weiß verwandelt werden. Dies kann mit Hilfe des Kategorisierung-Verfahrens erreicht werden, indem zwei Klassen gebildet werden - Minimum bis Schwelle und Schwelle bis Maximum, denen der minimale bzw. maximale Grauwert zugewiesen wird. Ein Anwendungsbeispiel ist die Unterteilung eines CT-Bildes in Knochen und "Nicht-Knochen" zur visuellen Beurteilung (oder statistischen Analyse) einer Knochenveränderung (z.B. Osteolyse).

Die Definition der gewünschten Grauwertklassen kann durch die statistische Analyse (z.B. Berechnung der Häufigkeitsverteilung) von pixeln aus dem Zentrum des zu isolierenden Objekts erleichtert werden (vgl.

Kapitel 5.2). In der Regel sind jedoch Objekte (z.B. ein Tumor im CT-Bild) nicht eindeutig durch einen Grauwertbereich definiert, sodaß bei einer Kategorisierung mehr oder weniger pixel anderer Objekte in die verwendete Klasse fallen. PICPRO enthält zwei Methoden, mit denen das Ergebnis einer Kategorisierung oder Segmentierung verbessert werden kann.

Durch die erste Prozedur werden die pixel eines kategorisierten Bildes, die vier (horizontale und vertikale) Nachbarelemente der gleichen Klassenzugehörigkeit (d.h. pixel mit dem gleichen Grauwert) haben, dieser Klasse zugeordnet. Das hat den Effekt, daß isolierte pixel innerhalb homogener Flächen dem Grauwert der Fläche angepaßt werden. Das Verfahren läßt sich in Formeln wie folgt darstellen:

$$(4.4) \qquad g(x,y) = f(x+1,y) \quad \text{wenn} \quad f(x+1,y)=f(x-1,y)=$$
$$=f(x,y+1)=f(x,y-1)$$
$$= f(x,y) \qquad \text{sonst.}$$

Die zweite Funktion bewirkt, daß die pixel eines kategorisierten Bildes, deren vier Nachbarn nicht den gleichen Wert aufweisen, "gelöscht" werden, indem ihnen ein bestimmter Grauwert (z.B. Schwarz) zugewiesen wird. Bildteile, deren Grauwerte variieren, verschwinden völlig. Größere homogene Flächen - die segmentierten Objekte - bleiben erhalten, ihr Rand schrumpft jedoch um ein Bildelement. Um die Wirkung zu erhöhen, kann das Verfahren mehrfach angewendet werden. Die Entscheidungsfunktion sieht folgendermaßen aus:

$$(4.5) \qquad g(x,y) = f(x,y) \quad \text{wenn} \quad f(x,y)=$$
$$=f(x+1,y)=f(x-1,y)=$$
$$=f(x,y+1)=f(x,y-1)$$
$$= 0 \qquad \text{sonst.}$$

Ein Beispiel für die Segmentierung unter Verwendung der beiden Funktionen ist in Abbildung A.2 - die Isolierung der Ventrikelfläche - dargestellt.

Ein anderes Verfahren zur Bildsegmentierung wird von BELANGER et al. (1979) beschrieben. Es verwendet neben den Dichtewerten Information über die zu erwartende Größe der segmentierten Regionen, um echte Strukturen von Rauschen und Artefakten zu trennen.

4.1.1.4 Farbdarstellung

Steht zur Bildausgabe ein Farbbildschirm zur Verfügung, können den Werten der Bildmatrix anstelle von Grauwerten Farben zugewiesen werden ("Pseudocolorierung"; vgl. SLOAN & BROWN 1979). Durch die Variation von Helligkeit (Intensität), Farbe (Wellenlänge des Lichts) und Sättigung ("Reinheit" der Farbe; vgl. CORNSWEET 1970, Kapitel X) ist es möglich, eine gegenüber der Schwarz/Weiß-Darstellung wesentlich größere Zahl von Werten sichtbar zu machen. Durch die willkürliche Zuordnung von Farben zu Dichtewerten kann der Kontrast zwischen sehr eng beieinanderliegenden Skalenwerten extrem gesteigert werden (vgl. SCHARL, WECKESSER & PETER 1979).

Ein Problem bei der Pseudocolorierung stellt allerdings die erschwerte Interpretation des farbigen CT-Bilds dar, da die für den Arzt gewohnte monotone Zuordnung der Grauskala zu den Dichtewerten des CT-Scans verloren geht. Ob dieser Nachteil durch den Kontrastgewinn wettgemacht wird, bleibt zu prüfen.

Eine sinnvolle Beziehung zwischen Dichte und Farbwerten ist bei der von SCHLEGEL et al. (1977) vorgeschlagenen "Glühskala" gegeben. Ihre Farbabstufungen entsprechen den Farbänderungen eines kontinuierlich erhitzten schwarzen Körpers, von Schwarz über Rot und Gelb zu Weiß. Die Autoren zitieren physiologische Untersuchungen, aus denen hervorgeht, daß die Kontrastempfindlichkeit, die Empfindlichkeit für Farbänderungen und die Sehschärfe des menschlichen Auges in diesem Bereich ein Maximum aufweisen.

Eine besondere Form der Farbdarstellung von CT-Bildern wird von AKUTAGAWA et al. (1980) beschrieben. Ähnlich wie bei der Falschfarbendarstellung von Luftaufnahmen in verschiedenen Spektralbereichen werden die Unterschiede zwischen den Dichtewerten dreier Scans des gleichen Objekts, die mit verschiedenen Röntgenenergien erzeugt wurden, in Farben umgesetzt ("multiple energy display"). Diese Methode, deren rechnerischen Aspekte - die Bestimmung der Atomordnungszahl des durchstrahlten Gewebes - in Kapitel 5.6.2 besprochen wird, erlaubt eine bessere Gewebsdifferenzierung als die normalen CT-Aufnahmen.

4.1.1.5 Histogramm-Modifikation

Durch die beschriebenen Skalentransformationen wird die Häufigkeitsverteilung der Grauwerte eines Bildes verändert. Die Verfahren der Histogramm-Modifikation zielen nun darauf ab, die Grauskala eines Bildes in der Weise zu verändern, daß eine ganz bestimmte, gewünschte Werteverteilung resultiert (vgl. HUMMEL 1975).

Eine Kontrasterhöhung kann in vielen Fällen dadurch erreicht werden, daß das Histogramm eines Bildes so modifiziert wird, daß alle Graustufen gleich häufig vorkommen ("histogram equalization"; vgl. z.B. HALL et al. 1971; HALL 1974). Das Verfahren soll kurz beschrieben werden.

Stellt $hf(z_i)$ die Häufigkeitsverteilung der Grauwerte des Originalbildes $f(x,y)$ dar, so versucht das Verfahren der Histogramm-Gleichverteilung ein Bild $g(x,y)$ zu erzeugen, dessen Häufigkeitsverteilung

$$(4.6) \qquad hg(z_i) = \frac{M * N}{K}$$

für alle z_i, $i=1,2, \ldots ,K$ ist. Die Zahl der Grauwerte K kann dabei gegenüber dem Ausgangsbild verändert werden. K muß reduziert werden, wenn die Zahl der pixel nicht wesentlich größer als die Zahl der möglichen Grauwerte ist.

Die Modifikation der Grauwerte erfolgt nach folgender Formel:

$$(4.7) \qquad g(x,y) = (z_K - z_1) * p_f^{cum}(f(x,y)) + z_1$$

wobei $p_f^{cum}(f(x,y)) =$
die kumulierte relative Häufigkeit des Orginalbildes für den Wert des pixels $f(x,y)$ ist.

Die Formel kann jedoch in keinem Fall zu einer exakten Gleichvertei-
lung der Grauwerte führen, da die Häufigkeiten einzelner Grauwerte des
Ausgangsbildes bereits größer als die gewünschte konstante Häufigkeit
des Ergebnisses sind.(1) Zur Lösung des Problems bieten sich zwei
Möglichkeiten an. Entweder man beläßt es bei einer angenäherten
Gleichverteilung, oder man ordnet die überschüssigen pixel einer
Grauwertklasse per Zufall oder nach Analyse ihrer Nachbarn (z.B. Mittelwertsbildung) einer benachbarten Grauwertklasse zu (HUMMEL 1977).
Nach HUMMEL (1977) ist allerdings der erhöhte Rechenaufwand bei dem
zweiten Verfahren nicht durch eine deutliche Verbesserung des Ergebnisses gerechtfertigt. Der Effekt der Prozedur bei einem Ausgangsbild
mit normalverteiltem Histogramm ist in Abbildung 4.1 zu sehen. Die
mittleren, stark besetzten Klassen werden auseinandergezogen, was einer Kontrasterhöhung gleichkommt.

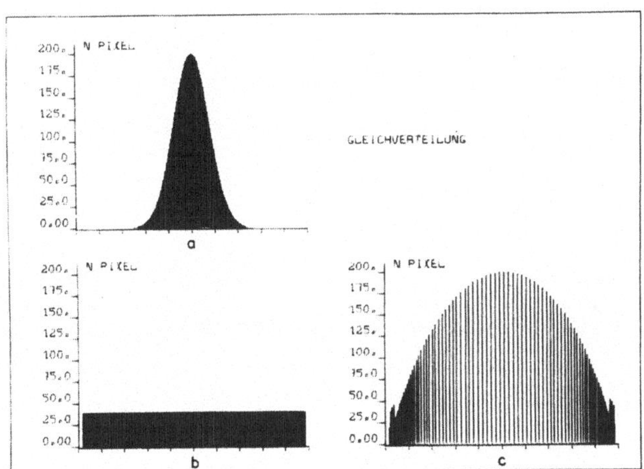

Abb. 4.1: Histogramm-Modifikation: Gleichverteilung
a) Häufigkeitsverteilung hf(z) der Grauwerte eines (simulierten) Bildes, b) theoretische Gleichverteilung, c) prak-
tisches Ergebnis hg(z)

----

(1) Es sei denn, das Original-Histogramm war schon eine Gleichverteilung, was die Anwendung der Methode überflüssig machen würde.

Neben der Gleichverteilung ist im Prinzip jede andere Verteilungsform als Ergebnis der Histogramm-Modifikation möglich. FREI (1977, 1978) hat eine hyperbolische Verteilung mit dem Argument vorgeschlagen, daß diese Verteilung die nicht-lineare Reaktion der Photorezeptoren des Auges auf Lichtintensität berücksichtigt und so eine Gleichverteilung der subjektiv wahrgenommenen Grauwerte produziert.(1) Die Übertragungsfunktion für diese Verteilung ist

$$(4.8) \qquad g(x,y) = (z_K - z_1) * c * (e^{\ln(1+1/c) * p_f^{cum}(f(x,y))} - 1) + z_1$$

wobei c = eine Konstante ist, die experimentell zu bestimmen ist und von den Sichtbedingungen abhängt.

Alternative Formeln hat PRATT (1978) (aufgrund persönlicher Kommunikation mit FREI) veröffentlicht:

$$(4.9) \qquad g(x,y) = ((z_K^{1/3} - z_1^{1/3}) * p_f^{cum}(f(x,y)) + z_1^{1/3})^3$$

$$(4.10) \qquad g(x,y) = z_1 * \left[\frac{z_K}{z_1} \right]^{p_f^{cum}(f(x,y))}$$

Alle Formeln zur Histogramm-Modifikation müssen nicht für jeden Bildpunkt berechnet werden, was die Rechenzeit erheblich reduziert. Es wird zunächst eine Tabelle erstellt, die für jeden Grauwert des Ausgangsbildes den "neuen" Grauwert des modifizierten Bildes enthält. Die Modifikation der pixel-Werte erfolgt dann aufgrund dieser Tabelle.

Die Abbildungen 4.2 und 4.3 zeigen den Effekt der Verfahren in Form von Häufigkeitsverteilungen der Grauwerte. Die Behauptung von FREI (1977), "all pictures processed in this way", gemeint ist die Histogramm-Hyperbolization, "have been consistently considered of superior

----

(1) FECHNERsches Gesetz: die Intensität einer subjektiven Empfindung ist proportional dem Logarithmus des physikalischen Reizes, E = k*log R.

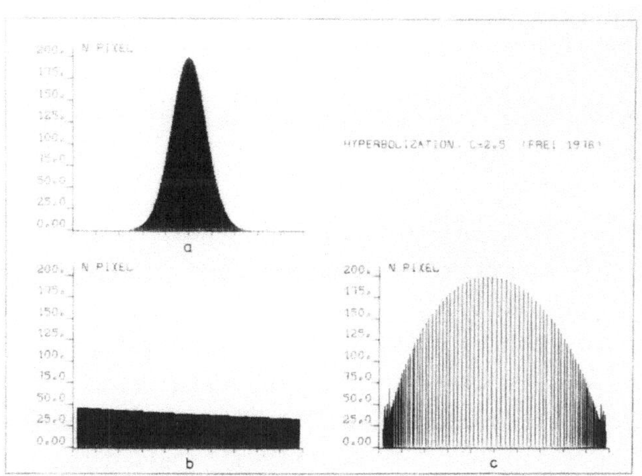

Abb. 4.2: Histogramm-Modifikation: Hyperbolization mit c=2,5
        a)-c) siehe Abb. 4.1

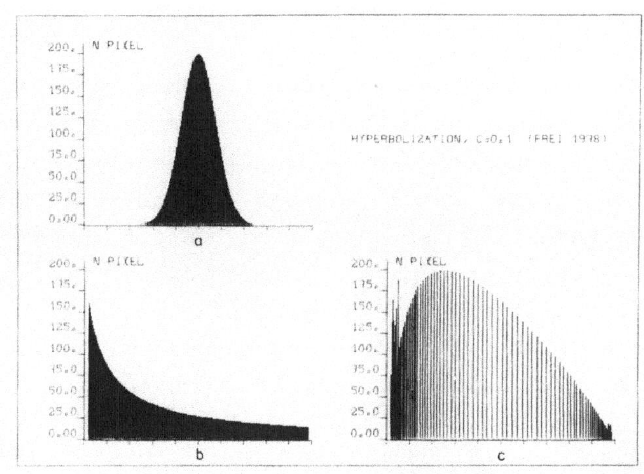

Abb. 4.3: Histogramm-Modifikation: Hyperbolization mit c=0,1
        a)-c) siehe Abb. 4.1

intelligibility than their histogram equalized counterparts" (S. 288),
konnte in ersten praktischen Tests des Verfahrens mit der von FREI
empfohlenen Konstanten c=2,5 nicht bestätigt werden. Abbildung 4.2
zeigt, daß die Formel (4.8) mit dieser Konstanten faktisch eine

Gleichverteilung produziert. Erst wenn c kleiner 1,0 gesetzt wird, nimmt die resultierende Verteilung eine hyperbolische Form an (vgl. Abbildung 4.3). Weitere Experimente - unter Variation von c - müssen darüber Aufschluß geben, unter welchen Bedingungen der Einsatz welchen Verfahrens sinnvoll ist.

Die Verfahren der Kontrasterhöhung gehören zu den position-invarianten Operationen, d.h. sie verändern den Wert eines pixel unabhängig von seiner Position im Bild. Position-invariante Operationen sind die zweidimensionalen Analoga zu den zeit-invarianten Operationen der Elektronik. Zu der gleichen Gruppe von Verfahren, die aber im Gegensatz zu den bisher beschriebenen ("point operations") auch die Werte der benachbarten pixel bei der Modifikation eines pixel berücksichtigen, sind die Verfahren zur Kantenverstärkung und zur Reduktion des Rauschens zu rechnen ("local operations"; ROSENFELD 1969a; ANDREWS 1979).

Exkurs (Filterung)

Die zuletzt erwähnten lokalen Operationen werden auch als "Filter"-Operationen bezeichnet. Zur Kantenverstärkung werden z.B. langsame, fließende Grauwertänderungen ausgefiltert, so daß Grauwertsprünge - die Kanten - besser hervortreten ("Hochpaß-Filterung"), zur Reduktion des Rauschens werden umgekehrt schnelle, zufällige Grauwertänderungen unterdrückt ("Tiefpaß-Filterung"). Die lokalen Operationen sind sogenannte Ortsfilter (NIEMANN 1970; MOHWINKEL & KURZ 1976), deren Anwendung durch Faltung einer Filtermatrix mit der Bildmatrix (im Ortsbereich) erfolgt.

Unter (digitaler) Faltung wird folgende Operation verstanden: Ein "Fenster" (meist) in Form einer Matrix (z.B. von der Größe 3x3 pixel) wird sequentiell über die Bildmatrix geschoben, so daß jedes pixel der Bildmatrix einmal das Zentrum des Fensters bildet. Die Werte der Bildmatrix innerhalb des Fensters werden dann mit den Werten der Filtermatrix verknüpft (z.B. multipliziert und addiert) und der zentrale Wert durch das Ergebnis dieser Operation ersetzt.

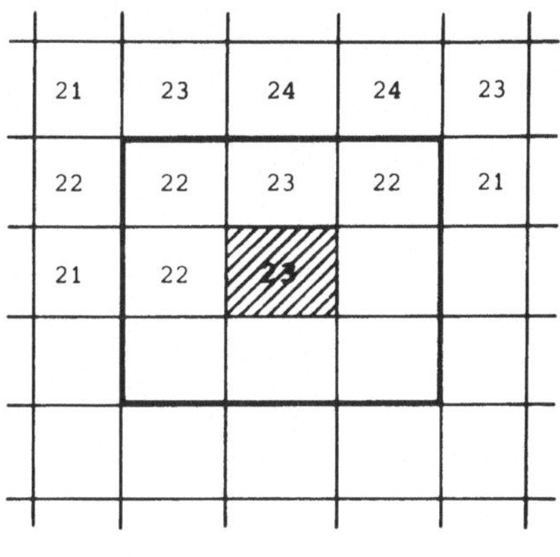

f (x,y)   g (x,y)

Abb. 4.4: Filter-Operation, bei der der zentrale Wert eines 3x3-
Fensters durch den Mittelwert der 9 pixel-Werte ersetzt
wird

Als Beispiel sei hier eine einfache Mittelwertsbildung über die
pixel innerhalb des Fensters angeführt. (Dieses Filter hat einen
"glättenden" Effekt auf das Bild und dient zur Reduktion des Rauschens.) Der Wert f(x,y)=17 in Abbildung 4.4 wird durch

$$(4.11) \qquad g(x,y) = \frac{1}{9} \, (24+26+23+25+ \, \ldots \, +25+23) = 23$$

ersetzt. Die in dem Beispiel benutzte Filtermatrix sieht wie folgt
aus:

$$(4.12) \qquad h = \frac{1}{9} \begin{vmatrix} 1 & 1 & 1 \\ 1 & 1 & 1 \\ 1 & 1 & 1 \end{vmatrix}$$

und die Operation des Filters läßt sich in der Formel

$$(4.13) \qquad g(x,y) = \sum_i \sum_j f(x+i-2,y+j-2) * h(i,j)$$

$$\text{mit} \quad i = j = 1,2,3$$

darstellen.

Ortsfilter sind im Vergleich zu den Frequenzfiltern, die mit der Fourier-Transformation arbeiten (vgl. z.B. NIEMANN 1973; MERSEREAU & DUDGEON 1975; WAHL et al. 1977; PLATZER & ETSCHBERGER 1972), suboptimal. Mit Hilfe von Frequenzfiltern können viele Formen der Bildentartung, soweit sie durch das bilderzeugende System verursacht und in Form von Transferfunktionen darstellbar sind, rückgängig gemacht werden. Diese "inverse Filterung" bildet einen wichtigen Bereich im Rahmen der Bild-Restoration.

Frequenzfilter haben den Nachteil, daß ihre Realisierung (ohne spezielle Hardware) trotz schneller Algorithmen zur FT (FFT; vgl. z.B. BRIGHAM 1974) zu lange dauert, als daß eine online Bildmanipulation möglich wäre.

4.1.2 Kantenverstärkung und -extraktion

Neben mangelndem Kontrast zwischen Objekt und Hintergrund führt die Unschärfe eines Bildes zu einer Minderung der Beobachter-Leistung. Die Unschärfe macht sich u.a. dadurch bemerkbar, daß die Kanten oder Ecken eines Objekts mehr oder weniger "verschmiert" sind, d.h. daß der Grauwert des Hintergrundes kontinuierlich in den Grauwert des Objekts übergeht (vgl. Abbildung 4.5a,b). Eine Kante ist damit als der Übergang zwischen zwei Bereichen mit unterschiedlicher Graufärbung definiert (- andere Definitionen, vgl. z.B. ROSENFELD & KAK 1976, S. 276, bleiben hier außer Betracht).

Das (menschliche) visuelle System erzeugt bei der Wahrnehmung von Objekten ein "Überschießen" auf jeder Seite des Grauwertsprungs - einen hellen Streifen auf der hellen Seite und einen dunklen Streifen auf der dunklen Seite des Übergangs ("Mach-Bänder"; vgl. z.B. HABER & HERSHENSON 1973). Das bedeutet, daß der Kontrast zwischen Objekt und

Hintergrund in der Wahrnehmung größer ist als es der physikalischen Intensität entspricht. Aus psychophysiologischen Experimenten ist bekannt, daß eine subjektive Verbesserung der Schärfe eines Bildes eintritt, wenn die Bildkanten zusatzlich durch ein künstliches Überschießen verstärkt werden (HUMMEL 1977; vgl. Abbildung 4.5c).

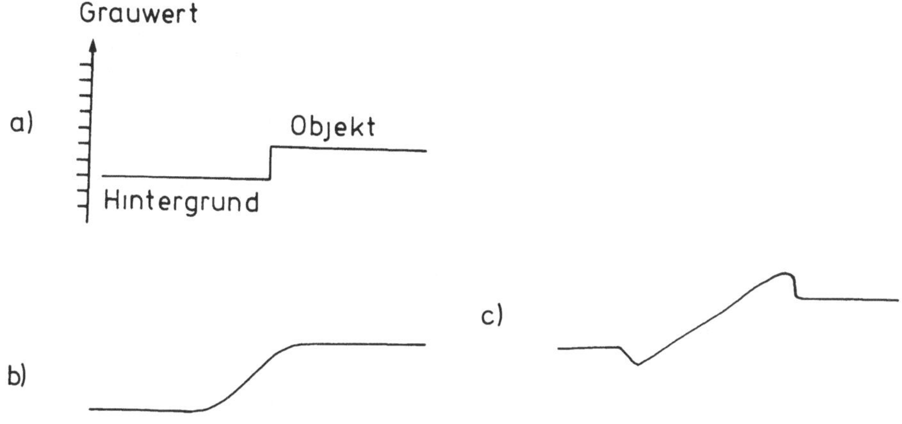

Abb. 4.5: Kante eines Objekts
a) ideale Kante, b) "verwischte" Kante, c) Kantenverstärkung durch das visuelle System und/oder durch Bildmanipulation

Die Unschärfe eines Bildes kommt meist durch Prozesse zustande, die einer Integration oder Mittelung über benachbarte pixel entsprechen. Das hat eine Reduktion von hohen räumlichen Frequenzen zur Folge, d.h. eine "Verwischung" von "raschen" Grauwertänderungen – den Kanten. Die Umkehrung dieses Prozesses zur Kantenverstärkung ist demgemäß die Differentierung oder Differenz-Bildung. (Zur formalen Ableitung von Kantendetektoren und für einen Uberblick siehe z.B. DAVIS 1975; BROOKS 1978).

Die Differential-Operatoren zur Lokalisation von Kanten liefern für jedes pixel einen Wert, der das Ausmaß der Grauwertänderung in dessen Umgebung beschreibt: hohe Werte in Bildbereichen mit Kanten und den Wert 0 in homogenen Bereichen. Bei digitalen Bildern werden anstelle von partiellen Ableitungen Differenzen gebildet. Um Grauwertänderungen in der Horizontalen zu erfassen (= Kanten in der Vertikalen), wird einfach

$$(4.14) \qquad g(x,y) = f(x,y) - f(x-1,y)$$

und in der Vertikalen

$$(4.15) \qquad g(x,y) = f(x,y) - f(x,y-1)$$

berechnet. Die Formeln können für beliebige Richtungen und für alle Richtungen gleichzeitig verallgemeinert werden. Verfahren, die aus der Differential-Rechnung abgeleitet sind, werden im allgemeinen als Gradientenverfahren bezeichnet.

Während die Kantenverstärkung der Verbesserung der subjektiven Schärfe des Bildes dient, hat die Kantenextraktion die Funktion, das Ausmaß oder die Form eines Objekts zu beschreiben. Verfahren zur Kantenextraktion kennzeichnen idealerweise die Kante durch einen einzelnen pixel im Zentrum des Übergangs zwischen Objekt und Hintergrund. Das erfordert die Kombination von Verfahren zur Kantenlokalisation mit einer Grenzwert-Operation, die die Werte für "echte" Kanten von Zufallsschwankungen trennt. Alle pixel, deren Werte oberhalb der Schwelle liegen, werden als Elemente einer Kante gekennzeichnet. Das Resultat ist eine "Karte" mit Kanten, die zur Segmentierung und (visuellen oder statistischen) Analyse verwendet werden kann.

4.1.2.1 Lineare Verfahren

Zweidimensionale diskrete Differenzenbildung zur Kantenextraktion kann durch die Faltung einer Filtermatrix mit der Bildmatrix erfolgen. Die dazu erforderlichen Filter haben einen Hochpaß-Effekt, d.h. hohe räumliche Frequenzen - rasche Änderungen im Grauwert - werden betont, indem niedrige Frequenzen ausgefiltert werden.

PICPRO enthält eine Prozedur, die eine Faltung einer beliebigen 3x3-Filtermatrix mit der Bildmatrix ausführt. Im folgenden werden die Werte einiger Hochpaß-Filtermatrizen aufgeführt und die Wirkung ihrer

Anwendung beschrieben.

Die Differenzenbildung nach den Formeln (4.14) und (4.15) kann über folgende Filtermatrizen erfolgen:

$$(4.16) \qquad h = \begin{vmatrix} 0 & 0 & 0 \\ -1 & 1 & 0 \\ 0 & 0 & 0 \end{vmatrix}$$

$$(4.17) \qquad h = \begin{vmatrix} 0 & -1 & 0 \\ 0 & 1 & 0 \\ 0 & 0 & 0 \end{vmatrix}$$

Alternative Filter, die Kanten in einer bestimmten Richtung extrahieren, verwenden mehr Koeffizienten; z.B. für vertikale Kanten:

$$(4.18) \qquad h = \begin{vmatrix} 0 & 0 & 0 \\ -1 & 2 & -1 \\ 0 & 0 & 0 \end{vmatrix}$$

ROBINSON (1977) beschreibt verschiedene 3x3-Filtermatrizen für Kanten in acht "Himmelsrichtungen":

- Nord

$$(4.19) \qquad h = \begin{vmatrix} 1 & 1 & 1 \\ 1 & -2 & 1 \\ -1 & -1 & -1 \end{vmatrix}$$

- Nord-West

$$(4.20) \qquad h = \begin{vmatrix} 1 & 1 & 1 \\ 1 & -2 & -1 \\ 1 & -1 & -1 \end{vmatrix}$$

- usw.

Kantenextraktion ohne Betonung einer bestimmten Richtung kann durch Filter vom Laplace-Typ(1) erzielt werden:

$$(4.21) \qquad h = \begin{vmatrix} 0 & -1 & 0 \\ -1 & 4 & -1 \\ 0 & -1 & 0 \end{vmatrix}$$

$$(4.22) \qquad h = \begin{vmatrix} -1 & -1 & -1 \\ -1 & 8 & -1 \\ -1 & -1 & -1 \end{vmatrix}$$

$$(4.23) \qquad h = \begin{vmatrix} -1 & -2 & -1 \\ -2 & 8 & -2 \\ -1 & -2 & -1 \end{vmatrix}$$

Die bisher beschriebenen Filter dienen in erster Linie der Kantenextraktion. Eine Kantenverstärkung kann durch die Kombination des gefilterten Bildes mit dem Original erzielt werden. Subtrahiert man z.B. ein positives Vielfaches des Laplace-Filters (4.21) vom Original, entsteht ein "Überschießen", wie es in Abbildung 4.5c angedeutet ist. Diese Operation, die der unscharfen Maske in der Photographie entspricht ("unsharp masking"), kann durch einen Filtervorgang durchgeführt werden:

$$(4.24) \qquad h = \begin{vmatrix} 0 & 0 & 0 \\ 0 & 1 & 0 \\ 0 & 0 & 0 \end{vmatrix} - \begin{vmatrix} 0 & 1 & 0 \\ 1 & -4 & 1 \\ 0 & 1 & 0 \end{vmatrix} = \begin{vmatrix} 0 & -1 & 0 \\ -1 & 5 & -1 \\ 0 & -1 & 0 \end{vmatrix}$$

Andere Filtermatrizen dieses Typs sind:

$$(4.25) \qquad h = \begin{vmatrix} -1 & -1 & -1 \\ -1 & 9 & -1 \\ -1 & -1 & -1 \end{vmatrix}$$

----

(1) Der Laplace-Operator (4.22) entspricht der Subtraktion eines (durch Mittelung) geglätteten Bildes vom Original.

$$(4.26) \qquad h = \begin{vmatrix} 1 & -2 & 1 \\ -2 & 5 & -2 \\ 1 & -2 & 1 \end{vmatrix}$$

Ein Verfahren, das zur Kantenlokalisation verwendet werden kann, wird von HORTON & KERBER (1978) zur Visualisierung von komplexen Mustern oder "Texturen" eingesetzt. Bei dieser Prozedur wird das zentrale Element eines 3x3-Fensters durch die Standardabweichung (SD) der neun pixel-Werte ersetzt. Abbildung 4.6 illustriert diesen Filterprozeß (und alle anderen 3x3-Filterprozesse, wenn die entsprechende Formel zur Berechnung des "neuen" Werts für das zentrale pixel eingesetzt wird). Da die SD ein Maß für die Variation der Grauwerte ist, bekommen homogene Flächen im Bild kleine Werte, inhomogene Flächen (oder Flächen, durch die Kanten verlaufen,) große Werte zugewiesen. HORTON & KERBER (1978) konnten mit diesem Verfahren, inhomogene (da vaskuläre) Läsionen von homogenen differenzieren (z.B. Glioblastom von Meningiom).

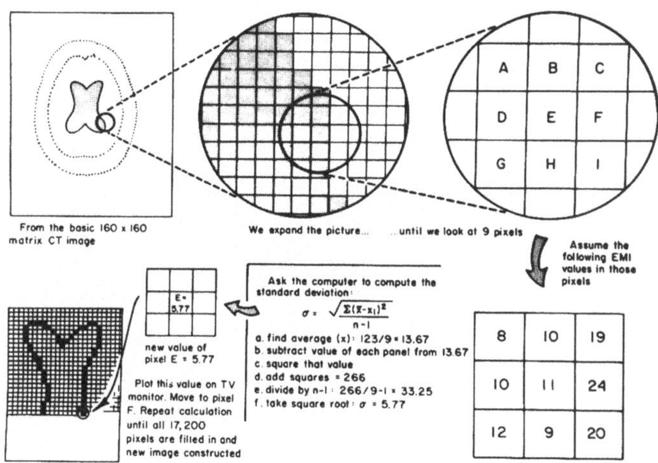

Abb. 4.6: Filter-Operation, bei der der zentrale Wert eines 3x3-Fensters durch die Standardabweichung der 9 pixel-Werte ersetzt wird (HORTON & KERBER 1978, Fig. 2)

Neben der linearen Kombination von pixeln zur Erhöhung des Kontrasts an Kanten sind nicht-lineare Verfahren bekannt, die eine Entscheidung bezuglich der für einen pixel durchgeführte Modifikation beinhalten (vgl. BELL & DOUGHERTY 1978).

4.1.2.2 Nicht-lineare Verfahren

Die bekanntesten Verfahren, die Fenster von der Größe 2x2 oder 3x3 benutzen, stammen von ROBERTS (1965) und SOBEL (in DUDA & HART 1973, S. 271-272). PICPRO enthält eine Prozedur von KIRSCH (1971), die in einem 3x3-Fenster acht Richtungen nach Kanten absucht und den zentralen Wert des Fensters durch die maximale Grauwert-Differenz ersetzt. Die Formel kann am besten mit Hilfe der pixel-Bezeichnung in Abbildung 4.7 erläutert werden.

$$
\begin{array}{|c|c|c|}
\hline
a_0 & a_1 & a_2 \\
\hline
a_7 & f(x,y) & a_3 \\
\hline
a_6 & a_5 & a_4 \\
\hline
\end{array}
$$

Abb. 4.7: Bezeichnung der Nachbarelemente von f(x,y) (KIRSCH 1971)

Die Kontrastfunktion für den Punkt f(x,y) ergibt sich aus

$$(4.27) \qquad g(x,y) = \max\left(1, \max_{i=0}^{7} \mid 5(a_i + a_{i+1} + a_{i+2}) - \right.$$

$$\left. - 3(a_{i+3} + a_{i+4} + \cdots + a_{i+7}) \mid \right)$$

wobei die Indices von a modulo 8 entwickelt werden.(1)

Die Funktion ist nicht-symmetrisch und sensitiv für kleine Änderungen in den Grauwerten. KIRSCH (1971) verwendet sie in Kombination mit einer Grenzwert-Operation zur Segmentierung von biologischen Bildern.

4.1.2.3 Probleme der Anwendung

Gradientenverfahren können angewendet werden, um kleine Merkmale, die auf einem sehr dunklen oder sehr hellen Hintergrund "aufgesetzt" sind, besser sichtbar zu machen. Sie entfernen in diesem Fall den Hintergrund, indem sie konstante oder sich sehr langsam ändernde dunkle oder helle Flächen in Grau verwandeln. Eine Form der Hochpaß-Filterung ist die Subtraktion des Mittelwerts der benachbarten pixel von jedem Wert der Bildmatrix (Laplace-Filter). Die Ausdehnung der "Nachbarschaft" oder die Größe der Filtermatrix muß dann allerdings beträchtlich größer sein als das größte Merkmal, das im Bild erhalten bleiben soll (SELZER 1968). Bei den gebräuchlichen Gradientenverfahren in Form eines 3x3-Filters, wie sie hier beschrieben wurden, werden also fast alle Merkmale im Bild nur noch durch ihre Kanten repräsentiert.

Neben der Visualisierung bestimmter Merkmale können Verfahren zur Kantenlokalisation auch anderen Zwecken dienen. STIEHL (1978, 1980) verwendet z.B. ein Gradientenverfahren bei der Volumenbestimmung des Ventrikelsystems. Zur Segmentierung der Ventrikelflächen ist es notwendig, in jeder Schicht die untere und obere Grenze der Dichtewerte für die cerebrospinale Flüssigkeit (CSF) zu bestimmen ("threshold selection"). Die obere Grenze ist bei pixeln zu suchen, die den Übergang zwischen Ventrikel und Gehirngewebe bilden. Mit Hilfe eines Gradientenverfahrens wird dieser Übergang lokalisiert. In ähnlicher Weise gehen auch WALSER & ACKERMAN (1977) vor.

Ein Nachteil der Hochpaß-Filterung ist es, daß das Rauschen im Bild, das sich in der Regel ebenfalls aus hohen Frequenzen zusammensetzt,

----

(1) "modulo 8" bedeutet, daß anstelle des Index in der Formel der Divisionsrest von Index/8 verwendet wird; z.B. entspricht $a_{2+1} = a_3$, $a_{4+4} = a_0$ und $a_{7+4} = a_3$.

verstärkt wird. Um zu einer Bildverbesserung zu kommen, ist es deshalb meist notwendig, Verfahren zu kombinieren, die das Rauschen reduzieren und die "echten" Grauwertsprünge verstärken (vgl. z.B. ABELE & WAHL 1977).

KUGLER und WAHL (1979) haben 13 aus der Literatur bekannte Verfahren verglichen und hinsichtlich der erzielten Kantenschärfe und der Empfindlichkeit gegenüber Rauschen beurteilt. Sie stellten fest, daß die Leistungsfähigkeit aller Verfahren bei verrauschten Bildern stark abnimmt. Sie empfehlen daher eine Vorbehandlung der Bilder zur Reduktion des Rauschens oder die Verwendung eines Verfahrens, in dem eine Tiefpaß-Filterung enthalten ist (z.B. das Mittelwert-Median-Differenz-Verfahren). Andere Überlegungen zu dem Problem der Empfindlichkeit der Algorithmen gegenüber dem Rauschen haben z.B. MODESTINO & FRIES (1977) angestellt.

Weitere Untersuchungen mit Methoden der Kantenextraktion unter Variation von Aspekten des Bildes und z.T. im Vergleich mit den Leistungen menschlicher Beobachter stammen von FRAM & DEUTSCH (1975), ABELE & LANGE (1978), und anderen. Ansätze, die einen größeren Rechenaufwand erfordern, wurden von HUECKEL (1971, 1973), SMITH & DAVIS (1975), PERSOON (1976), MODESTINO & FRIES (1977) und VANDERBRUG (1977) veröffentlicht.

Die sukzessive Behandlung eines Bildes mit einem Tiefpaß-Filter zur Unterdrückung des Rauschens und einem Hochpaß-Filter zur Kantenverstärkung kann durch die Anwendung eines einzelnen Filters ersetzt werden, der sich aus der Faltung der beiden Filterfunktionen ergibt. Die Faltung des Laplace-Filters (4.21) mit einem Filter zur gleitenden Mittelung (4.12) ergibt eine 5x5-Filtermatrix

$$(4.28) \qquad h = \frac{1}{9} \begin{vmatrix} 0 & -1 & -1 & -1 & 0 \\ -1 & 2 & 1 & 2 & -1 \\ -1 & 1 & 0 & 1 & -1 \\ -1 & 2 & 1 & 2 & -1 \\ 0 & -1 & -1 & -1 & 0 \end{vmatrix}$$

die ihre Wirkungen vereint. Allerdings führt die Reduktion des Rauschens - gleichgültig mit welcher Methode - gleichzeitig zu einer Verwischung der Kanten, sodaß auch der Effekt der Kantenverstärkung reduziert wird. Welche Kombination von Verfahren optimal ist, hängt von den Bildcharakteristika und dem gewünschten Effekt ab und muß experimentell ermittelt werden.

Im Bereich der CT-Bildverarbeitung liegen aus der Literatur keinerlei Hinweise auf die Anwendung von Gradientenverfahren zur Bildverbesserung vor. Dafür gibt es verschiedene Gründe. Der Übergang von Läsionen zum Hirngewebe ist bei CT-Bildern häufig fließend, was an der Natur der Läsion, an dem Problem des "partial volume" (vgl. Kapitel 5.5) und/oder an den Eigenschaften des bilderzeugenden Systems liegen kann. Zudem ist der Unterschied in den Grauwerten zwischen Läsion und "Hintergrund" oft gering und das Bild ist im Verhältnis zu diesem Kontrast stark verrauscht. Diese Faktoren stehen einer sinnvollen Anwendung von Gradientenverfahren im Wege. Ob und welche Verfahren (oder Kombinationen von Verfahren; vgl. z.B. EBERLEIN & WESZKA 1975; EBERLEIN 1976) doch eine relevante Zusatzinformation für die CT-Bildinterpretation liefern, vielleicht im Sinne einer "morphologischen Dekomposition" in Anlehnung an KIRSCH (1971), bleibt offen. Der Einsatz in der Texturanalyse wurde von HORTON & KERBER (1978) demonstriert.

4.1.3 Konturverfolgung

Die Extraktion der Umrisse eines Objekts ist ein wesentlicher Schritt bei der Erkennung und Identifizierung von Mustern, da sie die (visuelle oder automatische) Beurteilung der Größe und Form eines Objektes ermöglichen. Neben den bereits erwähnten Gradientenverfahren (mit Grenzwert-Operation) eignen sich Konturverfolgungs-Algorithmen und Kombinationen von beiden Verfahren zu diesem Zweck (CHIEN & FU 1974).

Bei der automatischen Verfolgung von Konturen ("contour tracing", "border following") ist die Kontur definiert durch den kritischen Wert zwischen dem Grauwertbereich des Objekts und dem Grauwertbereich des Hintergrunds. In CT-Bildern können z.B. mit Hilfe dieses Verfahrens pathologische Regionen deutlich von dem umgebenden Gewebe getrennt und auf diese Weise besser in ihrer Ausdehnung beurteilt werden. Voraussetzung ist jedoch, daß sich die entsprechenden Dichtebereiche nicht überschneiden.

Bei verrauschten Bildern ist es meist notwendig, vor der Konturverfolgung die Bilddaten zu glätten, damit die Kontur nicht zu sehr von
den Zufallsschwankungen der Grauwerte beeinflußt wird. Bei der Kombination mit Gradientenverfahren wird der Algorithmus zur Konturverfolgung auf das Ergebnis des Gradientenverfahrens angewendet. Die Kontur
führt in diesem Fall entlang einer bereits extrahierten Kante und
verdichtet sie auf pixel-Breite (vgl. z.B. LANGE & WAHL 1978).

Eine Kombination mit einem anderen Verfahren stellt die automatische
Unterteilung des gesamten Grauwertbereichs in Klassen definierter
Breite (- entspricht der Kategorisierung) und die Trennung der dadurch
entstehenden Flächen gleicher Dichte durch Konturlinien ("Äquidensiten"). Das unter 4.1.1.3 beschriebene Verfahren zum "Löschen" iso-
lierter Bildelemente, die durch das Rauschen zustande kommen, kann zur
Unterstützung dieser Prozedur eingesetzt werden.

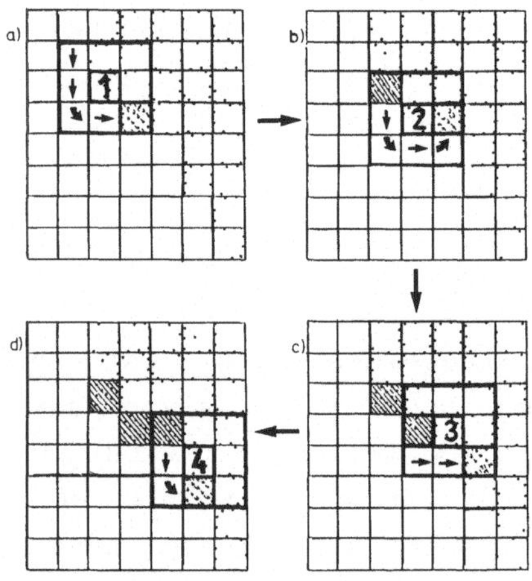

Abb. 4.8: Prozeß der Konturverfolgung (siehe Text) (HENRICH, MAI &
          BACKMUND 1979, Fig. 1)

Die in PICPRO implementierte Prozedur zur Konturverfolgung kann am
besten anhand der Abbildung 4.8 beschrieben werden. Der Anwender spezifiziert zunächst den kritischen Wert, der das abzugrenzende Objekt
von der Umgebung trennt. Danach wird mit Hilfe eines graphischen Ein-

gabegeräts (z.B. eines Lichtgriffels) ein beliebiges pixel innerhalb des Objekts lokalisiert. Der Algorithmus sucht dann nach rechts in vertikaler Richtung nach dem ersten pixel, dessen Wert den kritischen unter- bzw. überschreitet(1) und markiert dieses pixel als erstes Konturelement. Dann werden die acht Nachbarelemente dieses pixels im Gegenuhrzeigersinn abgesucht und das erste pixel als nächstes Konturelement gekennzeichnet, dessen Wert den kritischen übertrifft (Abbildung 4.8a). Dieser Prozeß wird fortgesetzt (Abbildung 4.8b-d), bis das erste Konturelement wieder erreicht und die Kontur geschlossen ist. Die Länge der gefundenen Kontur, die dem Umfang des segmentierten Objekts entspricht, wird ausgegeben, die Kontur selbst auf dem Bildschirm dargestellt oder zur Weiterverwendung gespeichert.

Eine Anwendung des Algorithmus in der Vorverarbeitung eines CT-Bildes zur statistischen Analyse - das "Löschen" des Schädelknochens - wird in Kapitel 6.2.1 beschrieben.

Aufwendigere Algorithmen zur Konturverfolgung, die globale Information bei der Suche einbeziehen und Fehler bei der Verfolgung erkennen und korrigieren, haben z.B. CHIEN & FU (1974), LIU (1977) und STIEHL (1980) beschrieben. Die Verfahren von LIU (1977) und STIEHL (1981) ermöglichen darüberhinaus die Verfolgung von Konturen in drei Dimensionen, wie sie sich aus der Stapelung von mehreren CT-Schichten ergeben. Die Konturen eines Organs oder einer Läsion aus mehreren CT-Schichten lassen sich zu einer dreidimensionalen Darstellung der segmentierten Struktur verwenden (vgl. Kapitel 4.3.3).

4.1.4 Reduktion des Rauschens

Die Erkennbarkeit von Läsionen im CT-Bild und ihre Abgrenzung gegenüber der Umgebung ist neben den bereits erwähnten Faktoren von der Zufallsvariation der Grauwerte beeinflußt. Je stärker dieses Rauschen

----

(1) Ob der kritische Wert über- oder unterschritten werden muß, hängt davon ab, ob das Objekt niedrigere oder höhere Werte als die Umgebung aufweist.

ist, desto größer muß die Grauwertdifferenz zwischen pathologischer Abweichung und "Hintergrund" oder auch zwischen zwei "normalen" Hirnregionen sein, damit sie unterschieden werden können. Besonders nachteilig wirkt sich die statistische Fluktuation der Werte aus, wenn z.B. durch die Subtraktion von Bildern (vgl. Kapitel 4.2.1) die eigentliche Bildinformation ("Signal") im Verhältnis zum Rauschen reduziert und dadurch das SNR verschlechtert wird (vgl. SCHLEGEL et al. 1977).

Der Hauptzweck des Filterns zur Reduktion des Rauschens in medizinischen Bildern ist es, das Entdecken von Abnormitäten zu erleichtern (HERATH & SHARP 1976). Da das Glätten der Bilddaten und damit die Verbesserung der Kontrastauflösung meist nur auf Kosten der räumlichen Auflösung erreicht werden kann, ist eine Filterung nur zur visuellen Abgrenzung von (relativ) großen, (relativ) homogenen Regionen geeignet. Ist das Ausmaß des Glättens steuerbar, hängt das optimale Vorgehen von der Relation zwischen dem Kontrast des Objektes zur Umgebung und dem Rauschen ab; je geringer der Kontrast und je stärker das Rauschen, desto stärker muß geglättet werden (JOSEPH et al. 1980).

HOUNSFIELD (1978) schlägt zur Beurteilung eines CT(-Ganzkörper)-Scans vor, zwei Darstellungen des gleichen Bilds zu erzeugen. Das Originalbild weist eine hohe räumliche Auflösung aber viel Rauschen auf. Es kann zur Beurteilung kleiner Details und scharfer Grenzen zwischen Organen und Strukturen dienen. Das zweite Bild ist eine geglättete Version des Originals und ermöglicht die visuelle Abgrenzung und Messung kleiner Dichtevariationen.

WAGNER, BROWN & PASTEL (1979) analysieren das Verfahren der CT von der Erzeugung des CT-Bildes bis zur Darbietung für den Beobachter in Begriffen der Informationstheorie. Sie kommen gleichfalls in Bezug auf die Darstellung der CT-Bilder für den Diagnostiker zu dem Schluß, daß für verschiedene Beobachtungsaufgaben unterschiedliche Formen der Darbietung optimal sein können: "... ; since the optimal display is a function of the task, alternative displays should be available on any given machine. One algorithm cannot simultaneously optimize performance for a variety of tasks" (S. 92).

Eine Reduktion des Rauschens kann in bestimmten Fällen zu einer Verbesserung der Beobachter-Leistung beitragen. Das ist in anderen Anwendungsbereichen bekannt (z.B. HARMON 1973; HARMON & JULESZ 1973), bei biomedizinischen Bildern jedoch umstritten (vgl. z.B. KUHL, SANDERS & EDWARDS 1972; METZ & GOODENOUGH 1973; HERATH & SHARP 1976). Bei CT-Bildern sprechen die meisten Untersuchungen dafür, daß die Entdeckung bestimmter Läsionen durch das Glätten der Bilddaten erleichtert wird (vgl. HANSON 1977; CHEW et al. 1978; HANSON & BOYD 1978; JOSEPH 1978; HANSON 1979a; JOSEPH et al. 1980; MEANEY et al. 1980; PULLAN et al. 1980). Der Grund für diese Verbesserung der Beobachter-Leistung ist unklar. HANSON (1979a) bemerkt hierzu: "Several psychophysical studies have indicated that under certain circumstances observer detectability of large objects is improved by smoothing CT images. The reason for this improvement is uncertain. Signal detection theory implies that the SNR of an object is not affected by smoothing (or filtering) provided the receiver is optimized for the noise properties both before and after smoothing. ... It appears that some deficiency in the human observer detection system is overcome by smoothing the CT images. It is possible that the eye cannot 'integrate' the noise properly, perhaps because the noise fluctuations are too large or that the human receiver cannot readily optimize itself to the CT noise characteristics" (S. 449). In einer Untersuchung des Effekts des Glättens von CT-Bilddaten mit verschiedenen Typen von Rauschen stellten CHEW et al. (1978) fest, daß eine Verbesserung der Beobachter-Leistung nicht bei Zufallsrauschen, wohl aber bei CT-Rauschen auftritt. Dies spricht dafür, daß die Eigenschaften des CT-Rauschens den Effekt des Glättens begünstigen.

Die Ursachen für das Rauschen liegen vor allem in der begrenzten Zahl der gemessenen Röntgen-Photonen (vgl. Kapitel 2.5.2) und sind systemimmanent - zumindest für den "normalen" Benutzer eines CT-Systems, der in der Regel keine Möglichkeit hat, in den Prozeß der Erzeugung und Verarbeitung der Rohdaten zur Bildrekonstruktion einzugreifen. Verfahren zur Reduktion des Rauschens, die vor dem Rekonstruktionsprozeß eingesetzt werden ("preprocessing"; vgl. z.B. TANAKA & IINUMA 1976; DUERINCKX, ZATZ & MACOVSKI 1978; JOSEPH et al. 1980), bleiben aus diesem Grund hier außer Betracht. Aus praktischen Gründen enthält PICPRO auch keine der (zeit-)aufwendigen Verfahren, die den speziellen Eigenschaften des CT-Rauschens Rechnung tragen (vgl. z.B. ALVAREZ & STONESTROM 1979). Im folgenden werden einige elementare Methoden beschrieben, die generelle Merkmale des statistischen Rauschens berücksichtigen.

4.1.4.1 Gleitende Mittelung

Die einfachste Methode zur Reduktion des Rauschens im CT-Bild ist das
Ersetzen eines Bildwertes durch den Mittelwert über benachbarte Bildelemente ("averaging", "gleitende Mittelung"). Dazu wird vereinfachend
angenommen, daß die Werte eines CT-Bildes sich aus der Summe der
"wahren" Werte (t) und des Rauschens (n) ergeben:

$$(4.29) \qquad f(x,y) = t(x,y) + n(x,y)$$

Weiterhin wird angenommen, daß das Rauschen endliche Varianz aufweist,
und daß der Mittelwert und die Varianz des Rauschens unabhängig von
der Position im Bild ist. Diese Annahmen lassen erwarten, daß eine
lokale Mittelung der pixel-Werte einen glättenden Effekt hat (NEWMAN &
DIRILTEN 1973).

Die Größe des Bereichs, über den gemittelt wird, hängt von dem gewünschten Effekt ab. Bei CT-Bilder kann mit einer Mittelwertsbildung
über einen quadratischen Bildausschnitt von 3x3 Elementen ein relativ
guter Effekt erzielt werden. Mathematisch handelt es sich dabei um die
Faltung einer Filtermatrix (z.B. 4.12) mit der Bildmatrix. Außer durch
die Größe des Bereichs (oder "Filters") kann das Ausmaß des "Glättens"
("smoothing") durch eine Gewichtung der Bildelemente vor der Mittelung
gesteuert werden. Ein gebräuchliches Verfahren ist es, die Bildelemente proportional ihrer Entfernung vom Zentrum des Filters zu gewichten (z.B. BERGSTROEM & SUNDMAN 1976a; PULLAN et al. 1980).

Der Nachteil der Mittelwertbildung ist, daß das Bild je nach der Größe
des Filters und der Wahl der Gewichte mehr oder weniger "verwischt"
oder "unscharf" wird. Das bedeutet, daß die Erhöhung der Kontrastauflösung auf Kosten der räumlichen Auflösung geht (vgl. Kapitel 2.5.3).
Das hat unter Umständen zur Folge, daß Details wie feine Linien,
scharfe Kanten oder kleine Objekte verloren gehen.

PICPRO enthält eine Prozedur zum 3x3-Felder-smoothing bei der nur das
Gewicht des zentralen Elements der Filtermatrix spezifiziert werden
muß:

$$(4.30) \qquad h = \frac{1}{G+8} \begin{vmatrix} 1 & 1 & 1 \\ 1 & G & 1 \\ 1 & 1 & 1 \end{vmatrix}$$

Je größer G gesetzt wird, desto geringer ist der Effekt des Filterns. Bei der Wahl von G gilt es einen Kompromiß zu finden zwischen der gewünschten Reduktion des Rauschens und dem unerwünschten Effekt der Detail- und Kantenverwischung (siehe Abbildung A.3). Bei CT-Bildern kann mit einem Wert von G=14 die Qualität eines CT-Bildes, das mit dem "normal accuracy" Scan-Programm erzeugt wurde, der eines "high accuracy" Bildes angenähert werden, das die vierfache Röntgendosis erfordert (Abbildung A.4).

Bei einer zweiten Prozedur werden die neun Gewichte der Filtermatrix frei gewählt, so daß jede beliebige Gewichtsverteilung verwendet werden kann. Eine gebräuchliche Gewichtsmatrix, die auf diese Weise realisiert werden kann, ist folgende (z.B. MOULD & WYLD 1973; SCHLEGEL et al. 1977; LEGRAS et al. 1978; PRATT 1978)

$$(4.31) \qquad h = \frac{1}{16} \begin{vmatrix} 1 & 2 & 1 \\ 2 & 4 & 2 \\ 1 & 2 & 1 \end{vmatrix}$$

Bei der Methode der Mittelung handelt es sich um eine Tiefpaß-Filterung (im Ortsbereich), durch die hohe Frequenzanteile im Bild reduziert werden. Bei der Anwendung dieses Verfahrens geht man davon aus, daß der Großteil des Rauschens in höheren Frequenzbereichen konzentriert ist, was auf CT-Bilder zutrifft (HOUNSFIELD 1978). Ist n die Anzahl der Bildpunkte, über die gemittelt wird, reduziert sich das ("weiße) Rauschen, definiert als Standardabweichung einer Zufallsvariablen mit einem Mittelwert von 0, um den Faktor $\sqrt{n}$. RIEDERER, PELC & CHESLER (1978) konnten zeigen, daß das statistische Rauschen in CT-Bildern von Punkt zu Punkt korreliert (also nicht "weiß") ist. Wegen dieser Korrelation ist das Ausmaß der Reduktion durch die Mittelung außer von der Zahl der Bildpunkte auch von der Form des Filters abhängig. Für eine kreisförmige Form nimmt die Standardabweichung der gemittelten Werte mit zunehmendem n proportional $n^{-(3/4)}$ ab, also

schneller, als es bei "weißem" Rauschen der Fall wäre (CHESLER, RIE-
DERER & PELC 1977; HANSON 1977).

4.1.4.2 Medianfilterung

Die Medianfilterung ist ein nicht-lineares Verfahren zur Reduktion des
Rauschens (vgl. z.B. FRIEDEN 1976; ABELE & WAHL 1977). Im Unterschied
zu der zuvor beschriebenen Methode wird das zentrale pixel in dem
Filterfenster nicht durch den (gewichteten) Mittelwert, sondern durch
den Median der pixel-Werte innerhalb des Fensters ersetzt. Bei einem
3x3-Filter ist der Median das fünfte Element der nach Größe sortierten
Reihe der pixel-Werte.

```
10 10 10 20 20 20          10 10 13 17 20 20
10 10 10 20 20 20          10 10 13 17 20 20
10 10 10 20 20 20          10 10 13 17 20 20
10 10 10 20 20 20          10 10 13 17 20 20
10 10 10 20 20 20          10 10 13 17 20 20
         a)                         b)
```

Abb. 4.9: Der vertikale Übergang zwischen zwei homogenen Regionen (a)
          bleibt nach der Medianfilterung unverändert, die Mittel-
          wert-Filterung erzeugt ein "Verschmieren" der Kante (b).

Der Vorteil des Medianfilters liegt darin, daß "Kanten", also Über-
gänge zwischen zwei homogenen Regionen, nicht wie durch die Mittelwertsbildung verschmiert werden. Das kann leicht anhand eines Beispiels demonstriert werden. Abbildung 4.9a zeigt einen (simulierten)
Bildausschnitt mit zwei homogenen Regionen. Liegt das Zentrum des
Fensters des Medianfilters auf der linken Seite der vertikal verlau-
fenden Kante (= Spalte 3 des Ausschnitts), ergibt sich folgende sor-
tierte Reihe von Werten:

$$10 \quad 10 \quad 10 \quad 10 \quad \mathbf{10} \quad 10 \quad 20 \quad 20 \quad 20;$$

die entsprechende Reihe auf der rechten Seite (= Spalte 4):

10 10 10 20 **20** 20 20 20 20.

Der Median der Reihe, der den zentralen Wert des Fensters ersetzt, ist jeweils gekennzeichnet und stimmt mit dem Originalwert des Bildausschnitts überein. Das bedeutet, daß die Bilddaten korrekterweise unverändert bleiben, da sie kein Rauschen enthalten. Bei der Mittelwert-Filterung dagegen (Abbildung 4.9b) wird der Übergang zwischen den Regionen verschmiert, d.h., echte Bildinformation wird herausfiltert.

Der Medianfilter ist bei der Reduktion von Rauschen, das sich als deutliche Abweichung einzelner pixel-Werte bemerkbar macht ("discrete impulse noise"), effektiver als bei kontinuierlich verteiltem Rauschen. Daher werden auch Strukturen, deren Ausmaß in einer Richtung einen pixel nicht überschreiten, also linienförmige Objekte, von dem 3x3-Medianfilter völlig gelöscht. Ein weiterer Nachteil der Medianfilterung ist, daß ihr Effekt nicht durch eine Gewichtung variiert werden kann. Die Unterdrückung des Rauschens entspricht ungefähr der des Mittelwert-Filters mit gleichen Gewichten für alle Elemente. Ein praktischer Vergleich zwischen den beiden Filtertypen ermöglicht die Abbildung A.5.

4.1.4.3 Adaptive Filterung

Adaptive Filter prüfen die Nachbarpunkte des zu filternden Punktes und modifizieren die Filter-Operation in Abhängigkeit vom Ergebnis der Prüfung. Im Gegensatz zu nicht-adaptiven Filtern, die für jeden Bildpunkt die gleiche Operation ausführen, können adaptive Filter bei verschiedenen Bildpunkten unterschiedliche Verfahren anwenden (SELZER 1968).

Um den unerwünschten Effekt des Glättens zu reduzieren, können adaptive oder selektive Filter konstruiert werden, die Kanten (oder Linien) im Filterbereich erkennen und berücksichtigen. Dies kann dadurch geschehen, daß in Bereichen mit Kanten nicht oder nur in Richtung der Kante gemittelt wird. Eine Kombination der Hoch- und Tiefpaß-Filterung wird erreicht, wenn Kanten durch den Filter verstärkt, homogene Flächen jedoch geglättet werden.

Bei dieser Art des Filterns ist bei jedem Bildpunkt eine Entscheidung erforderlich, ob die Abweichung eines Grauwerts von einem Kriterium durch Rauschen bedingt ist oder nicht. Ist der Wert durch Rauschen bedingt, wird er mit Hilfe einer smoothing-Prozedur ersetzt. Im anderen Fall bleibt er erhalten oder wird noch mit Hilfe eines anderen Verfahrens (z.B. zur Kantenbetonung) modifiziert.

Als einfaches Beispiel für die adaptive Filterung sei hier eine Prozedur von BELL & DOUGHERTY (1978) vorgestellt. Die Autoren schlagen vor, den Wert des zentralen Elements eines 3x3-Fensters nur dann durch den Mittelwert der neun pixel-Werte zu ersetzen, wenn die Differenz zwischen dem in Frage stehenden Wert und dem Mittelwert einen bestimmten Betrag (z.B. die zweifache Standardabweichung) übertrifft ("data bounding"):

$$(4.32) \qquad g(x,y) = M , \qquad \text{wenn } |f(x,y)-M| > k*SD$$
$$= f(x,y) \quad \text{sonst.}$$

wobei M = Mittelwert der pixel-Werte im Filterfenster
       SD = Standardabweichung der pixel-Werte
       k = Konstante ist.

In einem anderen Verfahren benutzen NAHI & HABIBI (1975) sogenannte "likelihood functions" zur Entscheidung, ob ein pixel zu dem Objekt oder dem "Hintergrund" des Bildes gehört, und verwenden dann entsprechende Filter. NEWMAN & DIRILTEN (1973) setzen ein Gradientenverfahren zur Lokalisation von Kanten ein und glätten das Bild mit Hilfe einer streifenförmigen Filtermatrix nur entlang der Kanten. ANDERSON & NETRAVALI (1976) schlagen zwei adaptive Filterprozeduren vor, die aufgrund von psychophysiologischen Kriterien ("subjective visibility function") einen Kompromiß zwischen der Reduktion des Rauschens und der verursachten Unschärfe suchen. Weitere Verfahren wurden z.B. von GRAHAM (1962), DAVIS & ROSENFELD (1978), PANDA (1978) und NAGAO & MATSUYAMA (1979) veröffentlicht.

Alle erwähnten Verfahren wurden bisher nicht auf CT-Bilder angewendet, sodaß ihr Nutzen in diesem Anwendungsbereich nicht beurteilt werden kann. FREI (1978) experimentierte mit einem schnellen adaptiven Algorithmus, den er "adaptive directional filtering (ADF)" nennt. Er erzielte bei CT-Bildern den Effekt, daß im Vergleich zum Glätten durch Mittelwertsbildung die Kantenschärfe besser erhalten bleibt. ADF ist eine einfache Version eines sehr aufwendigen Verfahrens, das von LEV, ZUCKER & ROSENFELD (1977) vorgeschlagen wurde und das in PICPRO probeweise implementiert wurde.

Das Verfahren geht davon aus, daß das (verrauschte) Bild aus Regionen zusammengesetzt ist, von denen jede in etwa konstante Grauwerte aufweist und von einem Grauwertgefälle begrenzt ist oder selbst ein relativ konstantes Grauwertgefälle aufweist. Ist nun für ein pixel (x,y) des Bildes bekannt, daß seine unmittelbaren Nachbarn zu einer dieser Regionen gehören, kann der Mittelwert dieser pixel-Werte als Schätzung des korrekten Grauwerts für (x,y) benutzt werden.

Es gibt mehrere Möglichkeiten abzuschätzen, ob die Nachbarelemente von (x,y) oder welche dieser pixel sich in einer der Regionen befinden. Ein genereller Ansatz ist der Versuch, die Bildstruktur als Grundlage für die lokale Bildverarbeitung zu benutzen. Zu diesem Zweck kann ein Algorithmus zur Entdeckung von Kanten in der Umgebung von (x,y) eingesetzt werden. Falls eine Kante entdeckt wird, werden nur die Nachbarelemente in die Mittelwert-Berechnung einbezogen, die auf der gleichen Seite der Kante liegen wie (x,y) selbst.

Da die Kanten in einem verrauschten Bild jedoch nicht mit Sicherheit lokalisiert werden können, besteht ein noch generellerer Ansatz darin, das Ausmaß zu bestimmen, in dem der Wert jedes Nachbarpunktes zu der Schätzung der Graustufe von (x,y) beitragen soll ("neighbor-weighting approach"). Die Effektivität dieser Methode ist von der Größe der berücksichtigten Nachbarschaft abhängig. Ist die Zahl der Nachbarpunkte klein, so beruht die Schätzung des Grauwerts $f(x,y)$ auf nur wenigen Werten, ist die Nachbarschaft groß, wird das Entdecken von Kanten komplizierter. Der von LEV, ZUCKER & ROSENFELD (1977) vorgeschlagene Kompromiß besteht darin, daß ein kleines Filterfenster verwendet wird, der Filterprozeß aber mehrfach wiederholt wird.

Die Methode 2 zur Bestimmung der Filtermatrix, die von LEV, ZUCKER & ROSENFELD (1977) "contrast-sensitive weights" genannt wird, hat gegenüber der von den Autoren beschriebenen ersten Methode den Vorteil, daß sie Kanten effektiver erhält. Die Konstruktion der Filtermatrix beruht auf der Bewertung des Unterschieds (oder der Ähnlichkeit) zwi-

schen einem pixel und seiner unmittelbaren Nachbarschaft in einem
3x3-Fenster. Das Ähnlichkeitsmaß ist direkt bezogen auf das mögliche
Auftreten von Kanten und Linien in diesem Fenster. Die Gewichte der
Filtermatrix berechnen sich aus dem Produkt von vier Matrizen, die den
vier prinzipiell möglichen Richtungen von Kanten, nämlich 0, 45, 90
und 135 Grad, entsprechen.

Enthält ein gegebener Bildausschnitt die folgenden Grauwerte

$$\begin{matrix} a & b & c \\ d & e & f \\ g & h & i \end{matrix}$$

ist die erste der vier Matrizen (für 0 Grad) definiert als

$$(4.33) \qquad D(0) = \begin{vmatrix} p & p & p \\ 1 & 1 & 1 \\ q & q & q \end{vmatrix}$$

$$\begin{aligned} \text{wobei} \quad p &= \exp\left(-|(a+b+d)-(c+e+g)| \: / \: k\right) \\ q &= \exp\left(-|(g+h+i)-(d+e+f)| \: / \: k\right) \\ k &= \text{Konstante ist.} \end{aligned}$$

Die übrigen drei Matrizen sind entsprechend

$$(4.34) \qquad D(1) = \begin{vmatrix} r & r & 1 \\ r & 1 & s \\ 1 & s & s \end{vmatrix}$$

$$(4.35) \qquad D(2) = \begin{vmatrix} t & 1 & u \\ t & 1 & u \\ t & 1 & u \end{vmatrix}$$

$$(4.36) \qquad D(3) = \begin{vmatrix} 1 & v & v \\ w & 1 & v \\ w & w & 1 \end{vmatrix}$$

$$\begin{aligned}
\text{wobei} \quad r &= \exp\,(-|(a+b+d)-(c+e+g)| \,/\, k) \\
s &= \exp\,(-|(f+h+i)-(c+e+g)| \,/\, k) \\
t &= \exp\,(-|(a+d+g)-(b+e+h)| \,/\, k) \\
u &= \exp\,(-|(c+f+i)-(b+e+h)| \,/\, k) \\
v &= \exp\,(-|(b+c+f)-(a+e+i)| \,/\, k) \\
w &= \exp\,(-|(d+g+h)-(a+e+i)| \,/\, k) \qquad \text{ist.}
\end{aligned}$$

Die Filtermatrix für den zentralen Punkt des Bildausschnitts $f(x,y)=e$ berechnet sich aus der elementweisen Multiplikation dieser vier Matrizen

$$(4.37) \qquad D = \begin{vmatrix} prt & prv & puv \\ rtw & 1 & suv \\ qtw & qsw & qsu \end{vmatrix}$$

und anschließenden Standardisierung auf die Gewichtsumme 1.

Verläuft eine Kante zwischen zwei (homogenen) Regionen durch das Filterfenster, werden die Gewichte für diejenigen pixel groß, die zu der gleichen Region wie das zentrale pixel gehören, die Gewichte für die übrigen pixel klein. Die Differenz zwischen den Gewichten für die pixel der beiden Regionen hängt von dem Unterschied in den Grauwerten der Regionen ab. Je größer die Grauwertdifferenz, desto sicherer ist es, daß es sich tatsächlich um zwei verschiedene Regionen handelt, und desto eher ist es gerechtfertigt, bei der Korrektur des zentralen pixels die pixel-Werte der zugehörigen Region zu verwenden.

Abbildung A.6 zeigt vergleichend den Effekt der gleitenden Mittelung und der beschriebenen adaptiven Filterung mit verschiedenen Werten des Parameters k. LEV, ZUCKER & ROSENFELD (1977) geben keinen Anhaltspunkt für die Wahl von k. Der in ihrer Publikation verwendete Wert von 5 bezieht sich auf Bilder mit acht Graustufen. Es ist anzunehmen, daß k in Abhängigkeit von der Zahl der Graustufen, der Grauwertdifferenz zwischen "Objekt" und "Hintergrund" und dem Ausmaß des Rauschens experimentell zu ermitteln ist. Die bisherigen Versuche mit dem Verfahren zeigen keine deutliche Überlegenheit gegenüber der einfachen Filterung. Es ist zudem so rechenzeit-intensiv, daß sein praktischer Wert bei CT-Bildern wohl gering ist.

Zusammenfassend kann zu dem Problem des Glättens der Bilddaten folgendes bemerkt werden (JOSEPH et al. 1980):

a) Glätten ist hilfreich für die Visualisierung relativ großer Strukturen mit geringem Kontrastunterschied zur Umgebung, deren Wahrnehmung durch das Rauschen beeinträchtigt ist.

b) Es gibt keinen Algorithmus, der mit maximaler Effektivität auf alle CT-Bilder angewendet werden kann; ungeglättete Bilder werden für Objekte mit großem Kontrast benötigt, während für Objekte mit abnehmendem Kontrast die Bilder zunehmend geglättet werden können. Sowohl geglättete wie unveränderte Bilder sind von klinischem Wert.

c) Die Fähigkeit des Auges, effektiv und optimal über ein Objekt in einem verrauschten Bild zu integrieren, ist begrenzt. Bestimmte CT-Bilder mit geringem Kontrast liegen jenseits dieser Grenze.

d) Die Reduktion des Rauschens durch Glätten ist bei CT-Bildern größer als bei konventionellen radionukleiden Bildern.

Für die Verfahren zur Reduktion des Rauschens gilt wie für alle anderen Verfahren der Bildmanipulation, daß die modifizierten Bilder die Originale nicht ersetzen, sondern ergänzen sollen. Glätten kann eine nützliche Methode sein, die im Bild enthaltene Information auf eine andere Weise darzustellen. JOSEPH et al. (1980) ziehen aus ihren Experimenten folgenden Schluß: "We feel that these data strongly imply that the physician must be given a choice of smoothing so that he can maximize perception of all biological information obtainable with the CT scanner" (S. 515).

4.1.5 Korrektur von Artefakten

Während das Rauschen alle CT-Bilder mehr oder weniger stark beeinträchtigt (in Abhängigkeit von der Röntgenenergie des benutzten Scan-Programms), wird die Interpretierbarkeit in vielen Fällen zusätzlich durch Artefakte vermindert (vgl. Kapitel 2.5.4). Sie machen sich als

Streifen, sternförmige Strahlen, Ringe oder andere Überlagerungen der "echten" Bildinformation bemerkbar.

Die meisten der publizierten Verfahren zur Korrektur solcher Artefakte sind relativ kompliziert und erfordern einen Eingriff in den Rekonstruktions-Algorithmus (z.B. McDAVID et al. 1977b; JOSEPH & SPITAL 1978; KIJEWSKI & BJAERNGARD 1978; RIECKEHEER 1978; RUEGSEGGER et al. 1978). Die Anwendung solcher Verfahren in der online Bildverarbeitung ist schwierig, zu zeitaufwendig oder sogar unmöglich für den "normalen" CT-Benutzer, dem die Rohdaten zur Bildrekonstruktion nicht zugänglich sind.

PICPRO enthält ein Verfahren zur Korrektur eines bestimmten Artefakt-Typs, der sich als dunkler oder heller Streifen in horizontaler Richtung darstellt und häufig in Scans der hinteren Schädelgrube auftritt (vgl. Abbildung A.7a). Diese Streifen können die klinische Beurteilung eines CT-Bilds sehr erschweren und sind wahrscheinlich durch das Phänomen des "spectral hardening" verursacht (vgl. JOSEPH & SPITAL 1978).

Die Methode zur Korrektur der Streifenartefakte (HENRICH 1980) basiert auf der Hypothese, daß "unter" den Streifen "echte" Bildinformation erhalten ist, die durch die Addition (= helle Streifen) bzw. Subtraktion (= dunkle Streifen) einer Konstanten bei der Darstellung in den oberen oder unteren Grauwertbereich verschoben und damit verborgen ist. Ist diese Hypothese richtig, besteht die Korrektur des Artefakts einfach darin, daß eine Konstante bei hellen Streifen subtrahiert, bei dunklen Streifen addiert wird. Das Problem, das dabei jedoch zu lösen ist, besteht darin, die artefiziellen Streifen zu lokalisieren, den Wert der Konstanten zu bestimmen, den meist kontinuierlichen Übergang zwischen Artefakt und normalen Bildregionen richtig zu behandeln und die Korrektur auf das Schädelinnere zu begrenzen.

Im ersten Schritt zur Lösung des Problems werden die Bildteile isoliert, die das Gehirngewebe (mit Artefakten) darstellen. Dies kann einfach und schnell dadurch erreicht werden, daß nur ein bestimmter Wertebereich (z.B. -10 bis 100) berücksichtigt wird, der für die Dichte des Schädelinneren charakteristisch ist. Neben diesem Verfahren das nicht ausschließt, daß irgendwelche artefizielle pixel-Werte außerhalb des Schädels fälschlicherweise in die Berechnung der Konstanten und in die Korrektur miteinbezogen werden, gibt es eine zweite aufwendigere Möglichkeit, die in PICPRO eingesetzt wird und die in Kapitel 6.2.1 detailliert beschrieben wird. Diese Prozedur rekodiert alle pixel-Werte des Schädelknochens und außerhalb des Knochens zu einem "missing-data"-Code, der bei den Berechnungen und Manipulationen außer acht gelassen wird.

In einem zweiten Schritt wird nun für jede Zeile der Bildmatrix der Mittelwert berechnet:

$$(4.38) \qquad M(y) = \sum_x f(x,y) / n(y)$$

wobei   n(y) = Zahl der pixel-Werte der Zeile y ist, die ungleich dem missing-data-Code sind.

Der Gesamtmittelwert der isolierten Region errechnet sich als gewichtetes Mittel der Zeilenmittelwerte:

$$(4.39) \qquad M = \sum_y M(y) * n(y) / \sum_y n(y)$$

Der Korrekturprozeß besteht nun darin, daß die Werte jeder Zeile, deren Mittelwert größer ist als der Gesamtmittelwert - möglicherweise Teil eines hellen Streifens - um diese Differenz reduziert wird, und umgekehrt die Werte jeder Zeile mit einem geringeren Mittelwert als dem Gesamtmittelwert um die entsprechende Differenz erhöht wird:

$$(4.40) \qquad g(x,y) = f(x,y) - (M(y){-}M)$$

Nach dieser Transformation ist der Mittelwert jeder Zeile gleich dem Gesamtmittelwert, der unverändert bleibt.

Dieses Verfahren verändert nicht die Zeilenprofile, d.h. die Differenzen zwischen den pixel-Werten einer Zeile bleiben erhalten. Was erreicht wird, ist eine Verschiebung der Zeilenprofile in einen gemeinsamen Grauwertbereich für die Darstellung, wobei das Ausmaß der Verschiebung von der Größe der Differenz zwischen Zeilen- und Gesamtmittelwert abhängt. Da diese Differenz in Regionen ohne Artefakte im allgemeinen gering ist, bleiben die "normalen" Bildbereiche in der

Regel unverändert.

Verkalkungen oder Teile des Felsenbeins, die hohe Werte aufweisen und isoliert innerhalb des Gehirnbereichs vorkommen können, verursachen bei der beschriebenen Prozedur eine Verzerrung von Zeilenmittelwerten und dadurch unerwünschte Verschiebungen von Zeilenprofilen. Um dies zu vermeiden, werden solche Objekte während des ersten Schritts des Verfahrens automatisch erkannt und aus der Berechnung herausgehalten.

Die Abbildung A.7 zeigt einige Anwendungsbeispiele des Korrekturverfahrens: Die ersten beiden Bilder zeigen die typischen horizontalen Streifen bei Scans der hinteren Schädelgrube. Der Tumor ist nach der Korrektur deutlicher zu erkennen, und vor allem kann seine Ausdehnung und seine Abgrenzung gegenüber dem umgebenden Gewebe besser beurteilt werden. Das dritte Beispiel zeigt, daß auch größere Flächen mit artefiziell veränderten Dichtewerten mit Hilfe dieses Verfahrens korrigiert werden können.

Die Beispiele und die Erfahrungen mit der Prozedur sprechen für die Hypothese, die dem Verfahren zugrunde liegt: "unter" den Artefakten ist tatsächlich relevante Bildinformation erhalten, die durch eine einfache Standardisierung der Zeilenprofile wieder sichtbar gemacht werden kann. Auf die gleiche Weise werden die (selteneren) vertikalen Streifenartefakte reduziert, indem anstelle der Zeilen die Spalten der Bildmatrix standardisiert werden. Es ist denkbar, daß mit einer Modifikation des Algorithmus auch schrägwinklige oder radiale Streifenartefakte korrigiert werden können.

4.2 Kombination von Bildern

Die bislang besprochenen Verfahren der Bildmanipulation bezogen sich jeweils auf ein einzelnes CT-Bild. Sie hatten zum Ziel, durch eine Veränderung der Darstellung dem Beobachter den Zugang zur Bildinformation zu erleichtern. Ein CT-Bild enthält jedoch nur einen Teil der Bildinformation über einen Patienten, da bei einer CT-Untersuchung immer mehrere "Scheiben" des untersuchten Körperteils auf mehreren CT-Bildern erfaßt werden. Neben Bildern von verschiedenen Schichten des Objekts, können - je nach Fragestellung und Untersuchungsablauf -

mehrere Bilder der gleichen Objektebene vorkommen, z.B. durch Scans mit unterschiedlicher Röntgendosis ("normal" und "high accuracy") oder mit unterschiedlicher Röntgenenergie (Variation der kV), Aufnahmen vor und nach Kontrastmittel-Applikation oder einfach Wiederholungs-Scans zum (fast) gleichen oder zu verschiedenen Zeitpunkten.(1)

Die Kombination von Bildern mehrerer Schnittebenen hat den Zweck, die dreidimensionale Information auf verschiedene Weise zu visualisieren. Dies kann durch die Berechnung anderer Schnittebenen (coronale, sagittale oder schiefwinklige Schnitte) aus den üblicherweise axialen Originalschnitten geschehen, oder durch die dreidimensionale Darstellung von Objekten oder Strukturen, die auf mehreren Einzelbildern erfaßt sind.

Zunächst soll die Kombination von Bildern der gleichen Gehirnschicht besprochen werden. Es handelt sich dabei um die Subtraktion, Addition und Mittelung, die dem Vergleich oder der Darstellung bestimmter Aspekte des Bildes dienen.

4.2.1 Subtraktion

Bei der Darstellung der CT-Untersuchungsprozedur wurde erwähnt, daß es in manchen Fällen von Nutzen ist, die gleiche Gehirnschicht vor und nach der Injektion eines Kontrastmittels (KM) zu untersuchen. Bestimmte Gehirnregionen oder pathologische Veränderungen nehmen je nach ihrer Versorgung durch Blutgefäße mehr oder weniger KM auf. Das unterschiedliche Ausmaß der KM-Aufnahme kann visuell am besten beurteilt werden, wenn das Nativbild von dem Bild nach der KM-Applikation subtrahiert wird.

----

(1) Moderne schnelle CT-Scanner ermöglichen Scans mit Zeitabständen im Sekundenbereich und damit dynamische Studien der Kontrastmittel-Verteilung im Gehirn ("Angio-CT"; vgl. z.B. HACKER & BECKER 1977; DOBBEN et al. 1979; TRAUPE et al. 1979; AXEL 1980; TRAUPE et al. 1980; WING, ANDERSON & OSBORN 1980). Diese Verfahren sind mit dem EMI-Scanner CT 1010 technisch nicht möglich und bleiben daher hier außer Betracht.

Das Verfahren der Bildsubtraktion wird besonders bei der zerebralen Angiographie häufig angewendet, wofür spezielle optische Geräte zur Verfügung stehen. Die Subtraktion von CT-Bildern kann dagegen sehr einfach mit dem Computer durchgeführt werden, indem die Differenz zwischen den entsprechenden Bildelementen errechnet wird:

$$(4.41) \qquad g(x,y) = f_1(x,y) - f_2(x,y)$$

Das Ergebnis zeigt Regionen mit hohen und geringen Differenzwerten in verschiedenen Graustufen und kann als die Verteilung des regionalen Blutvolumens interpretiert werden (vgl. Kapitel 5.6.4). Bei einigen pathologischen Veränderungen geben Art und Ausmaß der KM-Aufnahme Aufschlüsse hinsichtlich der Differentialdiagnose (vgl. z.B. PENN et al. 1976; HUANG et al. 1977).

Zu beachten ist bei dem Verfahren der Bildsubtraktion allerdings, daß sich das Verhältnis der "echten" Bildinformation zum Rauschen durch die Differenzbildung bis zu 40 Prozent verschlechtert (BERGSTROEM & SUNDMAN 1976a; SCHLEGEL et al. 1977). Es empfiehlt sich daher, vor oder nach der Subtraktion ein Verfahren zur Reduktion des Rauschens einzusetzen.

Ein weiteres Problem, das für den Vergleich verschiedener Scans der gleichen Gehirnschicht gelöst werden muß, ist die Beibehaltung der Kopfposition des Patienten. Während einer CT-Untersuchung muß gewährleistet sein, daß die zu vergleichenden Scans exakt die gleiche Schicht erfassen. Das gleiche trifft für Wiederholungsuntersuchungen zu, bei der eine genaue Repositionierung des Kopfes in drei Dimensionen erforderlich ist. Hilfsmittel dafür wurden bei der Untersuchungsprozedur in Kapitel 2.4 besprochen.

4.2.2 Addition und Mittelung

Eine Anwendung der Bildaddition wird von OGAWA et al. (1978) beschrieben. Auf dem kombinierten Bild aus mehreren Gehirnschichten – die Addition erfolgte bei den zitierten Autoren photographisch – wird die Ausdehnung des gesamten Ventrikelsystems sichtbar. Mehr als einen ersten Eindruck z.B. über eine Ventrikelerweiterung kann diese Methode allerdings nicht vermitteln. Zur Beurteilung ist in jedem Fall die quantitative Bestimmung der Ventrikelfläche oder des Ventrikelvolumens vorzuziehen.

PICPRO enthält neben der Möglichkeit der Addition ein Verfahren zur Mittelung von zwei oder mehreren Bildern. Die Anwendungsmöglichkeiten sind beschränkt. Da die Mittelung von mehreren Bildern einer Schicht zu einer Reduktion des Rauschens führt, kann bei besonderen Fragestellungen, die eine erhöhte Auflösung der Dichtedifferenz erfordern, der Einsatz des Verfahrens sinnvoll sein. Die erzielte Verbesserung der Dichteauflösung läßt sich durch die Veringerung der Standardabweichung der pixel-Werte einer homogenen Region beschreiben

$$(4.42) \qquad SD' = \frac{SD}{\sqrt{N}}$$

wobei SD = Standardabweichung
N = Zahl der gemittelten Schichten ist.

Ein praktischer Gewinn an Genauigkeit ist allerdings erst durch eine extreme Steigerung der Röntgenbelastung des Patienten zu erreichen.

4.2.3 Berechnung anderer Schnittebenen

Mit einem Schädelscanner können in der Regel nur axiale Schnittbilder des Gehirns erzeugt werden, d.h. Schnitte, die (in etwa) senkrecht zu der Körperlängsachse des Patienten stehen. Neben dieser Schnittebene sind andere denkbar: solche, die parallel zur Körperlängsachse verlaufen, entweder von vorn nach hinten (sagittal) oder von einer Seite zur anderen (coronal), oder solche mit beliebigem Winkel zu diesen Achsen (vgl. Abbildung 4.10).

Über die Möglichkeit und Nützlichkeit von z.B. coronalen CT-Schnitten des Gehirns, die direkt - durch eine andere Positionierung des Kopfes - mit den Ganzkörper-Scannern zu erzeugen sind, wurde schon früh diskutiert (z.B. HAMMERSCHLAG, WOLPERT & CARTER 1976; WOLF, NAKAGAWA & STAULCUP 1976; BYRD et al. 1977; TAKAHASHI & TAMAKAWA 1977; CITRIN

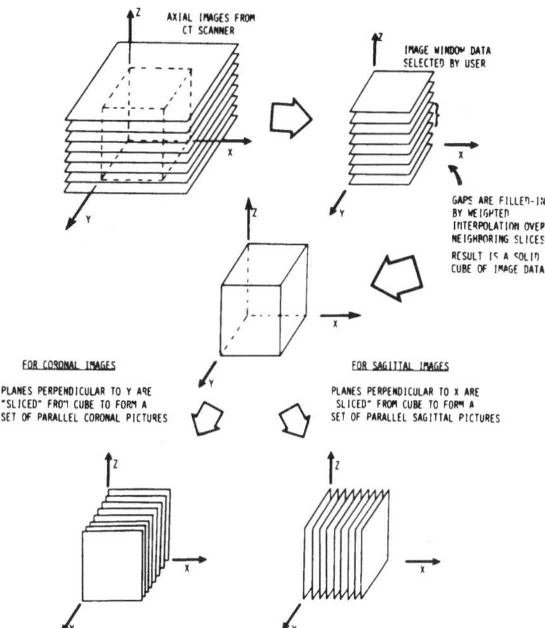

Abb. 4.10: Verwendung der axialen CT-Schichten zur Erzeugung coronaler und sagittaler Schnittbilder (RHODES, GLENN & AZZAWI 1980, Fig. 1)

1979; MONDELLO & SAVIN 1979; WING et al. 1979). Bei Schädelscannern ohne die direkte coronale Abbildungsmöglichkeit und zur Erzeugung von sagittalen Schnitten bleibt nur die nachträgliche rechnerische Rekonstruktion anderer Schnittbilder aus den Daten mehrerer axialer Schichten.

Ein erheblicher Vorteil der rechnerischen Rekonstruktion anderer Schnittebenen gegenüber der direkten Erzeugung liegt darin, daß im Anschluß an die erste Auswertung der axialen Bilder - ohne zusätzliche Belastung des Patienten - jedes erwünschte Schnittbild einer interessierenden Region erstellt werden kann. Die Rekonstruktion anderer Schnittebenen ist auch besonders relevant im Bereich des Körpers, da hier die direkte Erfassung anderer als axialer Schnitte ausgeschlossen ist.

Die Rekonstruktion coronaler und sagittaler Schnitte ist im Prinzip einfach durch das Aussortieren und die Darstellung der entsprechenden pixel-Zeilen oder -Spalten aus der dreidimensionale Matrix möglich, die sich aus mehreren zweidimensionalen (axialen) Bildmatrizen ergibt

(vgl. Abbildung 4.10). Es ist dabei jedoch das Problem der Schichtdicke zu berücksichtigen.

Bei den meisten Scannern ist die Auflösung in der dritten Dimension -
jedes pixel repräsentiert ja ein Volumenelement (voxel) - geringer als
in der Schnittebene. Diese dritte Dimension ist durch die Dicke der
Schicht gegeben, die als CT-Bild dargestellt wird. Im Falle des EMI-
Schädelscanners CT1010 beträgt sie im allgemeinen 10mm und kann auf
5mm reduziert werden. Ein rekonstruiertes Bild, das senkrecht zu den
axialen Schnitten steht, setzt sich also aus pixeln der Größe 10x1,5mm
(bzw. 5x1,5mm) zusammen, was gegenüber dem Originalbild mit 1,5x1,5mm
pixel-Größe eine deutliche Verringerung der räumlichen Auflösung bedeutet.

In der Literatur werden einige Methoden vorgeschlagen, die diese Auflösung verbessern sollen. Eine Gruppe von Verfahren (GLENN et al.
1975a,b; LARSEN et al. 1977; PEVSNER et al. 1979; CORREIA et al. 1980;
DELAVELLE & MEGRET 1980) setzt voraus, daß durch das Scannen überlap-
pender Hirnschichten (mit "normaler" Schichtdicke) zusätzliche Information erzeugt wird. Aus den überlappenden Schnittbildern können mit
verschiedenen Algorithmen "dünne" Schnittbilder errechnet werden, aus
denen dann coronale und sagittale Schnitte mit erhöhter Auflösung in
der z-Achse erzeugt werden können. Nachteil dieses Vorgehens ist, daß
der Patient je nach der Zahl der überlappenden Schichten einer erhöhten Röntgendosis ausgesetzt ist, und daß zusätzliche Zeit für das
Scannen und das Errechnen der "dünnen" Schichten erforderlich ist.

Der zusätzliche Rechenaufwand ist bei Scannern nicht notwendig, die
von Hause aus dünne Schichten erfassen können (vgl. LEONARDI et al.
1977, 1978; ROSENBAUM 1977; MARAVILLA 1978). Hier genügt es, (unter
erhöhter Röntgenbelastung) viele aneinander anschließende Schichten zu
scannen und die gewünschen Zeilen bzw. Spalten der Bildmatrizen zu-
sammenzusortieren und mit der entsprechenden pixel-Größe (z.B. 1x3mm -
für 1mm pixel-Breite der axialen Schicht und 3mm Schichtdicke) auf dem
Bildschirm darzustellen.

Während dieses Verfahren Scanner-abhängig ist, ist das zuerst und das
im folgenden beschriebene bei allen Scannern und bei allen CT-Bildern
anwendbar. In PICPRO sind Prozeduren enthalten, die eine visuelle
verbesserte Darstellung der vertikalen Schnittbilder unter Beibehal-

tung der normalen Schichtdicke und -abfolge durch die Interpolation von axialen Zwischenschichten versuchen. Während die publizierten Verfahren (z.B. PETERS 1975; FEDERLE et al. 1979) mit einer einfachen linearen Interpolation arbeiten, enthält PICPRO die Möglichkeit komplexerer Interpolationsalgorithmen. Das Verfahren soll für die Erzeugung einer coronalen Schnittebene kurz beschrieben werden.

Der Benutzer spezifiziert zunächst in einem axialen Schnittbild eine Position, durch die die coronale Schnittebene verlaufen soll. Die entsprechenden Zeilen aus den vorhandenen axialen Bildmatrizen werden dann aussortiert und übereinandergestapelt. Da die pixel-Größe des Bildschirms 1,5x1,5mm entspricht, die Schichtdicke (im Normalfall) jedoch 10mm beträgt, muß ein pixel-Wert einer aussortierten Zeile auf $10/1,5 \approx 7$ pixel dargestellt werden, um das Seitenverhältnis (in etwa) korrekt abzubilden. Eine coronale Abbildung ohne Interpolation ist in Abbildung A.8a zu sehen. Die Schichtdicke von 10mm macht sich deutlich als pixel-Blöcke bemerkbar.

```
a
--------------------------------------------------
--------------------------------------------------
```

	a)	b)	c)
Z_1	(6a+1b)/7	(36a+ 1b)/37	1a+0b
Z_2	(5a+2b)/7	(25a+ 4b)/29	1a+0b
Z_3	(4a+3b)/7	(16a+ 9b)/25	1a+0b
Z_4	(3a+4b)/7	(9a+16b)/25	0a+1b
Z_5	(2a+5b)/7	(4a+25b)/29	0a+1b
Z_6	(1a+6b)/7	(1a+36b)/37	0a+1b

```
b
--------------------------------------------------
--------------------------------------------------
```

Tab. 4.1: Interpolation von Zwischenschichten zur Erzeugung vertikaler Schnittebenen (a,b = echte Bilddaten der axialen Schichten; $Z_1 - Z_6$ = erzeugte Zwischenschichten)
a) Gewichtung nach Entfernung, b) Gewichtung nach dem Quadrat der Entfernung, c) Blockdarstellung (ohne Interpolation)

Zur Interpolation von Zwischenschichten werden ein oder mehrere pixel-Werte der begrenzenden Original-Daten herangezogen. Die Gewichte für die Werte richten sich jeweils nach dem Abstand zwischen einem pixel der Zwischenschicht und den pixeln der Original-Schichten. Die Einbeziehung jeweils eines Wertes der begrenzenden Schichten zeigt die Gewichtung in Tabelle 4.1a und b, wobei die Gewichte einmal nach der Entfernung und einmal nach dem Quadrat der Entfernung gewählt wurden. Die dritte Gewichtsreihe dieser Abbildung (c) erzeugt die erwähnte Blockdarstellung ohne Interpolation.

Die Gewichtsvektoren können auch wie folgt geschrieben werden:

Abstand von a = i	g_i	g_i	g_i
1	6	36	1
2	5	25	1
3	4	16	1
4	3	9	0
5	2	4	0
6	1	1	0
	a)	b)	c)

Tab. 4.2: Gewichtsvektoren für die Interpolation
a)-c) siehe Tab. 4.1

Die Interpolation der i-ten Zwischenschicht erfolgt dann nach der Formel

$$(4.43) \qquad z_i = \frac{g_i * a + g_{7-i} * b}{g_i + g_{7-i}}$$

wobei a,b = pixel-Werte der begrenzenden Schichten sind.

Das Verfahren kann erweitert werden, indem nicht nur die pixel-Werte zur Interpolation herangezogen werden, die senkrecht über bzw. unter dem pixel der Zwischenschicht stehen, sondern auch deren Nachbarelemente. In PICPRO können bis zu neun pixel jeder der Originalschichten in die Interpolation einbezogen werden. Die Standardgewichtung ist wiederum proportional der Entfernung zwischen den beteiligten pixeln und läßt sich folgendermaßen als Gewichtsmatrix darstellen.

	a_{x-4}	a_{x-3}	a_{x-2}	a_{x-1}	a_x	a_{x+1}	$\cdots$	a_{x+4}
j=	1	2	3	4	5	6		9
$g_{1,j}$								
$g_{2,j}$								
$g_{3,j}$								
$g_{4,j}$								
$g_{5,j}$								
$g_{6,j}$								
	b_{x-4}	b_{x-3}	b_{x-2}	b_{x-1}	b_x	b_{x+1}	$\cdots$	b_{x+4}

Tab. 4.3: Gewichtsmatrix für die Interpolation

Die Formel 4.43 wird zu diesem Zweck erweitert zu

$$(4.44) \qquad Z_i = \frac{\sum_j g_{i,j} * a_{x-5+j} + \sum_j g_{7-i,j} * b_{x-5+j}}{\sum_j g_{i,j} + \sum_j g_{7-i,j}}$$

Die Gewichtsmatrix $g_{i,j}$ kann zum Experimentieren frei gewählt werden, um eine optimale Interpolation zu suchen.

Die Abbildungen A.8b-d zeigen einige Interpolationsbeispiele.

Da die erzeugten vertikalen Schnittbilder - bei sagittalen Schnitten wird analog vorgegangen - aufgrund ihrer "Schichtdicke" von nur 1,5mm im Vergleich zu den Originalschnitten stärker verrauscht sind, bietet PICPRO die Möglichkeit, mehrere Schichten zu mitteln und dadurch das Rauschen zu reduzieren. Mit einer weiteren Option wird die Prozedur anderen axialen Schichtdicken angepaßt. Das Erzeugen von Schnitten in beliebigen Winkeln wird z.B. von RHODES, GLENN & AZZAWI (1980) beschrieben.

Ein Beleg für die klinische Relevanz des Verfahrens der rechnerischen Rekonstruktion von vertikalen Schnitten sind die zahlreichen Veröffentlichungen über Anwendungen im Bereich des Schädels (z.B. GLENN et al. 1975a,b, 1977; LEONARDI et al. 1978; MARAVILLA 1978; DELAVELLE & MEGRET 1980), der Wirbelsäule (z.B. GLENN et al. 1979) und des Körpers

(z.B. FEDERLE et al. 1979; FOLEY, LAWSON & QUIROZ 1979; PEVSNER et al.
1979; SMITH & LEVINE 1980).

Von besonderem Interesse ist dabei die Erzeugung der gewünschten
Schnittebenen in Bezug auf bestimmte anatomische "Landmarken", um die
exakte Lokalisation einer Läsion, die Beurteilung ihrer Ausmaße und
der betroffenen Regionen und die Planung eines chirurgischen Eingriffs
oder eine Bestrahlungsbehandlung zu unterstützen (MARAVILLA 1978;
NAIDICH et al. 1980).

ROTHMAN und Mitarbeiter (1978) veröffentlichten ihre Erfahrung mit der
Berechnung zusätzlicher Schnittebenen bei 60 Patienten. Sie kamen zu
dem Schluß, daß in 22 Fällen diagnostisch relevante Information und in
weiteren 26 Fällen nützliche Information (zusammen 80%) resultierte.
Die entsprechenden Zahlen für die Untergruppe von 36 Patienten mit
CT-Untersuchungen des Gehirns sind 10 und 17 (zusammen 75%). Die Rekonstruktion anderer Schnittebenen ist also - sofern man die Erfahrung
der zitierten Autoren verallgemeinern darf - eine Quelle wertvoller
Zusatzinformation bei der Mehrzahl der Patienten.

4.3 Andere Formen der Darstellung

Die Zahlenmatrizen der Computertomogramme können in verschiedener Form
auf verschiedenen Ausgabegeräten dargestellt werden, die zu der Peripherie einer Rechenanlage gehören. Vor der Darstellung können an den
Daten Manipulationen vorgenommen werden, um ihren dem Beobachter zu-
gänglichen Informationsgehalt zu erhöhen.

Im folgenden werden zunächst Abbildungsmöglichkeiten dargestellt, die
einen Schwarz/Weiß-Monitor als Ausgabegerät erfordern. Danach wird die
Ausgabe auf anderen Geräten besprochen (graphisches Terminal, Drucker,
Plotter). Andere Verfahren, die spezielle Hardware erfordern und für
die CT-Diagnostik weitgehend irrelevant sind, sollen hier nur kurz
erwähnt werden: z.B. die holographische Darstellung (vgl. z.B. GREGUSS
1977), die stereoskopische Darstellung (vgl. z.B. PERKINS et al. 1971)
oder die Darstellung verschiedener Schnittbilder als "motion pictures"
(vgl. z.B. ACKERMAN 1974).

4.3.1 Vergrößerung und Verkleinerung

Eine einfache Veränderung der Darstellung auf dem Standard-Ausgabege-
rät ist die Vergrößerung interessierender Bildregionen durch die Ver-
vielfachung einzelner pixel oder durch Interpolation zwischen pixeln.

Ebenso einfach ist die Verkleinerung eines Bildes durch die Mittelung
von jeweils vier pixeln auf ein Viertel der Originalgröße (80x80 Matrix anstelle der 160x160 Matrix). Auf diese Weise können auf dem
Standardbildschirm mehrere CT-Bilder gleichzeitig dargestellt werden
("split-screen display", LARSEN & EVANS 1977). Die simultane Darstellung bietet auf einfache Weise besser als die sukzessive einen Zugang
zu der dreidimensionalen Information, die in mehreren Schichtbildern
eines Objekts enthalten ist. Eine erwünschte Nebenwirkung der Verkleinerung ist die Verringerung des Rauschens durch die Reduktion der
räumlichen Auflösung.

4.3.2 Projektion

Eine andere Form der Visualisierung der Bilddaten aus mehreren
Schichten ist die Projektion der dreidimensionalen Datenmatrix auf
eine Ebene ("reprojection", HARRIS et al. 1978). Ein solches Projek-
tionsbild wird numerisch dadurch erzeugt, daß die Werte der Elemente
gemittelt werden, die sich entlang eines gedachten Strahls in der gewünschten Projektionsrichtung befinden. Die resultierenden Bilder
entsprechen (in der Art) den konventionellen Übersichts-Röntgenauf-
nahmen. Vorteil der digitalen Projektion aus mehreren CT-Schichten
ist, daß im Anschluß an die Untersuchung Ansichten des Untersuchungsobjekts in jeder beliebigen Richtung erzeugt werden können. Ein weiterer Vorteil liegt darin, daß bestimmte unerwünschte Strukturen, z.B.
der Schädelknochen, vor der Projektion mit Hilfe geeigneter Algorithmen ("bone searching algorithm", SCHULZ, JOSEPH & HILAL 1977; "bone-
deleting algorithm", HENRICH, MAI & BACKMUND 1979) entfernt werden
können, um den Schattierungseffekt der "echten" Projektionsbilder zu
vermeiden. Ebenso können anderer Verfahren der Bildmanipulation zur
Hervorhebung besonderer Merkmale des Bildes angewendet werden. Nachteil des Verfahrens ist, wie bei der Erzeugung von vertikalen

Schnittebenen, die schlechte räumliche Auflösung in der vertikalen Achse.

4.3.3 3D-Darstellung von Organen und Strukturen

Die dreidimensionale Darstellung von isolierten Strukturen oder Organen aus CT-Schnitten hat ihre biomedizinischen Vorgänger in dem Bereich der Mikroskopie (z.B. bei der Darstellung von Neuronenstrukturen und Zellen, vgl. RAKIC et al. 1974; MAZZIOTA & HAMILTON 1977). Mit 3D-Darstellung ist gemeint, daß eine Struktur so abgebildet wird, als ob sie aus dem Körper entfernt und von außen betrachtet wird.

Das (halbautomatische) Verfahren der 3D-Darstellung schließt mehrere Schritte ein, die hier vereinfacht beschrieben werden. Die mathematische Formulierung kann den zitierten Publikationen entnommen werden.

a) Die Konturen des ausgewählten Objekts werden in jeder CT-Schicht markiert und isoliert. Diese Isolierung kann mit Hilfe einer Methode der Konturverfolgung automatisch erfolgen oder von dem Benutzer per Hand und graphischem Eingabegerät vorgenommen werden.
b) Die Konturen werden im Abstand der Schichtdicke übereinandergestapelt und mit Hilfe spezieller Algorithmen miteinander verbunden.(1) Die auf diese Weise entstandene Oberfläche, die sich aus kleinen Flächen zusammensetzt, wird in den folgenden Schritten manipuliert und auf dem Bidschirm dargestellt.
c) Die dem Betrachter abgewandten Flächen werden entfernt.
d) Um die Oberfläche "glatter" zu machen, wird zwischen den Flächen interpoliert.
e) Die zweidimensionale, perspektivische Abbildung der Oberfläche in Grautönen richtet sich nach

----

(1) Ein Verfahren zur dreidimensionalen Entdeckung der Oberfläche eines Ojekts von LIU (1977), das von HERMAN & LIU (1978) für sich ändernde Objekte (z.B. das schlagende Herz) erweitert wurde, kombiniert die Schritte a) und b).

- dem (simulierten) Abstand des Objekts vom Betrachter
- dem Abstand zwischen Teilen des Objekts vom Betrachter (Vordergrund / Hintergrund)
- dem Winkel, unter dem das Objekt betrachtet wird und
- der Beleuchtung durch eine imaginäre Lichtquelle (Schattierung).

Das so erzeugte Objekt kann dann rotiert und von allen Seiten betrachtet werden. Zusätzlich kann es sinnvoll sein, z.B. bei der Darstellung von Läsionen des Schädelinneren, andere Strukturen als Referenz für die Lokalisation darzustellen (z.B. den Schädelknochen als "durchsichtiges" Objekt).

Detaillierte Beschreibungen des Verfahrens finden sich z.B. bei HERMAN & LIU (1977), WU, ABEL & GREENBERG (1977), ARTZY (1979), HERMAN & LIU (1979) und BATNITZKI et al. (1981). Anwendungen im Bereich der Wirbelsäule findet man z.B. bei GLENN et al. (1979), LEDLEY, PARK & RAY (1979) und HERMAN & COIN (1980), im Bereich des Kopfes z.B. bei MAZZIOTA & HUANG (1976), SHELDEN et al. (1980) und BATNITZKI et al. (1981).

Die Vorteile des Verfahrens sind offensichtlich. Es erlaubt eine bisher in vivo nicht mögliche morphologische Beurteilung von Organen und Strukturen des Körperinneren. Die Auflösung ist so gut, daß sie zur Planung von stereotaktischen Eingriffen eingesetzt werden kann (SHELDEN et al. 1980). Der Einsatz des Verfahrens in der CT-Diagnostik ist allerdings auf relativ spezielle Fragestellungen beschränkt und ist zudem wegen der langen Rechenzeit bei der Bilderstellung nicht online möglich.

4.3.4 Graphische Darstellung der Bilddaten

Das graphische Terminal und der Plotter sind Ausgabegeräte für graphische Darstellungen. Dazu gehören Profile von Zeilen oder Spalten der Bildmatrix, die zweidimensionale Dichteverteilung und die Darstellung von Konturen.

Ein Zeilenprofil (Spaltenprofil) ist die Darstellung der Dichtewerte einer Zeile (Spalte) der Bildmatrix in Form eines Histogramms (vgl.

Abbildung A.9). Mit den Skalenwerten der Ordinaten erlaubt das Profil eine bessere quantitative Beurteilung von absoluten Dichtewerten und von Dichtedifferenzen. Eine Anwendung im biomedizinischen Bereich, der Thermographie, beschreibt ENGEL (1979). TURNIER, HOUDEK & TREFLER (1979) schlagen die Darstellung von Zeilen- oder Spaltenprofilen zur Beurteilung derjenigen Fälle vor, bei denen der Rand eines Objekts durch den "partial volume"-Effekt "verschmiert" ist. Die klinische Relevanz von Profilen bei CT-Bildern demonstrieren Untersuchungen von PASQUINI und Mitarbeitern (1977) und DiCHIRO und Mitarbeitern (1979). Die letzteren konnten aus der Form des (schrägwinkligen) Dichteprofils im Bereich des Übergangs zwischen Ventrikel-Vorderhorn und weißer Hirnsubstanz Hinweise für die Differentialdiagnose zwischen verschiedenen Formen des Hydrozephalus und der Leukoenzephalopathien gewinnen.

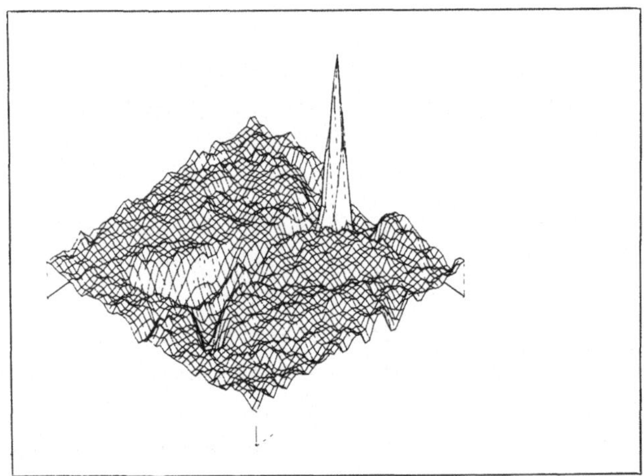

Abb. 4.11: Dreidimensionale Dichteverteilung eines Bildausschnitts
          (siehe Text)

Während ein Profil nur jeweils einen kleinen Ausschnitt der Bilddaten abbildet, kann ein größerer Bildbereich in Form einer zweidimensionalen Dichteverteilung dargestellt werden (vgl. z.B. MacINTYRE, CHRISTIE & CURTIS 1968; LEGRAS et al. 1978; PULLAN, FAWCITT & ISHERWOOD 1978; zur Methode: JENKS & BROWN 1966). Die x- und y-Achse stellen dabei die Ortskoordinaten der Bildmatrix dar, die z-Achse die Dichtewerte. Abbildung 4.11 zeigt die Anwendung eines Unterprogramms von WATKINS (1974) für den Bereich des Thalamus, der sich relativ homogen darstellt. Die Ventrikel sind als "Tal" zu erkennen, der steile "Gipfel" ist auf die hohen Dichtewerte einer Verkalkung zurückzuführen.

Die Darstellung der Konturen von homogenen Flächen ("contour maps") hat ihren Ursprung in der Kartographie (vgl. JENKS & BROWN 1966). Den Höhenlinien der Landkarte entsprechen in der Darstellung von CT-Bildern Linien gleicher Dichte oder Äquidensiten (vgl. Abbildung 4.12). Vor der Anwendung eines solchen Verfahrens empfiehlt es sich, die Bilddaten zu glätten, um zufällige und zu feine Konturen zu vermeiden.

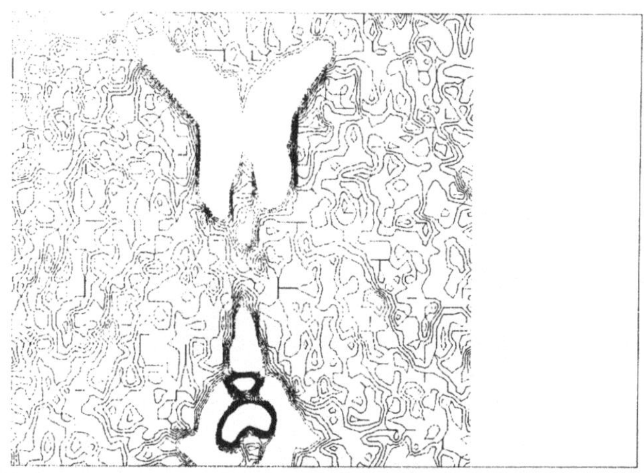

Abb. 4.12: Konturen homogener Flächen eines Bildausschnitts ("Äquidensiten")

4.3.5 Ausgabe auf dem Drucker

Zur exakten Beurteilung einzelner pixel-Werte kann die Bildmatrix oder Teile daraus als Zahlenausdruck auf einem Drucker ausgegeben werden. Während die ersten Publikationen über die Analyse von CT-Werten noch auf solchen Zahlenausdrucken beruhen, wird diese Ausgabeform heute nur noch selten benutzt.

Eine hard-copy von CT-Bildern kann - neben den gebräuchlichen Polaroid-Fotos vom Schwarz/Weiß-Bildschirm - durch eine Simulation von Graustufen auf dem Drucker erzeugt werden (vgl. z.B. STUCKI 1969;

MacLEOD 1970; HENDERSON & TANIMOTO 1974; KLAR & BIRG 1976). Durch verschiedene Zeichen oder Zeichenkombinationen eines "normalen" Druckers können bis zu zehn unterscheidbare Graustufen generiert werden (vgl. Abbildung 4.13). Durch eine vorherige Kategorisierung wird der Wertebereich des Bildes reduziert und die Zuordnung von Grauwerten zu Wertebereichen gesteuert.

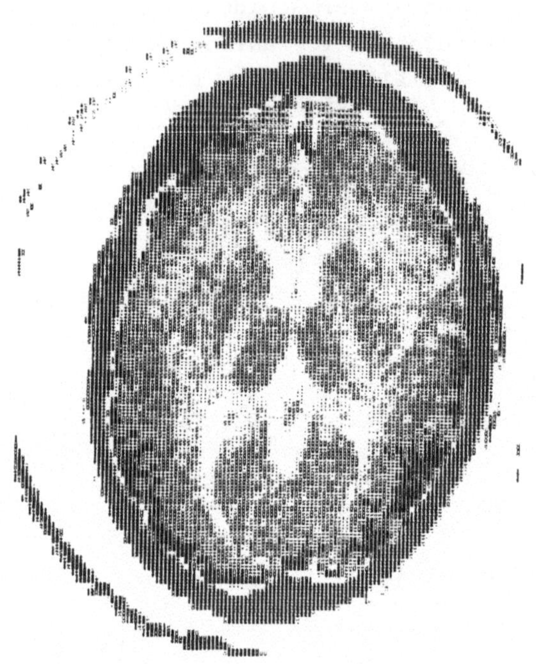

Abb. 4.13: Darstellung eines CT-Bildes auf dem Drucker

Andere Formen der Darstellung und der hard-copy sind mit speziellen Graphics-Terminals (vgl. ARNEMANN & TASTO 1973) oder Plottern (vgl. PHILLIPS, RANSOM & SINGLETON 1975) möglich. Eine kombinierte numerische und bildliche Darstellung auf Papier und Bildschirm wird von LARSEN & EVANS (1977) beschrieben.

Die Verfahren der Bildmanipulation, die in diesem Kapitel beschrieben wurden, liefern Bilder oder andere optische Information, die von dem Diagnostiker wie die Originalbilder qualitativ zu bewerten sind. Dagegen liefern die Verfahren, die im folgenden Kapitel besprochen werden, quantitative Information für die Diagnostik.

5 VERFAHREN DER BILDANALYSE

Das Ziel der digitalen Analyse von CT-Daten liegt in erster Linie darin, die qualitative Beurteilung der bildlichen Darstellung zu unterstützen und die Befunde zu quantifizieren. Von Verfahren und Methoden,
die diesem Ziel dienen, wird in diesem Kapitel die Rede sein.

Ein zweites Ziel ist die Unterstützung des Diagnostikers bei der Entdeckung von Läsionen, die mit einer flächigen, nicht scharf abgrenz-
baren und relativ geringen Erhöhung oder Verringerung der Gewebsdichte
einhergehen. Ein Beispiel für den Einsatz eines Verfahrens der Bildanalyse zu diesem Zweck ist die Entdeckung isodenser subduraler Hämatome (REID & DUBLIN 1979), ein anderes Beispiel - der statistische
Vergleich der beiden Hirnhemisphären - wird in Kapitel 6 etwas aus-
führlicher dargestellt.

Die Bildanalyse besteht darin, bestimmte Merkmale eines Bildes oder
eines Bildausschnitts zu quantifizieren ("image feature extraction",
PRATT 1978). Es handelt sich dabei um solche Merkmale, die relevant
für die Klassifikation des Bildes oder einfach für die exakte Deskription des Bildinhalts sind. Diese Quantifizierung kann sich auf
die Grauwerte beziehen oder auf Charakteristika eines Objekts wie
Kontur, Fläche oder Volumen.

Die Kombination der qualitativen Beurteilung der Grauwerte des CT-
Bildes mit den Ergebnissen der digitalen Bildanalyse soll die Beurteilung der Ausdehnung von Läsionen, ihrer Lokalisation in Bezug auf
anatomische Strukturen und die Differentialdiagnose zwischen verschiedenen Läsionsarten verbessern. Zur Unterscheidung verschiedener
pathologischer Gewebszustände untereinander und von normalem Gewebe
können die CT-Werte der entsprechenden Regionen auf verschiedene Weise
analysiert werden. PULLAN & ISHERWOOD (1978) haben die möglichen Maße
zur Charakterisierung des Gewebes drei Kategorien zugeordnet:
a) Maße, die sich auf die Häufigkeits- oder Wahrscheinlichkeitsver-
   teilung der CT-Werte beziehen
b) Maße, die sich auf die räumliche Verteilung der CT-Werte beziehen
   und
c) Maße, die sich auf die chemische und atomare Zusammensetzung des
   Gewebes beziehen.

Für die Beschreibung der Größe und Lage der Läsionen werden Maße wie Distanzen, Flächen und Volumina berechnet.

Die Bildanalyse unterscheidet sich von der Bildmanipulation darin, daß das Ergebnis gewöhnlich numerische Information und nicht ein Bild ist. Zur Anwendung der Verfahren ist es notwendig, daß die interessierenden Regionen oder Objekte bereits identifiziert sind. Die Bildanalyse beginnt immer mit der Selektion von relevanten Bildregionen ("regions of interest"). Diese Identifikation ist in einigen Fällen automatisch möglich (z.B. Lokalisation der Ventrikelfläche zur Volumenbestimmung, vgl. z.B. STIEHL 1980), kann aber in den meisten Fällen leicht von dem Diagnostiker vorgenommen werden und dem Bildverarbeitungs-System über graphische Eingabegeräte (Lichtgriffel, "track-ball", "joystick", graphisches Tablett) übermittelt werden. Ein Beispiel für die manuelle Segmentierung ist die Umgrenzung eines Tumors, dessen Dichteverteilung für die Bestimmung der Tumorart analysiert werden soll. Bildanalyse erfordert also mehr als die Bildmanipulation, bei der z.B. eine Filterung des Bildes unabhängig von dem Bildinhalt ablaufen kann, eine Interaktion zwischen Maschine und Diagnostiker.

5.1 Definition einer "region of interest"

Eine "region of interest" (ROI) ist dadurch definiert, daß sie durch eine geschlossene Konturlinie von der Umgebung abgegrenzt ist. Viele der kommerziellen CT-Auswertungssysteme bieten nur die Möglichkeit, bestimmte regelmäßige Flächen (Rechtecke, Kreise, Ellipsen) als ROI in dem Bild zu positionieren. Das interessierende Objekt kann damit in der Regel nur näherungsweise erfaßt werden. Eine ROI von beliebiger Form kann mit PICPRO interaktiv per Hand oder automatisch mit einem Konturverfolgungs-Algorithmus definiert werden.

In der CT-Literatur wird ein Verfahren beschrieben, das ausgehend von einer symmetrischen Fläche automatisch eine Bildregion mit definierter Dichte ausfüllt (HAND, WILK & HUCKMAN 1977). PICPRO enthält das universellere Verfahren des "border-following" (vgl. z.B. ROSENFELD 1969a), um eine Bildregion, die sich hinsichtlich ihrer Dichtewerte von der Umgebung unterscheidet, automatisch durch eine Konturlinie abzugrenzen.

Zur Initialisierung dieser Prozedur, die bereits in Kapitel 4.1.3 beschrieben wurde, wird ein kritischer Wert spezifiziert, der die Verteilung der Dichtewerte innerhalb der Region und der Dichtewerte der Umgebung optimal trennt. Nachdem mit einem graphischen Eingabegerat ein pixel innerhalb der zu trennenden Bildregion lokalisiert wurde, läuft der Konturverfolgungsprozeß automatisch ab und kann auf einem graphischen Terminal verfolgt werden.

Eine automatische Segmentierung eines CT-Bilds in Regionen, die vier anatomischen Bereichen (Schädelknochen, normales Gehirngewebe, Liquor und Läsionen) entsprechen, wird von BELANGER et al. (1972) beschrieben. Das Verfahren, bei dem der Benutzer nur die ROI bezeichnen muß, über die er statistische Information haben möchte, hat den Nachteil, daß es abhängig von der (festgelegten) Information über die vier Bereiche und daher zu starr für die vielfältigen Fragestellungen der CT-Bildauswertung ist. Teile des Verfahrens, z.B. der "labelling algorithm", verbunden mit einer variablen Eingabe von Dichte und Größe der zu segmentierenden Regionen, wären für die praktische Anwendung interessanter. (Die "Automatik" der Prozedur wurde damit naturlich aufgegeben.)

5.2 Statistische Beschreibung der Dichteverteilung einer "region of interest"

Die ersten Arbeiten über die Verarbeitung von CT-Bildern befaßten sich mit der quantitativen Analyse der Dichtewerte (z.B. GADO, PHELPS & COLEMAN 1975a; AMBROSE et al. 1976; BERGSTROEM & SUNDMAN 1976a,b; GYLDENSTED 1976). Einige der Untersucher waren dabei noch darauf angewiesen, die pixel einer ROI auf einem Zahlenausdruck der Bildmatrix zu identifizieren und per Hand zu analysieren. Mit dem Einsatz von Computern zur CT-Bildverarbeitung sind die Analysen sehr viel einfacher und für die klinische Praxis relevant geworden.

Die Verteilung der Dichtewerte einer vom Benutzer definierten Region des Bildes kann mit den bekannten statistischen Kennwerten beschrieben werden, z.B. mit

- Minimum, Maximum und Rangbreite
- Mittelwert
- Median
- Modalwert
- Standardabweichung
- Schiefe
- Exzeß und
- Anzahl der Bildelemente in der ROI.

Das Histogramm der Dichtewerte kann ausgedruckt und auf Papier oder einem graphischen Terminal geplottet werden. Die Form des Histogramms gibt Hinweise für die Beurteilung der Homogenität der Dichtewerte oder des Kontrasts in einem Bild(bereich). Eine schmale Verteilung spricht z.B. für homogene Dichtewerte oder geringen Kontrast, eine zweigipflige Verteilung für zwei (homogene) Regionen unterschiedlicher Dichte. Die Analyse der gesamten Region innerhalb des Schädelknochens ergibt eine solche zweigipflige Verteilung, wobei der erste Gipfel die Verteilung der Dichtewerte der Liquorräume kennzeichnet, der zweite Gipfel das Gehirngewebe. Dieses Histogramm kann dazu verwendet werden, Liquor und Gehirngewebe zu segmentieren (vgl. HACKER & ARTMANN 1978).

Von größerer diagnostischer Relevanz als die Beschreibung einer einzelnen Region ist meist der Vergleich von zwei oder mehreren Regionen. Dafür kommen Regionen in Betracht, die sich in einem einzelnen CT-Bild befinden (z.B. gesunde und vermutlich pathologische Bereiche), oder Regionen, die die gleichen Gehirnareale zu unterschiedlicher Zeit oder unter unterschiedlichen Bedingungen (z.B. vor und nach Kontrastmittel-Applikation) zeigen. Diese Vergleiche werden oft anhand der visuellen Inspektion der Häufigkeitsverteilungen der Dichtewerte und der Berechnung der Differenz der Mittelwerte vorgenommen, können aber auch über statistische Tests erfolgen (vgl. z.B. REID & DUBLIN 1979). Mit Hilfe des t- und F-Tests können die Unterschiede zwischen den Mittelwerten und Varianzen zweier Dichteverteilungen auf statistische Signifikanz überprüft werden. Weitergehende Analysen, die einen Rückschluß auf Eigenschaften des durchstrahlten Gewebes ermöglichen, werden in Kapitel 5.6 besprochen.

In der Literatur gibt es inzwischen eine ganze Reihe von Arbeiten, in denen statistische Analysen von Bildregionen durchgeführt wurden. Der Hauptzweck ist meist die quantitative Beschreibung von normalen oder pathologischen Gehirnbereichen oder die Diskrimination von Läsionen gleichen Erscheinungsbilds. Als Demonstration für die Anwendungsbreite der Verfahren sollen hier einige Themenbereiche und Autoren erwähnt werden:

a) Beschreibung normaler Strukturen, z.T. mit Ausmaß der Kontrastmittelaufnahme (GADO, PHELPS & COLEMAN 1975a,b; AMBROSE et al. 1976).

b) Diskrimination grauer und weißer Substanz (ARIMITSU et al. 1977; WEINSTEIN, DUCHESNEAU & MacINTYRE 1977; BROOKS, DiCHIRO & KELLER 1980).

c) Beschreibung des gesamten Gehirns und Vergleich der Hirnhemisphären (REESE et al. 1975, 1977; MAI et al. 1978; YAMAMOTO et al. 1978).

d) Beschreibung von Liquor und Blut (NORMAN et al. 1977)

e) Beschreibung und Diskrimination von Neoplasmen (AMBROSE et al. 1976; NAIDICH et al. 1976; GARDEUR et al. 1977; KRAMER et al. 1977; LEWANDER, BERGSTROEM & BERGVALL 1978; NORMAN et al. 1978; TAPIAS et al. 1978).

f) Diagnostik von demyelenisierenden Erkrankungen (ARIMITSU et al. 1977; ALLEN et al. 1978) und speziell der multiplen Sklerose (GYLDENSTED 1976).

Es sollte noch erwähnt werden, daß zwar die überwiegende Mehrheit, aber keineswegs alle Autoren zu einer positiven Einschätzung des Nutzens statistischer Analysen kamen. Z.B. kommen NAIDICH und Mitarbeiter (1976) zu dem Schluß: "The computer histographic analysis emphasizes that the greatest information concerning the density and homogenity of a lesion is to be gained from analyzing digital data ..., and not by observing the 'shades of grey' on the polaroid image" (S. 99), während LATCHAW und Mitarbeiter (1977) feststellen: "Absorption coefficients are misleading as histological indicators and in diagnosis" (S. 141). Die negativen Erfahrungen resultieren oft daraus, daß zuviel Erwartung in die Statistik gesetzt wurde. Erstens müssen statistische Analysen nicht bei allen medizinischen Fragestellungen relevante Information liefern und zweitens stellen statistische Kennwerte eben nur eine Zusatzinformation bei der diagnostischen Entscheidungsfindung dar. Der Wert der statistischen Analyse bei der Deskription von Befunden ist dagegen unumstritten.

5.3 Textur einer "region of interest"

Bei der Identifikation und Beschreibung von natürlichen Szenen weisen oft größere Flächen eine bestimmte, charakteristische Struktur auf (z.B. Wälder oder Felder bei Luftaufnahmen). Bei vielen Anwendungen der Bildverarbeitung ist es wünschenswert, die Grenzen solcher Flächen und ihre Merkmale zu erfassen (vgl. z.B. FOITH 1978; PRATT 1978).

Zur quantitativen Beschreibung einer Textur wurden zahlreiche Indices entwickelt. Ein Beispiel sind die 33 Parameter zur Charakterisierung der Textur eines Röntgenbildes von LEDLEY, HUANG & ROTOLO (1975). Dabei sind die im letzten Kapitel beschriebenen statistischen Eigenschaften der Dichte- oder Grauwerte ("first-order statistics") für die Beschreibung einer Textur ungeeignet (- zumindest was konventionelle Röntgenbilder anbetrifft; CONNERS & HARLOW 1978). Ein Textur-Index bezieht sich z.B. auf die Periode, mit der sich eine lokale Struktur im Raum wiederholt. Andere Texturbeschreibungen beruhen auf Kantenerkennungs-Verfahren, auf der räumlichen Autokorrelation oder zweidimensionalen Spektralanalysen (vgl. PRATT 1978).

Anwendungen von Texturanalysen im biomedizinischen Bereich sind selten (z.B. SUTTON & HALL 1972; KRUGER, THOMPSON & TURNER 1974; LEDLEY, HUANG & ROTOLO 1975; FU 1976; CONNORS & HARLOW 1978). Aus dem CT-Bereich liegen - außer einem Ansatz von PULLAN, FAWCITT & ISHERWOOD (1978) und einem (erfolglosen) Versuch von HUCKMAN & ACKERMAN (1977) mit einem "roughness"-Wert - keine Erfahrungen vor. PULLAN, FAWCITT & ISHERWOOD (1978) haben versucht, Indices zur Beschreibung der räumlichen Dichteverteilung zu entwickeln. Die Ergebnisse ihrer klinischen Anwendung - Differenzierung von normalen und atrophischen Gehirnbereichen - sind jedoch nicht eindeutig, eine Überprüfung bei der Diagnostik anderer Läsionen steht noch aus. Angesichts des relativ schlechten SNR bei CT-Bildern und der relativ kleinen Regionen ist die Aussicht auf nützliche Information aus Analysen dieser Art gering.

PICPRO enthält aus diesem Grund (noch) keine speziellen Prozeduren zur Texturanalyse, bietet aber dem Benutzer über die Darstellung einer zweidimensionalen Dichteverteilung eine Möglichkeit, die Textur einer Region visuell zu beurteilen (vgl. Abbildung 4.11).

5.4 Bestimmung von Distanzen und Flächen

Außer durch die Kennwerte ihrer Dichteverteilung kann eine im CT-Bild dargestellte anatomische Struktur oder Läsion durch Maße wie Länge, Breite, Durchmesser, Fläche, Abstand von anderen Strukturen und Volumen charakterisiert werden (vgl. z.B. LARSEN et al. 1977).

Zur Beschreibung des Ausmaßes von Strukturen und ihrer Lokalisation in Bezug auf anatomische Referenzpunkte ("landmarks") werden häufig lineare Maße herangezogen. Mit einer einfachen Formel kann die Strecke im Gehirn bestimmt werden, die dem Abstand zwischen zwei pixeln (x_1, y_1) und (x_2, y_2) im CT-Bild entspricht:

$$(5.1) \qquad D = w \cdot \sqrt{(x_2 - x_1)^2 + (y_2 - y_1)^2}$$

wobei $w = 1,5mm$ = Kantenlänge des quadratischen pixels ist.

Die meisten in der Literatur beschriebenen Anwendungsbeispiele von linearen Maßen und von daraus abgeleiteten Indices (z.B. des "ventriculo-cephalic ratio", BANNA 1977, oder des "cerebroventricular index", HAHN & RIM 1976) beziehen sich auf die liquorgefüllten Hohlräume des Gehirns. Die publizierten Untersuchungen beschäftigen sich mit der Erhebung von Normdaten für Männer oder Frauen und verschiedene Altersgruppen (z.B. GYLDENSTED & KOSTELJANETZ 1975; HAHN & RIM 1976; BANNA 1977; ENZMANN & LANE 1977; GYLDENSTED 1977; HAUG 1977; GONZALES, LANTIERI & NATHAN 1978; PEDERSEN, GYLDENSTED & GYLDENSTED 1979; MEESE et al. 1980) oder mit der Auswirkung von verschiedenen Erkrankungen auf die Liquorräume (z.B. HAHN & SCHAPIRO 1976; MEESE, LANKSCH & WENDE 1976a,b; ENZMANN & LANE 1977; LeMAY & HOCHBERG 1979; GLUECK et al. 1980). In einer weiteren Untersuchung wurde anhand von linearen Maßen die Asymmetrie der Hemisphären in Abhängigkeit von der Händigkeit der Patienten überprüft (LeMAY & KIDO 1978).

Neben den linearen Maßen wird die Planimetrie zur Beschreibung von Strukturen oder Objekten des CT-Bildes herangezogen. Die Fläche einer Struktur kann mit PICPRO dadurch bestimmt werden, daß sie - wie beschrieben - als ROI definiert und analysiert wird. Die Fläche entspricht einfach der Zahl der pixel der ROI multipliziert mit der Fläche, die ein einzelnes pixel repräsentiert ($1,5 \times 1,5 = 2,25 mm^2$).

Manche Autoren haben versucht, die Flächen verschiedener Strukturen des Gehirns ins Verhältnis zu setzen, um auf diese Weise weitere Indices für die Beschreibung oder Diagnostik zu erhalten. Ein Beispiel dafür ist das Verhältnis von Ventrikelfläche zur Gesamtfläche innerhalb der Schädelkalotte ("ventricular brain ratio", VBR), das die Abhängigkeit der Ventrikelgröße von der Kopfgröße beseitigen und auf diese Weise eine interindividuell vergleichende Beurteilung der Ventrikelerweiterung z.B. bei Atrophie und Hydrozephalus erleichtern soll (SYNEK & REUBEN 1976).(1)

Planimetrische Maße und abgeleitete Indices wurden verwendet, z.B. um Normdaten der Ventrikelgröße zu gewinnen (z.B. BARRON, JACOBS & KINKEL 1976; HAUG 1977) oder um die Veränderung der liquorgefüllten Hohlräume des Gehirns bei Hydrozephalus, Atrophie oder anderen Erkrankungen zu quantifizieren (z.B. ROBERTS et al. 1976; SYNEK & REUBEN 1976).

Gegen die Verwendung von linearen und planimetrischen Maßen zur Charakterisierung der Ventrikelgröße - wie in den zitierten Untersuchungen geschehen - sprechen eine Reihe von Argumenten. Beide Methoden sind stark davon abhängig, wie genau der Rand des Ventrikels identifiziert und lokalisiert werden kann. KOEHLER, ANDERSON & BAXTER (1979) konnten z.B. zeigen, daß mit der Veränderung des "window level" der CT-Diagnostik-Einheit die gewonnen linearen Maße deutlich variieren. Auf die gleiche Weise kann sich die Einstellung der Helligkeit und des Kontrasts des Monitors auswirken. (Bei vielen der zitierten Untersuchungen kommt hinzu, daß die Messungen an kleinen und kontrastreduzierten Polaroid-Photos vorgenommen wurde, was den Meßfehler weiter erhöht haben dürfte.)

Der "partial volume" Effekt, d.h. daß voxel am Rand eines Objekts teilweise mit dem Material des Objekts und teilweise mit Material der

----

(1) Der VBR-Index kann außer durch planimetrische Messung durch das Zählen der intrakraniellen pixel, deren Wert über bzw. unter dem kritischen Wert für Liquor liegt, berechnet werden (vgl. REESE et al. 1977).

Umgebung gefüllt sind, "verschmiert" den Rand und trägt zusätzlich zur Erschwerung seiner Lokalisation bei (vgl. SCHULTZ & FELIX 1978; TURNIER, HOUDEK & TREFLER 1979). Weiterhin ist die Abbildung des Ventrikels in den CT-Bildern abhängig von der Schnittebene, die in der Schicht erfaßt ist, und dem Winkel des Kopfes zur Orbito-meatal-Linie.

In einer Untersuchung konnten PENN, BELANGER & YASNOFF (1978) nachweisen, daß die linearen Maße zudem nicht proportional dem Volumen eines Objekts sind. Der Grund dafür liegt darin, daß sich eine Volumenänderung über drei Dimensionen erstreckt, lineare und planimetrische Maße jedoch nur zwei Dimensionen berücksichtigen.

Die Quantifizierung des Ventrikelsystems durch Fläche und Distanzen läßt die Information außer Betracht, die sich aus den drei Dimensionen einer CT-Schicht (Schichtdicke) und aus mehreren Schichten ergibt. Diese Information ermöglicht es, das Volumen des Ventrikelsystems oder allgemein einer Struktur aus CT-Bildern zu schätzen.

5.5 Volumenschätzung

Mit der Schätzung des Volumens eines Objekts aufgrund von CT-Bildern haben sich bereits eine ganze Reihe von Autoren beschäftigt. Die publizierten Verfahren unterscheiden sich einerseits darin, wie das zu messende Objekt - es handelt sich auch hier meist um das Ventrikelsystem oder um die Liquorräume insgesamt - von seiner Umgebung getrennt wird, und andererseits darin, ob das "partial volume" Problem berücksichtigt wird oder nicht.

Die meisten Verfahren lassen sich drei Gruppen zuordnen:
a) Automatische Objekterkennung und Volumenschätzung mit Berücksichtigung des "partial volume" Problems (WALSER 1975; WALSER & ACKERMAN 1977; LEMKE et al. 1979; STIEHL 1980).
b) Objektsegmentierung durch kritische Werte (innerhalb einer ROI) ohne Berücksichtigung des "partial volume" Problems (HACKER & ARTMANN 1978; LILIEQUIST & WIRELL 1978; PENN, BELANGER & YASNOFF 1978),
   mit Berücksichtigung des "partial volume" Problems (SAGER et al. 1978; JERNIGAN, ZATZ & NAESER 1979; THOMAS et al. 1979)

und unter zusätzlicher Applikation von Kontrastmitteln (PENTLOW, ROTTENBERG & DECK 1978; ROTTENBERG et al. 1978).

c) Ojektsegmentierung durch das Umfahren per Hand (GLENN et al. 1977; BRASSOW & BAUMANN 1978; MOSS, FRIEDMAN & BRITO 1981).

Daneben gibt es Ansätze, das Volumen eines Objekts über die Anpassung eines symmetrischen Körpers (STEINER, BERGVALL & ZWETNOW 1975; McCULLOUGH et al. 1979) oder über die Rekonstruktion seiner Oberfläche zu schätzen (COOK et al. 1980).

Der Aufwand eines weiteren Verfahrens läßt vielleicht ermessen, für wie relevant die Volumenschätzung gehalten wird. HEYMSFIELD und Kollegen (1979) haben eine Idee von STEINER, BERGVALL & ZWETNOW (1975) aufgegriffen und die Konturen von viszeralen Organen aus mehreren Ganzkörper-CT-Bildern auf Papier übertragen, die entsprechenden Flächen mit einer Schere ausgeschnitten, in Milligramm-Einheiten gewogen und aus dem Gewicht die Fläche und das Volumen errechnet. Anhand von Untersuchungen an Phantomen, isolierten Organen und Leichen stellen sie fest, daß ihre Methode für klinische Zwecke genau genug ist. Ob allerdings das Vorgehen für die klinische Praxis geeignet ist, dürfte bezweifelt werden.

Die Verfahren der Gruppe a) ermöglichen eine automatische, benutzerunabhängige Volumenschätzung des Ventrikelsystems. Sie verbinden die automatische Segmentierung (über kritische Werte, Distanz vom geometrischen Zentrum und dreidimensionaler pixel-Suche bei WALSER & ACKERMAN 1977 oder über modellgestützte Bildanalyse bei STIEHL 1980), die den aufwendigeren Teil der Prozedur darstellt, mit der "partial volume" korrigierten Volumenberechnung. Nachteil der Verfahren ist, daß sie speziell für die Messung der Liquorräume entwickelt wurden und nicht für weniger gut abgrenzbare Objekte adaptiert werden können.

In PICPRO ist ein Verfahren aus der Gruppe b) - ähnlich dem von THOMAS et al. (1979) - implementiert, mit dem nicht nur das Volumen des Ventrikelsystems, sondern auch das Volumen anderer Strukturen und Läsionen geschätzt werden kann. Andere Objekte sind meist aufgrund ihrer geringeren Dichtedifferenz zur Umgebung und ihrer nicht vorausbestimmbaren Lokalisation und Form nicht oder schwieriger automatisch abzugrenzen als die Liquorräume. Aus diesem Grund wird in PICPRO auf die automatische Detektion der Objekte, deren Volumen bestimmt werden soll, verzichtet. Sie wird ersetzt durch das "grobe" Umfahren der entsprechenden Bildregion durch den Benutzer. Damit wird auch das exakte und zeitaufwendigere Umgrenzen des Objekts mit den bei der Planimetrie beschriebenen Fehlermöglichkeiten vermieden, das die Verfahren der Gruppe c) verlangen.

Zur Volumenschätzung ist es notwendig, das Volumen der voxel zu addieren, die vollständig mit dem Material des Objekts gefüllt sind, und zusätzlich die Volumenanteile der nur teilweise mit dem Material gefüllten voxel. Das bedeutet, daß die voxel innerhalb des umfahrenen Bereichs zunächst danach klassifiziert werden müssen, ob sie vollständig, teilweise oder gar nicht mit dem Material gefüllt sind, aus dem das Objekt, z.B. eine Läsion mit erhöhten Dichtewerten, besteht.(1) Zur Berechnung des Volumenanteils der Läsion in jedem voxel wird eine Methode angewendet, die zuerst von WALSER (1975) beschrieben wurde. Sie erfordert, daß charakteristische oder kritische Dichtewerte für die Läsion und die Umgebung bestimmt werden. Dies geschieht am besten dadurch, daß man die Dichtewerte eines Bereichs des Bildes, der sicher innerhalb der Läsion liegt, und eines Bereichs aus seiner unmittelbaren Umgebung statistisch analysiert. Überschneiden sich die beiden Dichteverteilungen nicht, sind die kritischen Werte eindeutig (vgl. Abbildung 5.1a).(2) Alle Elemente der segmentierten Region mit einem Dichtewert zwischen den beiden kritischen Werten, stellen "partial volume" Elemente dar. Überschneiden sich dagegen die beiden Verteilungen (vgl. Abbildung 5.1b), was meist der Fall ist, so kann ein

----

(1) Wie erwähnt, wird dieser Sachverhalt von manchen Autoren ignoriert. Eine andere Möglichkeit, dem "partial volume" Problem bei der Volumenberechnung aus dem Weg zu gehen, besteht darin zu versuchen, nur die Hälfte der "partial volume" Elemente bei der Segmentierung des Objekts mit einzuschließen (z.B. BRASSOW & BAUMANN 1978) oder einfach die Überschätzung des Volumens durch die ungewichtete Einbeziehung der "partial volume" Elemente in Kauf zu nehmen (z.B. HACKER & ARTMANN 1978).

(2) Bei der folgenden Beschreibung wird davon ausgegangen, daß das Objekt einen höheren Dichtewert als seine Umgebung aufweist. Ist das Objekt weniger dicht (z.B. Liquor), erfolgt die Berechnung analog.

Element mit einem Wert zwischen den kritischen Werten sowohl vollständig mit dem Objekt, vollständig mit umgebendem Gewebe oder einer Mischung aus beiden gefüllt sein. Es wird bei der Volumenschätzung bewertet, als ob es ein "partial volume" Element sei.

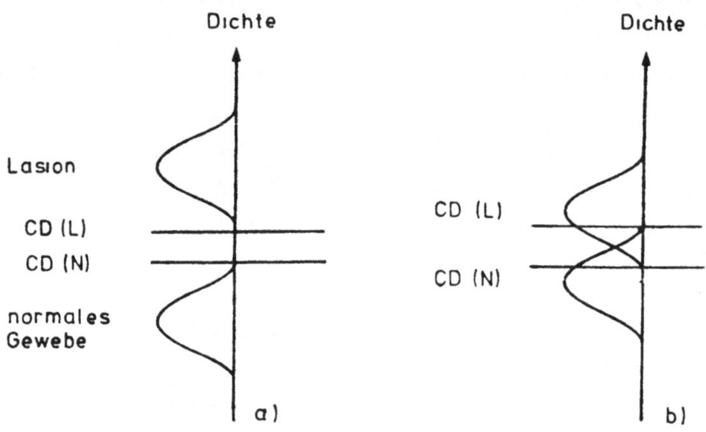

Abb. 5.1: Häufigkeitsverteilung der Dichtewerte eines Objekts und seiner Umgebung (siehe Text)

Ein voxel mit einem Wert über dem kritischen Wert für das Objekt (Läsion) geht mit seinem vollen Volumen (= 1,5mm x 1,5mm x 10mm = 22,5mm^3) in die Volumenschätzung ein, ein Element unter dem kritischen Wert für normales Gewebe gar nicht, und ein Element mit einem Wert dazwischen mit einem Anteil, der sich nach folgender Formel berechnet:

$$(5.2) \qquad V(L) = \frac{D - CD(N)}{CD(L) - CD(N)} * V$$

wenn $CD(L) > D > CD(N)$

wobei

$V(L)$ = Volumenanteil der Läsion

V = Gesamtvolumen des voxels (= 22,5mm^3)

D = gemessener Dichtewert eines voxel

$CD(N)$ = kritischer Wert für normales Gewebe

CD(L) = kritischer Wert für die Läsion ist.

Je näher sein Wert (D) an dem kritischen Wert für die Läsion heranreicht, desto größer ist der aufaddierte Volumenanteil.

Bei der prakischen Anwendung des Verfahrens wird nach der Bestimmung und Eingabe der kritischen Werte mit Hilfe eines graphischen Eingabegerätes - analog der Definition einer ROI - auf dem Bildschirm die Region umfahren, in der sich das Objekt befindet. Wichtig ist dabei, daß in dieser Region keine unerwünschten Flächen enthalten sind, die den kritischen Wert für das Material der Umgebung übersteigen. Soll z.B. das Volumen einer frischen Blutung mit erhöhten Dichtewerten in der Nähe des Schädelknochens bestimmt werden, muß die Konturlinie den Knochen und die Blutung trennen. Anderenfalls würden voxel des Knochens, deren Werte höher sind als der kritische Wert für die Blutung, fälschlicherweise in die Volumenschätzung eingehen.

Die Prozedur klassifiziert und bewertet dann die Elemente dieser Region nach der Formel (5.2) und summiert die Volumenanteile auf. Das Ergebnis der Klassifikation (Anteil des Objekts am Volumen in den Klassen 25-50%, 50-75% und 75-100%) wird zur visuellen Kontrolle auf dem Bildschirm in Form von Farben oder Zeichen dargestellt (vgl. JERNIGAN, ZATZ & NAESER 1979).

Da sich das interessierende Objekt meist über mehrere CT-Schichten erstreckt, wird die kritische Region auf jeder Schicht umfahren und die errechneten Volumina addiert. Die CT-Schichten müssen zu diesem Zweck bündig aufeinander folgen. Ob die Bestimmung der kritischen Werte für jede Schicht wiederholt werden muß, wie es manche Autoren wegen der Veränderung der CT-Werte mit der Schichthöhe ("apical artifact", DiCHIRO et al. 1978) vorschlagen, ist zu überprüfen. Die Möglichkeit sollte jedenfalls gegeben sein.

Die Genauigkeit der Volumenschätzung hängt von verschiedenen Faktoren ab. Der "partial volume" Ansatz geht von Voraussetzungen aus, die nicht oder nur teilweise erfüllt sind. Als erstes wird angenommen, daß Objekt und Umgebung aus homogenem Material bestehen, insgesamt also nur zwei Materialien vorhanden sind.(1) Die Homogenität des Materials dürfte z.B. bei Liquor oder Blut annähernd gegeben sein. Normales Gehirngewebe oder ein Tumor besteht dagegen meist aus mehreren Materialien mit unterschiedlicher Dichte, die jeweils nur durch einen charakteristischen Wert gekennzeichnet werden können. Außerdem soll die Dichte der Materialen bekannt sein, kann aber in der Praxis nur aufgrund von Werte-Stichproben geschätzt werden. Bei der Schätzung der kritischen Werte und der Klassifizierung der voxel wirken sich die Zufallsschwankungen der Dichtewerte als Fehlerquelle aus. Möglicherweise läßt sich das durch eine vorherige Glättung der Bilddaten reduzieren (vgl. WALSER & ACKERMAN 1977).

Zusammenfassend kann man sagen, daß die Volumenschätzung umso besser ausfallen wird, je homogener das Objekt und die Umgebung ist und je größer der Mittelwertunterschied ihrer Dichteverteilungen ist. Unter den tatsächlichen Gegebenheiten - inhomogenes Material, überlappende Dichteverteilungen, Meßfehler, ungenaue Schichtgeometrie - kann es sich bei dem Ergebnis des beschriebenen Verfahrens nur um eine Näherung an das tatsächliche Volumen handeln. Sie ist aber - besonders für die Beurteilung von Veränderungen - sicher besser als die vergleichende Beurteilung des Volumens ("pflaumengroß") und besser als lineare und planimetrische Maße.

Im Falle der Volumenbestimmung des Ventrikelsystems, von viszeralen Organen und von Tumoren liegen von mehreren Autoren Erfahrungsberichte über die Genauigkeit ihres Verfahrens vor. Die einfachste und am meisten verwendete Möglichkeit zur Überprüfung eines Verfahrens ist die Untersuchung eines Phantoms, das mit Objekten bekannten Volumens bestückt ist. Da meist das Material dieser Objekte homogen, ihre Dichte bekannt und ihre Form symmetrisch ist, sind die Bedingungen für das getestete Verfahren günstiger als in der Realität. Eine andere Möglichkeit ist das mehrfache Scannen eines Patienten unter verschiedener Kopfpositionierung. Da das Volumen (z.B. des Ventrikels) konstant bleibt, sind Unterschiede in den Meßergebnissen Mangeln des Verfahrens anzurechnen. Weitere Möglichkeiten sind die Untersuchungen von Tieren oder Leichen, deren Organe nach dem Scan-Vorgang entfernt und auf ihr

----

(1) THALER, FERBER & ROTTENBERG (1978) haben ein Verfahren publiziert, das unter der Annahme bestimmter probabilistischer Verteilungen der Dichtewerte die volumetrische Trennung von drei Materialien erlaubt.

tatsächliches Volumen überprüft werden, und klinische Untersuchungen, bei denen ein Objekt (z.B. ein Tumor) chirurgisch entfernt und gemessen wird.

Die Resultate der berichteten Tests der Verfahren liegen zwischen 3% und 16% Abweichung des geschätzten vom tatsächlichen Volumen. THOMAS et al. (1979), deren Verfahren dem in PICPRO realisierten am ähnlichsten ist, nehmen für ihre Prozedur eine Genauigkeit von +/-5% in Anspruch. Dies reicht für die klinische Beurteilung eines Objekts sicher aus und kann die gängige Beschreibungen wie "mittelgradige Erweiterung des Ventrikelsystems" oder "pflaumengroßer Tumor" ersetzen. Ob dagegen auch Veränderungen von kleinen Läsionen in der Größenordnung, in der sie klinisch relevant werden, erfaßt werden können, wird sich erweisen müssen.

5.6 Analyse des durchstrahlten Gewebes

Die CT bietet neben dem Rückschluß auf die physikalische Dichte des durchstrahlten Materials aus der gemessenen Strahlenabschwächung die Möglichkeit, auch andere Eigenschaften des Gewebes zu bestimmen. Es handelt sich dabei um das spezifische Gewicht und die atomare Zusammensetzung. Außerdem wurde ein Verfahren entwickelt, mit dem das regionale Blutvolumen des Gehirns bestimmt werden kann.

Die Anwendung dieser Verfahren ist nur bei sehr speziellen Fragestellungen indiziert und erfordert meist eine oder mehrere zusätzliche CT-Untersuchungen des Patienten, z.B. nach intravenöser Kontrastmittel-Applikation oder mit veränderter Röntgenenergie. Sie sind für den Patienten mit zusätzlichem Risiko, Zeit- und Röntgenbelastung verbunden.

5.6.1 Bestimmung des spezifischen Gewichts

Ist das spezifische Gewicht eines Objekts bekannt, errechnet sich seine Masse einfach als Produkt von Volumen und spezifischem Gewicht (HEYMSFIELD et al. 1979). BROOKS et al. (1981) beschreiben in einer theoretischen und experimentellen Arbeit mit Phantomuntersuchungen und RIETH et al. (1980) in einer tierexperimentellen Arbeit mit Verlaufsuntersuchungen an induzierten zerebralen Ödemen Verfahren, mit denen das spezifische Gewicht aus den CT-Werten geschätzt werden kann. Die Verfahren, von denen eines das zweimalige Scannen des Objekts unter verschiedener Röntgenenergie erfordert ("dual-energy method" gegenüber der "single-energy method", BROOKS et al. 1981), beruht auf der Beziehung zwischen dem spezifischen Gewicht und der Strahlenabsorption. Es wird zunächst der Anteil der gesamten Strahlenabschwächung errechnet, der hauptsächlich auf das spezifische Gewicht zurückzuführen ist und durch die sogenannte "Compton-Streuung" verursacht wird. Daraus wird dann die Elektronendichte des Materials bestimmt (vgl. Kapitel 5.6.2) und schließlich auf das spezifische Gewicht geschlossen, wobei die Kenntnis der chemischen Zusammensetzung des Materials vorausgesetzt wird.

Die Autoren berichten über eine Genauigkeit bei Phantomuntersuchungen von +/-0,3% und schätzen die in der Praxis erreichbare Genauigkeit auf 0,5%. Eine Beurteilung der klinischen Relevanz des Verfahrens und Hinweise für die Indikation liegen bisher noch nicht vor.

5.6.2 Bestimmung der atomaren Zusammensetzung

Weitere Fortschritte bei der Gewebsdifferenzierung können durch eine andere Gruppe von Verfahren der CT-Bildanalyse erzielt werden. Es handelt sich dabei um die Bestimmung der atomaren Zusammensetzung des durchstrahlten Gewebes in Form von Atomordnungszahl und Elektronendichte (Zahl der Elektronen je Volumeneinheit). Die Bestimmung geht von der Feststellung aus, daß die Röntgenabschwächung (bei geringer Energie) von zwei unterschiedlichen Prozessen bewirkt wird: der "Compton-Streuung", d.h. der Streuung des Röntgenstrahls bei dem Auslösen von Elektronen aus dem Atomverband des durchstrahlten Materials, und der "photoelektrischen Absorption".

Der erste Prozeß ist proportional der Elektronendichte des Materials, der zweite ist abhängig von der Atomordnungszahl. Bei den Energien, die bei der CT verwendet werden, überwiegt die Compton-Streuung als Abschwächungsfaktor. Bei einer Röntgenenergie von 120 keV (Standardeinstellung), was wegen der Polychromatizität der CT-Röntgenstrahlen einer effektiven Energie von 73 keV entspricht (vgl. McCULLOUGH 1975), beträgt der Anteil der photoelektrischen Absorption an der Gesamtabschwächung (durch Wasser) 4% (ZATZ 1976). Bei einer effektiven Energie von 27 keV ist der photoelektrische Effekt dagegen für 50% der Abschwächung verantwortlich (RAO & GREGG 1975). Bei einem Ansteigen der Strahlenenergie nimmt die photoelektrische Abschwächung ab, sodaß die Abschwächungswerte eines Materials mit hohem Atomgewicht signifikant geringer werden, während die Werte von Material mit einer Atomordnungszahl ähnlich der von Wasser weitgehend gleich bleiben. Der Anteil der beiden Prozesse an der Strahlenabschwächung kann bestimmt werden, wenn die gleiche Gehirnschicht mit zwei unterschiedlichen Röntgenenergien durchstrahlt wird. Von dem Beitrag dieser Prozesse zur Abschwächung kann dann auf die atomare oder chemische Zusammensetzung des durchstrahlten Materials rückgeschlossen werden. HOUNSFIELD hat bereits 1973 in seiner Beschreibung des von ihm entwickelten Systems auf diesen Sachverhalt hingewiesen. Von RUTHERFORD und Mitarbeitern stammen die ersten umfassenden Arbeiten zur Theorie und praktischen Anwendung des Verfahrens (RUTHERFORD, PULLAN & ISHERWOOD 1976a,b,c).

Der lineare Attenuationskoeffizient und damit der CT-Wert ist also proportional der Zahl der Elektronen je Volumeneinheit, der Atomordnungszahl des Materials und der effektiven Energie der Röntgenstrahlen (ISHERWOOD et al. 1978). Zur Beschreibung der Beziehung zwischen den Eigenschaften verschiedener, meist biologisch relevanter Substanzen, der Röntgenenergie und den CT-Werten wurden eine Reihe von (Phantom-) Untersuchungen durchgeführt (z.B. PHELPS, GADO & HOFFMANN 1975; RUTHERFORD, PULLAN & ISHERWOOD 1976a; ZATZ 1976; MARSHALL, EASTER & ZATZ 1977; McDAVID et al. 1977a; PAYNE et al. 1977; GADO & EICHLING 1980).

Die meisten Verfahren zur Bestimmung der Elektronendichte und der Atomordnungszahl beruhen darauf, daß sequentiell zwei Messungen mit Röntgenenergien von 100 und 140 keV durchgeführt werden und die resultierenden Bildmatrizen anschließend rechnerisch kombiniert werden.(1) Verfahren und Formeln für die Berechnung wurden von verschiedenen Autoren vorgeschlagen (z.B. McCULLOUGH 1975; RUTHERFORD, PULLAN & ISHERWOOD 1976b, 1976c; BROOKS 1977; DUBAL & WIGGLI 1977; McDAVID et al. 1977a; KELCZ, JOSEPH & HILAL 1979), die jedoch zu sehr ähnlichen Ergebnissen führen (LATCHAW, PAYNE & GOLD 1978).

Über die Genauigkeit der Verfahren werden Werte berichtet, die bei
0,5% für die Bestimmung der Elektronendichte und 3,0% für die Bestim-
mung der Atomordnungszahl liegen, wenn über 25 pixel gemittelt wird
(RUTHERFORD, PULLAN & ISHERWOOD 1976b). Untersuchungen zum Problem des
Rauschens und seine Auswirkungen auf die Genauigkeit der Bestimmung
Meßwerte wurden von RUTHERFORD, PULLAN & ISHERWOOD (1976c), ALVAREZ &
SEPPI (1979) und KELCZ, JOSEPH & HILAL (1979) durchgeführt.

BROOKS & DiCHIRO (1978) haben eine Technik entwickelt, die das zweifache Scannen eines Patienten überflüssig macht. Bei diesem Verfahren
wird das Scannersystem in der Weise modifiziert, daß die Röntgenstrahlen von zwei Detektortypen registriert werden, die für geringe
bzw. hohe Energie sensitiv sind ("split-detector system"). Der Vorteil
des Verfahrens ist, daß die Energie-Diskrimination während eines
Scan-Vorgangs geschieht und dadurch die bei sequentiellen Scans der
gleichen Schicht üblichen Untersuchungsprobleme vermieden werden.
Außerdem konnten die Autoren bei Phantomuntersuchungen eine gegenüber
der konventionellen Methode (mit 100 und 140 keV) erhöhte Meßgenauigkeit feststellen. KELCZ, JOSEPH & HILAL (1979) haben allerdings diesem
Ergebnis widersprochen und kommen bei dem Vergleich der "dual energy"
mit der "two crystal" (= Detektor) Technik zu einem für das sequentielle Verfahren positiven Ergebnis.

Andere Techniken der simultanen Erfassung von zwei Energien, die entweder ebenfalls auf der Verwendung von zwei Detektortypen beruhen
("split-detector techniques") oder auf der teilweisen Filterung der
Röntgenstrahlen ("split-filter techniques"), wurden von FENSTER
(1978), RITCHINGS & PULLAN (1979) und RUTT & FENSTER (1980) beschrieben.

MILLNER und Mitarbeiter (1979) verwenden das Verfahren von RUTHERFORD,

----

(1) Es wurden auch Verfahren beschrieben, die die atomare Zusammensetzung des durchstrahlten Materials nicht aus zwei "fertigen" Bildmatrizen bestimmen ("postreconstruction method"), sondern über eine
Modifikation des Bildrekonstruktion-Prozesses ("prereconstruction
method"; vgl. ALVAREZ & MACOVSKI 1976; MACOVSKI et al. 1976; AVRIN,
MACOVSKI & ZATZ 1978; MARSHALL et al. 1978).

um Bilder zu erstellen, die anstelle der physikalischen Dichte entweder die Atomordnungszahl oder die Elektronendichte repräsentieren.
Eine weitere Möglichkeit der Visualisierung von Scans, die unter mehreren Röntgenenergien erstellt wurden, beschreiben AKUTAGAWA et al.
(1980). Bei ihrem Verfahren wird jedem von drei erzeugten Scans (unter
100, 120 und 140 keV mit Energie-selektiver Filterung) eine Grundfarbe
zugeordnet (rot, grün und blau) und dann zu einem Farbbild überlagert.
Die Helligkeit eines pixels repräsentiert den durchschnittlichen At-
tenuationskoeffizienten (d.h. die Dichte), sein Farbton die Energie-
struktur des Koeffizienten. Substanzen, der CT-Werte bei jedem Scan
gleich sind (z.B. Wasser) erscheinen grau, andere Substanzen je nach
Gewichtung der entsprechenden Grundfarbe. Die Autoren geben einige
Hinweise zur Interpretation der Bilder, eine Verwendung bei der Diagnostik bedarf jedoch sicher einiger Erfahrung. Durch eine Filterung
der Röntgenstrahlen kann die Dosis für den Patienten relativ gering
gehalten werden. Da die dreifachen Scans jedoch einen erhöhten Zeit-
aufwand und zusätzliche Probleme mit Patientenbewegungen bringen,
dürfte die praktische Anwendung des Verfahrens begrenzt sein. Vielleicht ist es möglich, mit "split-detector" oder "split-filter" Techniken die Zeit- und Bewegungsprobleme auszuschalten und das Verfahren
praktikabel zu machen.

Die Hoffnung in diese Verfahren war zunächst so groß, daß von einer
"histologischen Analyse in vivo" oder "tomochemistry" des Gehirns gesprochen wurde (BROOKS & DiCHIRO 1976a; FENSTER 1978). Die klinischen
Anwendungen sind jedoch selten geblieben und beruhen zumeist auf sehr
kleinen Stichproben. Die relativ geringen Unterschiede in der chemischen Zusammensetzung zwischen normalem und pathologischem Gewebe oder
zwischen verschiedenen pathologischen Gewebstypen schränkt die Anwendung auf sehr spezielle Fragen ein. Beispiele sind
- die Differenzierung zwischen einer Blutung und einer kalzifizierten
  Läsion, deren Dichtewerte im CT-Bild sehr ähnlich sind (MARSHALL,
  EASTER & ZATZ 1977)
- die Beschreibung einer kolloiden Zyste und eines Meningioms, sowie
  die Demonstration der chemischen Inhomogenität einer anscheinend
  homogenen Zyste (RUTHERFORD, PULLAN & ISHERWOOD 1976b)
- die Differenzierung von drei Tumorarten unter Verwendung von Kontrastmittel (LATCHAW, PAYNE & GOLD 1978)
- die Analyse von kolloiden Zysten (ISHERWOOD et al. 1977)

- die Beschreibung verschiedener zerebraler Läsionen (DUBAL & WIGGLI 1977).

Die Fragen, die vor einem gezielten Einsatz des Verfahrens zu klären sind, betreffen physikalische und klinische Aspekte (ISHERWOOD et al. 1977). Zunächst ist zu untersuchen, mit welcher Genauigkeit und Reliabilität die Atomordnungszahl und die Elektronendichte des durchstrahlten Gewebes unter den Bedingungen der Praxis und mit den bei der CT gebräuchlichen Röntgenenergien bestimmt werden kann (vgl. z.B. RUTHERFORD, PULLAN & ISHERWOOD 1976c). Dabei ist zu berücksichtigen, daß sich die Messung immer auf ein Volumenelement bezieht und daher ein Durchschnittswert für das darin enthaltene Material erfaßt wird: "It must be emphasized that this approach does not at all identify any element as being present: it merely results in a weighted (nonlinear) average of the Z values present" (KELCZ, JOSEPH & HILAL 1979, S. 418). Für eine klinische Beurteilung schließt sich die Frage an, für welche pathologischen Prozesse diese Meßgenauigkeit genügt, um die geringen chemischen Unterschiede oder Veränderungen zu erfassen, die eine Erkrankung begleiten. Entscheidend für die Indikation ist, ob bestimmte Diagnosen oder Differentialdiagnosen aufgrund der zusätzlichen Erkenntnisse ermöglicht werden, und ob alternative klinische Maßnahmen aufgrund dieser Erkenntnisse eingesetzt werden können (ISHERWOOD et al. 1977). Diese Fragen sind bis heute weitgehend unbeantwortet und stellen ein klinisches Forschungsthema dar: "... the biological and clinical significance of these parameters has not yet been established" (KELCZ, JOSEPH & HILAL 1979, S. 418).

Weitere Einsatzmöglichkeiten des "dual energy" Ansatzes bestehen in der Korrektur von verschiedenen Formen der "beam hardening"- oder Spektral-Artefakte, die auf die polychromatischen Röntgenstrahlen bei der CT zurückzuführen sind (vgl. DUERINCKX & MACOVSKI 1978), in der Verbesserung der Visualisierung von appliziertem Kontrastmaterial (vgl. LATCHAW, PAYNE & GOLD 1978), bei der Planung von Strahlentherapien (DATTA et al. 1979), in der Bestimmung des Mineralgehalts von Knochen (vgl. GENANT & BOYD 1977) (1) und in der Bestimmung des Eisengehalts des Lebergewebes (vgl. CHAPMAN et al. 1980).

5.6.3 Bestimmung des zerebralen Blutvolumens

Das zerebrale Blutvolumen ("cerebral blood volume", CBV) stellt einen wesentlichen zerebralen Kreislaufparameter dar. Darüberhinaus zeigt das CBV das Ausmaß einer Störung der Selbstregulation an (LADURNER 1978).

Die Bestimmung des CBV mit Hilfe der CT - zum ersten Mal von PENN, WALSER & ACKERMAN (1975) beschrieben - hat gegenüber den früher verwendeten Verfahren vor allem den Vorteil, daß das Verfahren noninvasiv ist und eine erhöhte Auflösung der regionalen Blutverteilung in drei Dimensionen bietet. Das Prinzip des Verfahrens besteht darin, mittels eines intravenös applizierten Kontrastmittels (KM) die radiologische Dichte, d.h. die Absorptionseigenschaft des Blutes zu erhöhen und dadurch stärker durchblutete von weniger stark durchbluteten Strukturen zu trennen. Die Röntgenstrahlen werden durch eine Struktur umso stärker abgeschwächt, je mehr Blutgefäße sie enthält.

Aus der Zunahme der CT-Werte im Vergleich mit der CT-Untersuchung vor der KM-Applikation kann in einzelnen Regionen auf das Blutvolumen geschlossen werden.(2) Damit wird es möglich, zwischen Gewebstypen zu differenzieren, die zwar die gleiche Dichte aufweisen, sich aber funktionell und pathologisch unterscheiden. Mit diesem Verfahren kann

----

(1) Der Mineralgehalt von Knochen kann auch aus "single-energy" Scans berechnet werden (vgl. z.B. LARSSON et al. 1978; CANN & GENANT 1980; REVAK 1980; und dort zitierte Referenzen). Die Verfahren werden meist auf Wirbelknochen zur Beurteilung des Zustands, des Krankheitverlaufs oder des Behandlungeffekts bei Knochenerkrankungen angewendet. Da die Wirbelsäule - abgesehen von einem kleinen Abschnitt - nicht mit einem Schädelscanner erfaßt werden kann, wird hier auf eine Darstellung der Methode verzichtet.

(2) vgl. Fußnote auf Seite 95

z.B. der Grad der Vaskularität eines Tumors und die Störung der Durchblutung oder die Änderung des Blutvolumens aufgrund von Massen- verschiebungen oder Ödemen erfaßt werden.

Rechnerisch erfolgt die Bestimmung des CBV durch die Subtraktion des Nativ-Scan vom Kontrast-Scan. Das Ergebnis kann als Bild dargestellt und visuell interpretiert werden (vgl. Kapitel 4.2.1). Um zunächst das Plasmavolumen aus den Differenzwerten zu errechnen, muß die Absorp- tionseigenschaft des KM (aus Phantomuntersuchungen) und seine Plasma- konzentration (aus der Blutabnahme während der CT-Untersuchung) be- kannt sein. Unter Berücksichtigung des Hämatokritwerts, d.h. des pro- zentualen Volumenanteils der Blutzellen an der Gesamtblutmenge, läßt sich dann das regionale Blutvolumen berechnen (z.B. PENN, WALSER & ACKERMAN 1975; LADURNER et al. 1976; ZILKHA et al. 1976; LADURNER 1978).

In der Literatur wird über Untersuchungen zur Erhebung von Normdaten für verschiedene Gehirnregionen, z.B. für Bereiche des Cortex, die Basalganglien, die graue und weiße Substanz, an normalen CT-Aufnahmen (z.B. LADURNER 1978; LADURNER et al. 1979) und an klinischen Fällen (z.B. LADURNER et al. 1976; ZILKHA et al. 1976) berichtet; außerdem über Untersuchungen an spezifischen pathologischen Veränderungen des Gehirns wie Tumoren oder Ödemen (PENN, WALSER & ACKERMAN 1975; PENN et al. 1976) und über tierexperimentelle Arbeiten zum Methodenvergleich (z.B. GADO et al. 1977).

Als Indikation des Verfahrens wird die Differentialdiagnostik von Tu- moren genannt (PENN, WALSER & ACKERMAN 1975; PENN et al. 1976; LADUR- NER 1978) und die Unterscheidung zwischen Blutung und ischämischer Nekrose beim Schlaganfall (PENN et al. 1976).

Ein Problem bei der Bestimmung des CBV ist die relativ geringe Zunahme in den CT-Werten nach der KM-Applikation. Das führt dazu, daß die Standardabweichung der Differenzwerte groß, d.h. ihre Messung ungenau wird. Ein kleiner Meßfehler bei den beiden Original-Bildern führt be- reits zu einem großen Fehler bei der Differenzwerten und bei der Schätzung des CBV. Das Verfahren kann nur mit einer hinreichend großen Genauigkeit angewendet werden, wenn die Zahl der pixel in der ROI groß ist (LADURNER et al. 1976). Faustregeln über die Größe der ROI liegen

allerdings noch nicht vor. Dazu kommt das Problem, daß die Kopfposi-

tion des Patienten während der Untersuchung sich nicht verändert haben
darf, wenn die Berechnung der Differenzen sinnvoll sein soll. ZILKHA
et al. (1976) können mit ihrem Computerverfahren Korrekturen des Effekts einer Kopfbewegung in zwei Dimensionen vornehmen (durch horizontale und vertikale Verschiebung und durch Rotation), nicht jedoch
eine Veränderung der Position zur Körperlängsachse.

Trotz dieser Probleme sowie unterschiedlicher KM, Scannertypen und
Personenstichproben sind die in verschiedenen Untersuchungen berichteten CBV-Werte für verschiedene Gehirnregionen sehr ähnlich (LADURNER
et al. 1979), was für die Validität des Verfahrens spricht.

Allerdings ist auch das Prinzip, auf dem das Verfahren zur Bestimmung
des CBV beruht, nicht unkritisiert geblieben. Es setzt nämlich voraus,
daß das KM die zerebralen Blutgefäße nicht verläßt. LADURNER (1978)
bemerkt hierzu: "Der Nachweis, daß das Kontrastmittel das vaskuläre
Compartment nicht oder nur in die Messung nicht beeinflußbaren Mengen
verläßt, ist für die Bestimmung von CBV durch ein Kontrastmittel entscheidend" (S. 378), und setzt für die Methode und seine Untersuchungen voraus, daß dieser Nachweis erbracht sei. Es gibt jedoch einige
Arbeiten, die dieser Ansicht widersprechen. GADO, PHELPS & COLEMAN
(1975a,b) untersuchten die CT-Kontrastverstärkung bei Patienten und in
Tierexperimenten mit Ergebnissen, die die Annahme, das KM verbliebe im
vaskulären Raum, ausschließen. PHELPS & KUHL (1976) schließen aus ihren Untersuchungen, daß die Annahme nur bei gesunden Gehirnen mit intakter Blut-Hirn-Schranke zutrifft. Da jedoch bei einer zerebralen
Erkrankung eine Störung dieser Schranke häufig ist, wird die Validität
des Verfahrens gerade in dem diagnostisch relevanten Anwendungsbereich
von den Autoren angezweifelt. Auch neuere Untersuchungen von Caille
und Mitarbeitern (1978a,b) kritisieren die CBV-Messung mit der CT und
kommen zu dem Schluß: "... CT is not a right method of CBV measurement
with the contrast medium in use nowadays" (1978b, S. 63).

Angesichts der gegensätzlichen Meinungen über die CBV-Bestimmung unter
den Experten fällt ein abschließendes Urteil schwer. Es scheint so,
als ob das Verfahren nur bei einem gesunden Gehirn mit intakter
Blut-Hirn-Schranke valide Ergebnisse liefert und damit für die Diagnostik ungeeignet ist. Ob es möglich ist, die von mehreren Autoren
beschriebene Diffusion des KM in den extravaskulären Raum rechnerisch
zu korrigieren oder gar diagnostisch zu nutzen, bleibt zu erforschen.

6 ANWENDUNGSBEISPIEL DER BILDANALYSE:
Der statistische Vergleich der Hirnhemisphären

Verfahren der Bildanalyse können - wie erwähnt - nicht nur zur Deskription oder Klassifikation bereits visuell erfaßter Läsionen verwendet werden, sondern auch zur Entdeckung von Läsionen. Grundlage dieser Verfahren ist der Vergleich von Gehirnregionen, die sich im normalen CT-Bild hinsichtlich ihrer (Dichte-)Eigenschaften nicht unterscheiden.

REID & DUBLIN (1979) haben z.B. eine Reihe von statistischen Techniken zum Vergleich der Dichtewerte von (bilateral symmetrischen) Bildregionen eingesetzt, um isodense subdurale Hämatome (ISDH) zu diagnostizieren, die visuell nicht erkennbar waren. Die CT-Bilder der acht untersuchten, chirurgisch bestätigten Fälle zeigten auch keine sekundäre Zeichen, wie Deformation der Ventrikel oder Verschiebung der Mittellinie, die auf die Diagnose schließen ließen. Als Ergebnis ihrer Untersuchung stellen sie fest: "A simple statistical test is outlined that can detect an ISDH in the presence of a normal pictoral CT scan presentation" (S. 495). In der Beurteilung ihres Verfahrens äussern die Autoren sogar die Hoffnung, daß durch seinen Einsatz möglicherweise die Angiographie vermieden werden kann. Ob der Optimismus angesichts der geringen Fallzahl gerechtfertigt ist, scheint jedoch fraglich. Eine weitere klinische Überprüfung ist auf jeden Fall erforderlich.

Zum Vergleich der beiden Hirnhemisphären gibt es in der Literatur einige Arbeiten. Die ersten Anregungen für solche Untersuchungen stammen von REESE und Mitarbeitern (REESE et al. 1975, 1977). Mit dem Hemisphärenvergleich sollen diffuse unilaterale Dichteveränderungen entdeckt werden, die sich als Abweichungen von der Symmetrie in den Statistiken der Dichtewerte bemerkbar machen. Ursachen für solche Veränderungen können z.B. Ödeme, Atrophien oder bestimmte Typen von degenerativen Erkrankungen sein.

In der ersten Untersuchung von REESE et al. (1975) wurde das Verfahren an normalen und pathologischen CT-Bildern entwickelt und überprüft. Bei 20 normalen CT-Schichten wurden für jede Hemisphäre eine Reihe von statistischen Kennwerten der Dichteverteilung berechnet, und die Differenz bzw. das Verhältnis der Kennwerte der beiden Hemisphären als Maß für die Symmetrie interpretiert. Zusätzlich wurden die beiden Verteilungen als Häufigkeitspolygon dargestellt und visuell beurteilt. Das Ergebnis der Methodenentwicklung wurde so zusammengefaßt: "Early results are encouraging but equivocal" (S. 184) und "Further refinements and experience will be necessary before the method is clinically applicable" (S. 185).

Die zweite Untersuchung der Autoren (REESE et al. 1977) hatte die Erstellung von Normdaten bezüglich der Hemisphärendifferenzen zum Ziel. Zu diesem Zweck wurden von 98 CT-Untersuchungen ohne pathologischen Befund jeweils fünf Schichten (soweit vorhanden und verwendbar) analysiert. Kennwerte, die sich bei der ersten Arbeit als nicht relevant erwiesen hatten (z.B. Standardabweichung und Schiefe der Verteilung), wurden weggelassen, sodaß nur die Häufigkeitspolygone, die Mittelwerte und ihre Differenzen zur Charakterisierung der Symmetrie der Dichteverteilungen verwendet wurden. Außerdem wurde der Anteil der pixel, die Liquor repräsentieren, an der Gesamtzahl der pixel innerhalb einer Hemisphäre berechnet. Mit diesen Daten wurden kritische Werte und Kurven erstellt, die die Beurteilung eines individuellen Scans als "normal", d.h. im Normbereich, oder "vermutlich pathologisch" erlaubt.

YAMAMOTO et al. (1978) haben für ihre Untersuchung einen statistischen Kennwert entwickelt ("deviation coefficient"), der den Unterschied zwischen einem Normhistogramm und dem Histogramm eines individuellen Falles quantifizieren soll. Mit diesem Parameter und der Standardabweichung konnten 50 normale und 50 pathologische Fälle gut getrennt werden. Die Meßwerte wurden jeweils für die Hemisphären getrennt berechnet, der naheliegende intraindividuelle Vergleich wurde aber nicht durchgeführt.

Die Untersuchung der Hemisphären-Unterschiede, die mit PICPRO durchgeführt wurde (MAI et al. 1978), hatte im wesentlichen zwei Ziele. Zum einen sollten in einer Replikation der REESE-Arbeiten Norm- oder Referenzdaten für die CT-Bilder des EMI-Scanner-Systems gewonnen werden. Solche Werte sind notwendig für die Beurteilung und Klassifikation einzelner Patienten. Zum anderen sollte ein Verfahren entwickelt werden, das durch einen detaillierteren Vergleich der Hemisphären Hinweise auf die Lokalisation entdeckter Differenzen liefert.

6.1 Material und Untersuchungsverfahren

Von 50 CT-Untersuchungen ohne pathologischen Befund wurde jeweils eine Schicht ausgewählt, die in etwa der Schicht "O" von REESE et al. (1977) entspricht. Sie liegt parallel zur Orbito-meatal-Linie und zeigt die (oft verkalkte) Epiphyse und Teile der Seitenventrikel und des dritten Ventrikels. Von den untersuchten Personen waren 22 männlich und 28 weiblich, ihr Alter varierte zwischen 8 und 76 Jahren mit einem Mittelwert von 38 Jahren.

Die Untersuchungen wurden mit dem EMI-Schädelscanner CT1010 durchgeführt, wobei die Einstellung für "high accuracy" mit 120 keV, 33 mA und 240 Sekunden Scanzeit gewählt wurde.

6.2 Methoden

Die Suche nach diffusen Dichteveränderungen des Gehirngewebes wird sinnvoller Weise auf die intrakraniellen Teile des CT-Bildes beschränkt, da die extremen Dichtewerte des Schädelknochens und der Luft außerhalb des Schädels die statistischen Analysen erheblich stören würden. Im Prinzip ist es möglich, diese Region mit Hilfe eines graphischen Eingabegeräts per Hand zu umfahren. Da dies jedoch zeitraubend, ungenau und fehleranfällig ist, wurde eine Prozedur entwickelt, die automatisch den Knochen und alle Information außerhalb des Knochens löscht.

6.2.1 Isolieren der intrakraniellen Bildteile

Die Prozedur zur Isolierung intrakranieller Bildteile (HENRICH, MAI & BACKMUND 1979) hat gegenüber anderen publizierten Verfahren (z.B. REESE et al. 1975, 1977; SCHULZ, JOSEPH & HILAL 1977) den Vorteil, daß sie auch komplexe Knochenstrukturen, wie sie häufig in der Nähe der Schädelbasis vorkommen, verarbeiten kann.

Die Prozedur besteht aus zwei Teilen. Der "border following" Algorithmus, der bereits in Kapitel 4.1.3 beschrieben wurde, lokalisiert hier mit einem kritischen Wert für Knochen (100) den inneren Knochenrand. In dem zweiten Teil werden dann alle pixel gelöscht, die nicht in die Analysen eingehen sollen.

"Löschen" eines pixels bedeutet, daß sein Wert zu einem "missing data"-Code verändert wird, der das pixel von künftigen Analysen ausschließt.

Die Prozedur läuft in folgenden Schritten ab:
a) Da die meisten CT-Bilder unmittelbar innerhalb des Schädelknochens artefiziell verringerte Dichtewerte aufweisen, werden zunächst alle pixel innerhalb eines bestimmten Bereichs (Voreinstellung: 2 pixel) um die Konturlinie gelöscht.
b) Danach wird die erste Zeile der Bildmatrix vom linken Rand zum Mittelpunkt überprüft. Alle pixel werden gelöscht, bis das erste Konturelement erreicht wird.
c) Die folgenden Schritte sind in dem Flußdiagramm in Abbildung 6.1 zu entnehmen. Wesentlich ist dabei, daß auch bei komplexen Knochenstrukturen, bei denen die Bildzeile mehrfach von der Knochenkontur geschnitten wird, die pixel richtig klassifiziert werden können. Ist der Zeilenmittelpunkt erreicht, wird im Schritt
d) die Zeile mit dem gleichen Verfahren vom rechten Bildrand her verarbeitet.
Die Schritte a) bis d) werden für alle Bildzeilen wiederholt.

Zwei Anwendungen der Prozedur auf CT-Bilder mit komplexen Knochenstrukturen sind in der Abbildung A.10 zu sehen. In manchen Fällen, z.B. bei Schnitten durch die Orbita, bei denen der Schädelknochen keine geschlossene Struktur aufweist, umfährt der "border following" Algorithmus den inneren und den äusseren Rand des Knochens (vgl. Abbildung A.10d,e). Ob der zweite Teil der Prozedur in diesen Fällen zu einem korrekten Ergebnis führt, hängt von der Position der Öffnung ab. Bei Bildern mit frontaler Öffnung des Knochens, was am häufigsten vorkommt, arbeitet das Verfahren korrekt (vgl. Abbildung A.10f).

Hohe Dichtewerte innerhalb des isolierten Schädelbereichs, die z.B. von Teilen des Felsenbeins oder Verkalkungen der Plexus choriodei verursacht werden, und die - vor allem wenn sie unsymmetrisch sind - die statistischen Analysen des Gehirngewebes verfälschen können, wer-

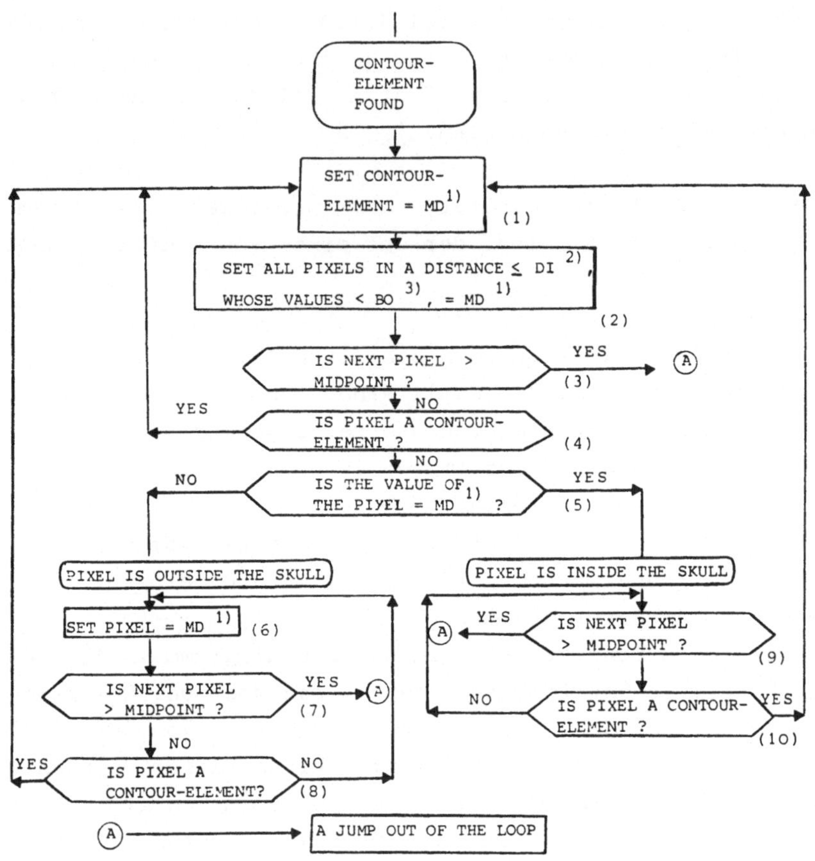

[1] MD = 'missing data'-code
[2] DI = 'distance', number of elements (default = 3)
[3] BO = critical value for bone (default = 100)

Abb. 6.1: Vereinfachtes Flußdiagramm des Algorithmus zum Löschen des Knochens (HENRICH, MAI & BACKMUND 1979, Fig. 2)

den ebenfalls gelöscht (vgl. Abbildung A.11). Da sie meist Ursache für weitere lokale Artefakte ("overswing") sind, besteht die Möglichkeit, zusätzlich pixel in ihrer unmittelbaren Umgebung zu löschen. Zum Hemisphärenvergleich werden alle direkt anschließenden pixel (d.h. im Abstand 1) gelöscht.

Der Einsatz der Prozedur zur Isolierung der intrakraniellen Bildteile ist nicht beschränkt auf den Vergleich der Hirnhemisphären. Ein anderes Beispiel ist die Anwendung bei der plani- oder volumetrischen Bestimmung des Hirnvolumens oder bei der Erstellung einer Dichteverteilung zur Segmentierung von Liquor und Gehirngewebe (vgl. HACKER & ARTMANN 1978). Auch im Bereich der Bildmanipulation kann die Isolierung der intrakraniellen Bildbereiche sinnvoll sein, z.B. für die automatische Kontrastverstärkung durch das Spreizen der verbleibenden CT-Werte über die gesamte Skala (vgl. Kapitel 4.1.1.1) oder als Vorbereitung für die Artefaktkorrektur durch die Standardisierung der Zeilenmittelwerte (vgl. Kapitel 4.1.5).

6.2.2 Statistischer Vergleich der Hemisphären

Für den Vergleich der Hirnhemisphären wurde ein Verfahren entwickelt, das zunächst automatisch die beschriebene Isolierung der intrakraniellen Bildteile vornimmt.

Die Unterteilung dieser Region in zwei Hälften wird interaktiv vorgenommen. Zu diesem Zweck wird die innere Knochenkontur und Teile des Ventrikelsystems (alle pixel mit einem Wert kleiner 16) auf einem graphischen Terminal dargestellt. Mit Hilfe eines graphischen Eingabegeräts werden dann vom Anwender zwei Punkte der Mittellinie spezifiziert, worauf die Linie eingezeichnet wird (vgl. Abbildung 6.2), visuell überprüft und gegebenenfalls korrigiert werden kann.

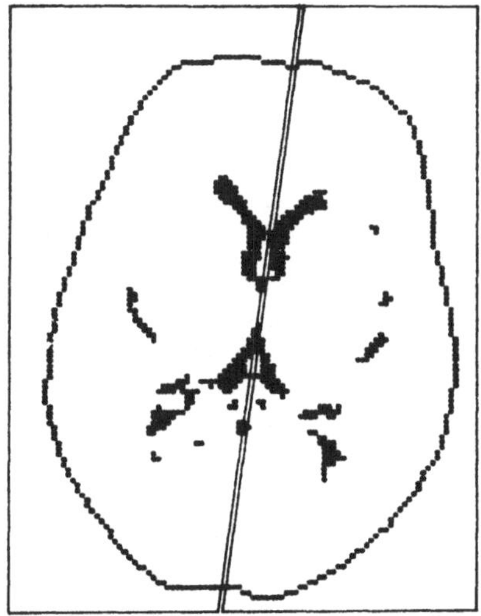

Abb. 6.2: Definition der Mittellinie anhand der Knochenkontur und des Ventrikelsystems

Für jede Hemisphäre werden nun die statistischen Kennwerte der Dichteverteilung ausgegeben (siehe Kapitel 5.2) und die Häufigkeitsverteilung dargestellt. Für die Analyse der 50 Personen wurden folgende Maße herangezogen:

a) die durchschnittliche Dichte jeder Hemisphare und ihre Differenz

b) die Standardabweichung der Dichtewerte und ihre Differenz

c) die Häufigkeitsverteilung der Dichtewerte und ihre Überlagerung.

Die Unterschiede der Mittelwerte und Standardabweichungen wurden mit dem t- bzw. F-Test auf statistische Signifikanz überprüft.

6.3 Ergebnisse

Die Ergebnisse für die 50 untersuchten Personen sind in Tabelle 6.1 zusammengefaßt.

Summary Statistics for 50 slices	Mean attenuation value			Standard deviation		
	Left Hemisph M_L	Right Hemisph M_R	Mean-Diff $M_L - M_R$	Left Hemisph SD_L	Right Hemisph SD_R	SD-Diff $SD_L - SD_R$
Mean	29 95	30 15	-0 20	7 30	7 03	0 27
Standard deviation	2 16	2 11	0 80	0 82	0 87	0 49
Skewness	- 0 20	0 13	0 50	0 29	0 30	0 09
Minimum value	24 54	25 01	- 1 74	5 55	5 39	- 0 56
Maximum value	33 94	35 36	2 14	9 16	9 00	1 29

TABLE 1 Summary statistics for 50 computerized normal brain scans

Tab. 6.1: Ergebnis des Hemisphären-Vergleichs von 50 normalen CT-Scans (MAI et al. 1979, Tab. 1)

Die Dichteunterschiede zwischen den Hemisphären sind in normalen CT-Bildern gering. Die gefundenen Differenzwerte sind kleiner als die von REESE et al. (1977), was wahrscheinlich auf das "high accuracy" Programm unserer Untersuchung zurückzuführen ist.

Um nun einen künftigen Patienten aufgrund dieser Referenzdaten zu klassifizieren, können verschiedene Strategien angewendet werden. Sowohl REESE et al. (1977) wie YAMAMOTO et al. (1978) haben die individuellen Ergebnisse einer Hemisphäre mit den Daten einer Normgruppe verglichen, um Abweichungen zu diagnostizieren. Dieses Vorgehen hat jedoch einen schwerwiegenden Nachteil. Die absoluten Dichtewerte einer Schicht sind von einer Reihe von Faktoren abhängig, die für die Klassifikationsaufgabe irrelevant sind. Beispiele sind die Kalibrierung des Scanners, die Variation aufgrund des Zustands der Röntgenröhre, die Positionierung des Patienten und die Dicke des Schädelknochens. Indices, die auf Vergleichen innerhalb einer Schicht beruhen, sind dagegen weniger abhängig von diesen Faktoren und deshalb besser für die Beurteilung eines Patienten geeignet.

Aus den Referenzdaten der Tabelle 6.1 ist ersichtlich, daß z.B. ein Unterschied zwischen den Mittelwerten der Hemisphären von kleiner -2 oder größer +2 bei normalen CT-Bildern relativ unwahrscheinlich ist. Bei der Verteilung der Mittelwertdifferenzen unserer Stichprobe fallen diese Werte außerhalb des Bereichs, in dem sich 99% aller Fälle befinden (Mittelwert +/- 2 Standardabweichungen). Diese Werte können daher für eine grobe Klassifikation eines CT-Bilds herangezogen werden. Ähnliche kritische Werte lassen sich auch für die Differenz (oder das Verhältnis) der Standardabweichungen definieren.

Fallen die Werte eines neuen Patienten in den kritischen Bereich, muß nach der Ursache für die Abweichung von der Symmetrie geforscht werden. Dies kann sowohl visuell, als auch statistisch erfolgen.

6.4 Erweiterung des Verfahrens

Für die detaillierte Analyse der Hemispärenunterschiede wurde eine Prozedur eingesetzt, die die Hemisphären in eine beliebige Zahl symmetrischer Segmente unterteilt (Abbildung 6.3).

Durch den statistischen Vergleich der Mittelwerte oder Standardabweichungen von jeweils zwei symmetrischen Regionen kann die räumliche Verteilung der Differenzen aufgedeckt und Hinweise auf die Ursache für die globale Differenz gewonnen werden.

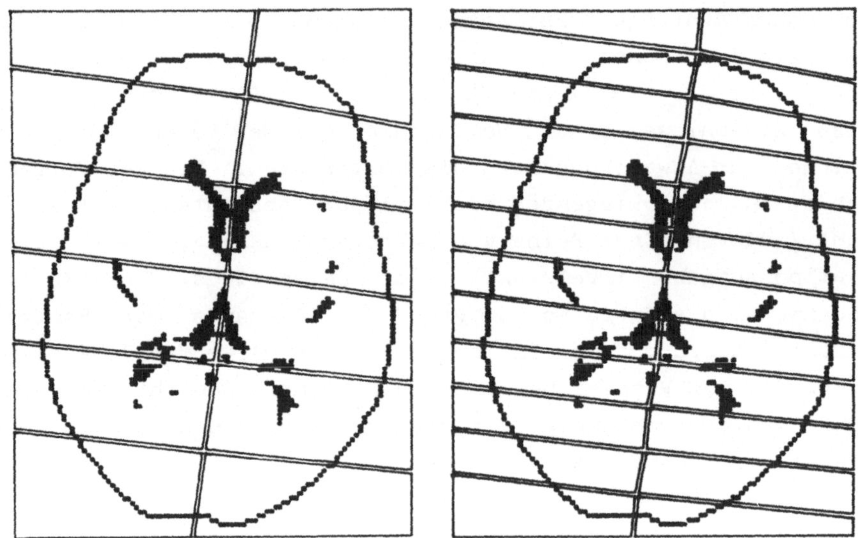

Abb. 6.3: Unterteilung der Hemisphären in symmetrische Regionen

6.5 Fallbeispiel

Die Anwendung der Prozeduren unter Verwendung der Referenzdaten soll abschließend an einem Fallbeispiel demonstriert werden. Abbildung A.12a zeigt eine CT-Schicht, die bei der Routinediagnostik als normal beurteilt wurde. Bei dem statistischen Hemisphärenvergleich wurde eine Mittelwertdifferenz von 2,3 gefunden, die über dem kritischen Normwert liegt.

Die Häufigkeitsverteilungen der Dichtewerte (Abbildung 6.4) zeigen deutlich den globalen Mittelwertunterschied und außerdem eine größere Variation der Werte der linken Hemisphäre (Standardabweichung von 6,8 gegenüber 6,2 rechts).

Zur Lokalisation der Mittelwertdifferenz wurden die Hemisphären in zwölf symmetrische Segmente aufgeteilt und paarweise verglichen (vgl. Abbildung 6.5). Die deutlichste Differenz zwischen den Mittelwerten ergab sich im zweiten Segmentpaar. Mit dieser Information konnte das Originalbild gezielt auf Ursachen überpüft werden. Dabei fiel eine diffuse Verringerung der Dichtewerte in der weißen Substanz rechts frontal auf, die für den Dichteunterschied verantwortlich sein könnte.

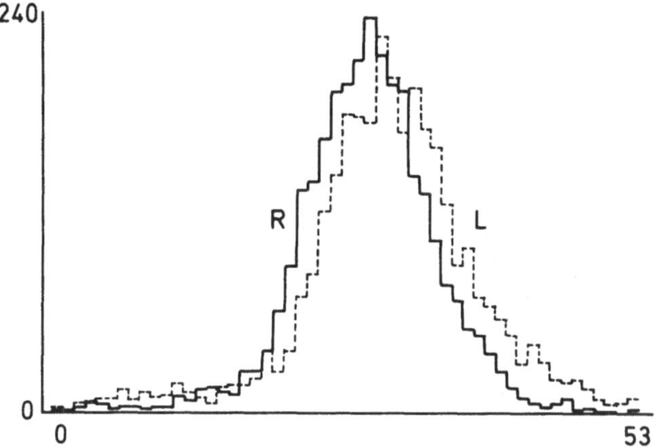

Abb. 6.4: Häufigkeitsverteilung der Dichtewerte der beiden Hirnhemisphären

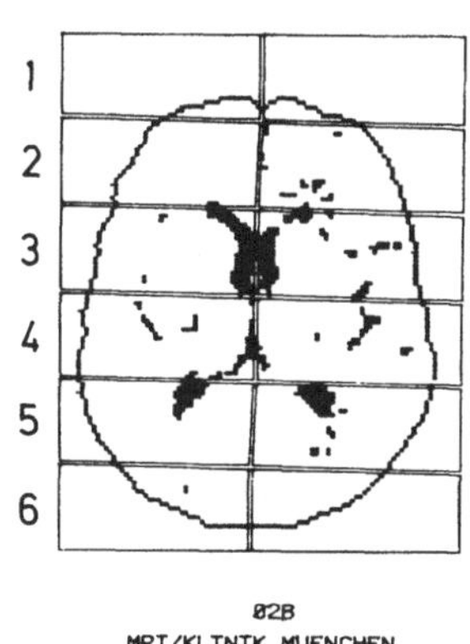

	2		6	
1	—	—	—	—
2	6.3	2.9	3.3	0.3
3	2.4	2.3	1.2	1.7
4	0.3	0.8	0.0	1.0
5	2.2	1.3	1.9	1.0
6	-1.2	1.6	1.0	1.2
Overall Diff.	2.3	1.6	1.4	1.0

Abb. 6.5: Vergleich von symmetrischen Regionen der beiden Hirnhemisphären
Die Spalten der Tabelle beziehen sich auf die Zahl der
pixel, die innerhalb der Knochenkontur gelöscht wurden
(siehe Text und Abbildung A.12); die Felder enthalten die
Differenzen der Mittelwerte (links) und der Standardabweichungen (rechts).

Allerdings befindet sich links auf der gleichen Höhe eine Zone erhöhter Dichte, die als Artefakt zu bewerten ist.

Um den Einfluß dieses Artefakts auszuschließen, wurde für eine zweite Analyse die intrakranielle Region verkleinert. Zu diesem Zweck kann im ersten Teil des Verfahrens zum Hemisphärenvergleich die Zahl der pixel spezifiziert werden, die innerhalb des Schädelknochens gelöscht werden sollen. In dem vorliegenden Fallbeispiel konnte mit dem Löschen von sechs pixel (anstelle von zwei im Normalfall) das Artefakt weitgehend eliminiert werden (vgl. Abbildung A.12b,c).

Die globale Mittelwertdifferenz ging auf 1,4 zurück, das zweite Segmentpaar zeigt jedoch nach wie vor die größte lokale Differenz (siehe Tabelle in Abbildung 6.5).

Das Ergebnis der statistischen Analyse dient in einem solchen Fall als Hinweis für die gezielte visuelle Analyse des CT-Bildes und zur quantitativen Absicherung vermuteter Abweichungen von der Symmetrie. Die diagnostische und klinische Bewertung der Ergebnisse muß sich anschließen.

In der Einleitung wurde betont, daß das Kriterium für den Nutzen eines Bildverarbeitungs-Systems oder eines einzelnen Verfahrens die klinische Überprüfung sein muß. Dies trifft vor allem auf diejenigen Verfahren der Bildmanipulation zu, die durch eine Veränderung der Darbietung des Bildes die Entdeckung einer Läsion (im ersten Schritt des Diagnoseprozesses) erleichtern sollen. Im folgenden soll nun dargestellt und anhand eines Beispiels illustriert werden, welche Möglichkeiten das entwickelte Bildverarbeitungs-System bietet und welches experimentelle Vorgehen notwendig ist, um die Effizienz eines Verfahrens zu überprüfen.

Die Reduktion des "Rauschens" bietet sich für ein erstes Experiment aus verschiedenen Gründen an. Zum einen beeinträchtigt das Rauschen - im Gegensatz zu den beschriebenen Artefakten - die Interpretierbarkeit jedes CT-Bildes, sodaß eine erfolgreiche Reduktion von besonderem Interesse ist. Zum anderen ist dieser Bereich der Bildverarbeitung von CT-Bildern bisher am besten untersucht - mit widersprüchlichen Ergebnissen und meist unter weniger realistischen Bedingungen als das mit dem entwickelten System möglich ist (vgl. Kapitel 4.1.4).

Als Verfahren zur Reduktion des Rauschens wurde die in Kapitel 4.1.4.1 beschriebene gleitende Mittelung mit einem 3x3-Fenster gewählt. Diese einfache und sicher suboptimale Methode ist wegen der geringen Rechenzeit für die online Bildverarbeitung besonders geeignet. Das zentrale Gewicht der Filtermatrix (4.30) wurde gleich (dem Erfahrungswert) 10 gesetzt.

Wie kann man nun messen, ob ein Verfahren wie die gleitende Mittelung die diagnostische Bildqualität erhöht?

Der Nutzen eines bilderzeugenden medizinischen Geräts hängt von der Qualität der Information ab, die für die klinische Entscheidungsfindung zur Verfügung gestellt wird. Das gleiche gilt für ein Bildverarbeitungs-System oder ein einzelnes Verfahren, mit dem solche Bilder weiterverarbeitet werden können. Wieviel Information ein Diagnostiker aus einem Bild ziehen kann, hängt u.a. von den physikalischen Eigenschaften des Bildes ab. Daher ist ein Ansatz zur Beantwortung der

Frage, ob ein modifiziertes Bild besser ist als das Original, die Bestimmung und der Vergleich der physikalischen Eigenschaften der beiden Bilder (vgl. JUDY, SWENSSON & SZULC 1981).

Neben diesem indirekten Weg, bei dem von den Bildeigenschaften erst auf die Beobachter-Leistung geschlossen werden muß, gibt es die Möglichkeit, die Beobachter-Leistung direkt zu messen. Dem Arzt werden CT-Bilder von Patienten zur Beurteilung vorgelegt, deren tatsächlicher Zustand (z.B. "gesund"/"krank" oder "Tumor vorhanden"/"nicht vorhanden") bekannt ist. Die Zahl der korrekten Diagnosen und die Zahl und Art der Fehler sind ein Maß für die Leistung des Diagnostikers und den Informationsgehalt der beurteilten Bilder.

Die Hauptschwierigkeit bei der Durchführung klinischer Experimente dieser Art ist der Mangel an Fällen, deren CT-Untersuchungsergebnisse nicht eindeutig sind, deren tatsächlicher Zustand aber bekannt ist. Die Validität einer CT-Beurteilung kann anhand von drei Kriterien überprüft werden (COLLARD & DUPONT 1978):
- durch pathologisch-anatomische Daten: Nekropsie oder Biopsie
- durch andere neuroradiologische Daten: Angiographie (z.B. bei Angiomen) oder
- durch ein adäquates klinisches follow-up.

Bei unklaren CT-Befunden liegt in der Regel keines der Kriterien vor. Das trifft auch auf das klinische follow-up zu, da es oft erst nach sehr langer Zeit zu gesicherten Ergebnissen führt, oder da Rückmeldungen über den Verlauf fehlen. Der Versuch der Verbesserung der Diagnostik durch die Bildverarbeitung ist aber nur bei solchen Fällen sinnvoll, bei denen der CT-Befund nicht eindeutig ist und die Diagnostik daher noch verbessert werden kann.

Mit einem frei programmierbaren Bildverarbeitungs-System kann man das Problem der fehlenden Fälle dadurch umgehen, daß man in normalen CT-Bildern künstliche Läsionen erzeugt. Dieses Vorgehen hat den zusätzlichen Vorteil, daß man die Läsionen hinsichtlich verschiedener Aspekte variieren kann, und daß man einen Typ von Läsion beliebig oft wiederholen kann, um ein experimentelles Ergebnis zu sichern. Die simulierten Läsionen kann man variieren hinsichtlich
- der Dichtedifferenz oder des Kontrasts zur Umgebung

- der Größe, Form und Struktur
- der Abgrenzung gegenüber dem umgebenden Gewebe (scharfe oder fließende Grenze)
  und
- der Lokalisation im Gehirn.
Außerdem kann man eine oder mehrere Läsionen in einem CT-Bild zulas-
sen.

Für das im folgenden beschriebene Experiment wurden kleine, hypodense
Läsionen im Thalamus simuliert, die Nekrosen entsprechen. Abbildung
A.13 zeigt zwei solcher Läsionen, eine ist simuliert und die andere
echt. Wie man sieht, kann man mit der Simulation der Wirklichkeit
recht nahe kommen. Abbildung A.14 zeigt ein normales CT-Bild, das Bild
mit der simulierten Läsion und als Differenzbild, die Läsion alleine.
Die Größe, Form und der Rand der Läsionen wurde konstant gehalten, die
Lokalisation innerhalb des Thalamus und die Dichtedifferenz, also der
Kontrast zur Umgebung, wurden variiert. Abbildung A.15 zeigt eine
Serie von acht Bildern, ein Original und sieben Bilder mit simulierten
Nekrosen, deren Dichtedifferenz von -2 bis -8 ansteigt.

Drei Diagnostikern wurden nun 120 CT-Bilder unter gewohnten Diagnose-
Bedingungen vorgelegt, von denen ein Teil die simulierten Läsionen
enthielt. In einem ersten Durchgang ging es darum, eine baseline der
Diagnostiker-Leistung zu erheben. Im zweiten Durchgang - einige Monate
später - wurden die gleichen Bilder nochmals vorgelegt, nachdem sie
mit dem Verfahren der gleitenden Mittelung behandelt worden waren.

Wie kann nun die diagnostische Leistung erfaßt und beurteilt werden?
Der Anteil der korrekten Diagnosen an der Gesamtzahl der Diagnosen
genügt als Maß für die Leistung z.B. nicht, da er von der Prävalenz
der zu diagnostizierenden Krankheit beeinflußt ist und nichts über die
Art der Fehldiagnosen aussagt (vgl. z.B. McNEIL, KEELER & ADELSTEIN
1975). Die diagnostischen Entscheidungen werden daher in eine Tabelle
eingetragen, die die vier mögliche Ausgänge einer Entscheidung enthält
(Abbildung 7.1). Die Felder 1 und 4 sind korrekte, 2 und 3 falsche
Diagnosen. Zur Bewertung der Tabelle genügen zwei der vier Felder, da
die Randverteilung für "Läsion vorhanden" / "nicht vorhanden" konstant
für alle Diagnostiker und alle Durchgänge ist. Die Felder 1 und 3
enthalten die Zahl der korrekt-positiven und der falsch-positiven
Diagnosen. Relativiert auf die Randverteilung stellen sie bedingte

Wahrscheinlichkeiten dar, die als "true positiv rate" (TP) und "false positiv rate" (FP) bezeichnet werden. Sie geben an,

- welcher Anteil der Fälle mit Läsionen richtig diagnostiziert wird, und
- welcher Anteil der Fälle ohne Läsionen fälschlicherweise als pathologisch beurteilt wird.

Anhand dieser beiden Werte kann die Leistung eines Diagnostikers beurteilt werden, wenn sie als positive oder negative Entscheidungen vorliegt.

Entscheidungstabelle

		Läsion	
		vorhanden	nicht vorhanden
Diagnose	positiv	1	2
	negativ	3	4

Abb. 7.1: Tabelle zur Klassifikation diagnostischer Entscheidungen

Viele der 120 CT-Bilder Serie sprechen jedoch - wie beabsichtigt - nicht eindeutig für oder gegen eine Läsion. D.h., der Diagnostiker ist sich mehr oder weniger sicher, ob eine Läsion vorhanden ist oder nicht. Um falsch-positive Entscheidungen zu vermeiden, wird er ein Bild erst dann als pathologisch bezeichnen, wenn sein subjektiver Eindruck der Abnormität ein bestimmtes Kriterium oder eine bestimmte "Schwelle" überschreitet. Das führt dazu, daß tatsächliche Befunde übersehen werden, weil sie nicht genügend abnorm erscheinen ("falsch-negative" Entscheidungen). Wo die individuelle Entscheidungsschwelle des Diagnostikers liegt, hängt von

- dem persönlichen "Stil"
- den Einschätzungen der a priori Wahrscheinlichkeit für die Diagnose und

- der Einschätzung der Konsequenzen der positiven und negativen Entscheidungen ab.

Diese Abhängigkeit führt dazu, daß man Diagnostiker oder diagnostische Information nicht vergleichen kann, wenn man die subjektive Entscheidungsschwelle nicht kennt. Aus diesem Grund läßt man die Diagnostiker nicht einfach positive und negative Entscheidungen treffen, sondern läßt bei jedem Fall die interne Sicherheit in Form einer subjektiven Wahrscheinlichkeit quantifizieren, daß eine Läsion im Bild vorhanden ist. Mit dieser Information kann man dann für verschiedene Entscheidungsschwellen die Werte für TP und FP errechnen. Diese Wertepaare bilden dann Punkte einer Kurve in einem Achsenkreuz mit TP als Ordinate und FP als Abszisse (Abbildung 7.2). Diese Kurve wird als "receiver operating characteristic" oder "ROC"-Kurve bezeichnet und beschreibt die Diagnostiker-Leistung für alle möglichen Entscheidungsschwellen (vgl. z.B. GOODENOUGH, ROSSMAN & LUSTED 1974; GREEN & SWETS 1974, Kapitel 2; METZ 1978).

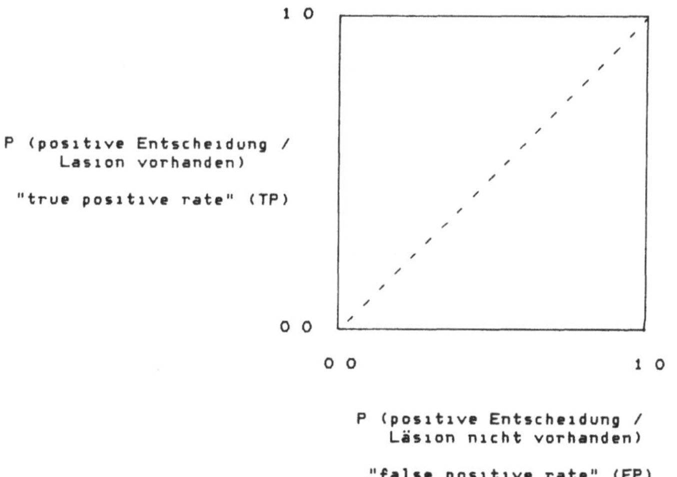

Abb. 7.2: Koordinatensystem für die "receiver operating characteristic" (ROC) Kurven

Die ROC-Kurve, die bei diagnostisch relevanter Information über der Diagonalen liegt, zeigt die funktionale Beziehung zwischen korrekten Diagnosen und Fehldiagnosen. Je mehr von den Fällen mit Läsion der Diagnostiker korrekt beurteilen will, d.h. je niedriger seine Entscheidungsschwelle ist, desto mehr falsch-positive Diagnosen wird er stellen, und umgekehrt, je mehr falsch-positive Diagnosen er vermeiden will, desto weniger korrekt-positive Entscheidungen wird er fällen. Beim Vergleich von zwei Diagnostikern oder von diagnostischem Material ist der- oder dasjenige besser, dessen Kurve höher liegt.(1)

Nun zu den Ergebnissen des Experiments.
Mit den Daten aus dem ersten Teil, bei dem nur die ungefilterten Bilder beurteilt wurden, konnte bereits eine interessante Fragestellung beantwortet werden. Es war nämlich bisher unter diesen realistischen Bedingungen nicht untersucht worden, welche Dichtedifferenz eine Läsion aufweisen muß, damit sie mit einer bestimmten Sicherheit erkannt und diagnostiziert wird. In diesem Durchgang hat ein vierter Neurologe teilgenommen, der noch keine Erfahrung in der CT-Diagnostik hatte. Abbildung 7.3 zeigt die Beziehung zwischen der Dichtedifferenz der simulierten Läsionen (auf der Abszisse) und der subjektiven Sicherheit für die korrekte Diagnose (auf der Ordinate).

Die subjektive Sicherheit nimmt - wie erwartet - mit steigender Dichtedifferenz der Läsion zu. Die Kurven der einzelnen Diagnostiker spiegeln den unterschiedlichen persönlichen "Stil" wider, von dem bereits die Rede war. Je tiefer die Kurve liegt, desto höher ist die interne Entscheidungsschwelle. Der Neuling - die gepunktete Linie - gibt sich nicht weniger sicher, sondern eher sicherer als die erfahrenen Diagnostiker. Doch die Sicherheit allein sagt noch nichts über die diagnostische Leistung insgesamt aus. Die kritische Dichtedifferenz für das Diagnostizieren einer Läsion der beschriebenen Art liegt, wenn man eine subjektive Sicherheit von 50% heranzieht, zwischen 3,6 und 6,4 HU - in Abhängigkeit von der individuellen Entscheidungsschwelle.

----

(1) ROC-Kurven lassen sich meist nach einer geeigneten Transformation durch lineare Funktionen approximieren. Die Parameter einer solchen linearen Funktion charakterisieren dann die Entdeckbarkeit der Läsion durch den Beobachter und stellen ein Maß für die Beobachter-Leistung dar.

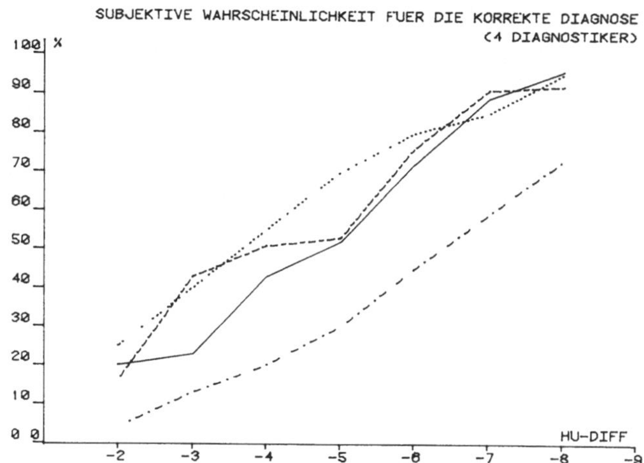

Abb. 7.3: Zusammenhang zwischen der Dichtedifferenz der simulierten
Läsionen und der subjektiven Sicherheit für die korrekte
Diagnose (für vier Diagnostiker)

Die Kurven dieser Abbildung sind Mittelwerte über alle simulierten
Läsionen. Ein zweites Ergebnis des Experiments ist, daß es deutliche
Unterschiede zwischen den Läsion-Serien gibt, die jeweils auf einem
Originalbild beruhen. Es gibt Bilder, deren Läsionen bereits bei einer
Dichtedifferenz von -3 mit großer Wahrscheinlichkeit erkannt werden,
und andere, die selbst bei -8 nicht mit Sicherheit als pathologisch
beurteilt werden. Der Grund für diese Unterschiede ist noch unklar. Es
kann an der unterschiedlichen Lokalisation der simulierten Läsionen
liegen, an der unterschiedlichen Bildqualität oder an möglicherweise
bei der Erstbefundung übersehenen tatsächlichen Läsionen.

Abbildung 7.4 zeigt die baseline der Diagnostik-Leistung in Form der
ROC-Kurven. Die erfahrenen Diagnostiker liegen relativ eng beieinan-
der, die Kurve des Neulings etwas darunter.

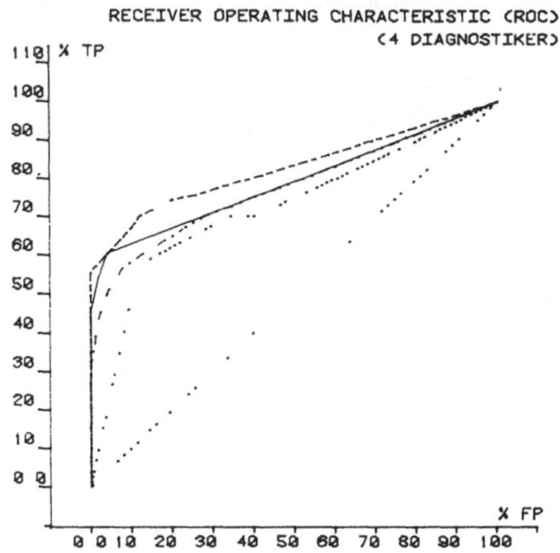

Abb. 7.4: ROC-Kurven der vier Diagnostiker - Beurteilung der ungefilterten Bilder

Beim Vergleich der Originale mit den modifizierten Bildern kann man
zunächst schauen, ob sich die subjektive Sicherheit für die korrekte
Diagnose verändert hat. Abbildung 7.5 zeigt getrennt für die Diagnostiker die Sicherheit vor (durchgezogene Linie) und nach der Verarbeitung der Bilder (gestrichelte Linie). Die gefilterten Bilder mit
Läsionen werden fast durchweg mit größerer Sicherheit beurteilt als
die Originale. Für sich genommen, spricht dieses Ergebnis für die Anwendung des Verfahrens bei diesem Diagnostikproblem.

Auch hier gibt es deutliche Unterschiede zwischen den einzelnen
Läsion-Serien, was die Erhöhung der Sicherheit angeht. Dazu ein paar
Beispiele. Die erste Serie zeigt eine deutliche Erhöhung der subjektiven Wahrscheinlichkeit bei zwei der drei Diagnostikern (Abbildung
7.6), bei der nächsten Serie hat sich nichts verändert (Abbildung
7.7), und bei der dritten ist die Sicherheit bei den ersten beiden
Diagnostikern sogar zurückgegangen (Abbildung 7.8). Allerdings ist das
ein Beispiel, bei dem die Sicherheit bei der Beurteilung der Originale
bereits bei sehr geringen Dichtedifferenzen inadäquat hoch war, sodaß
hier der Rückgang der subjektiven Wahrscheinlichkeit bei geringem
Kontrast eher positiv zu beurteilen ist.

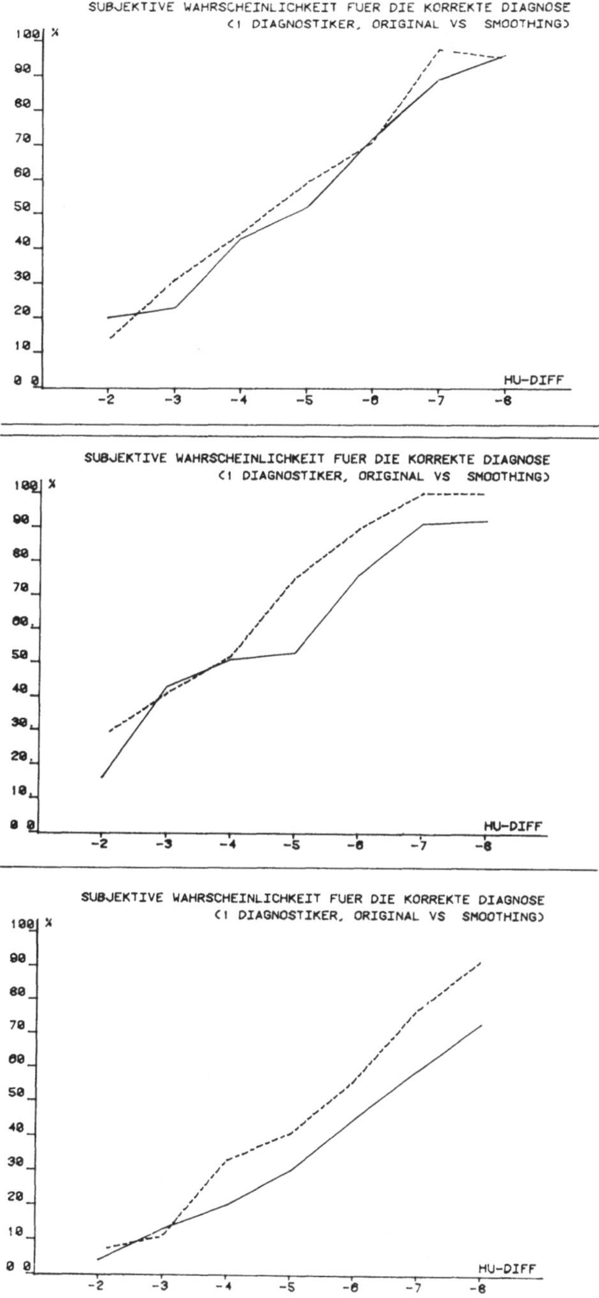

Abb. 7.5: Vergleich der subjektiven Sicherheit für die korrekte Diagnose vor (durchgezogene Linie) und nach der Verarbeitung der Bilder (gestrichelte Linie)

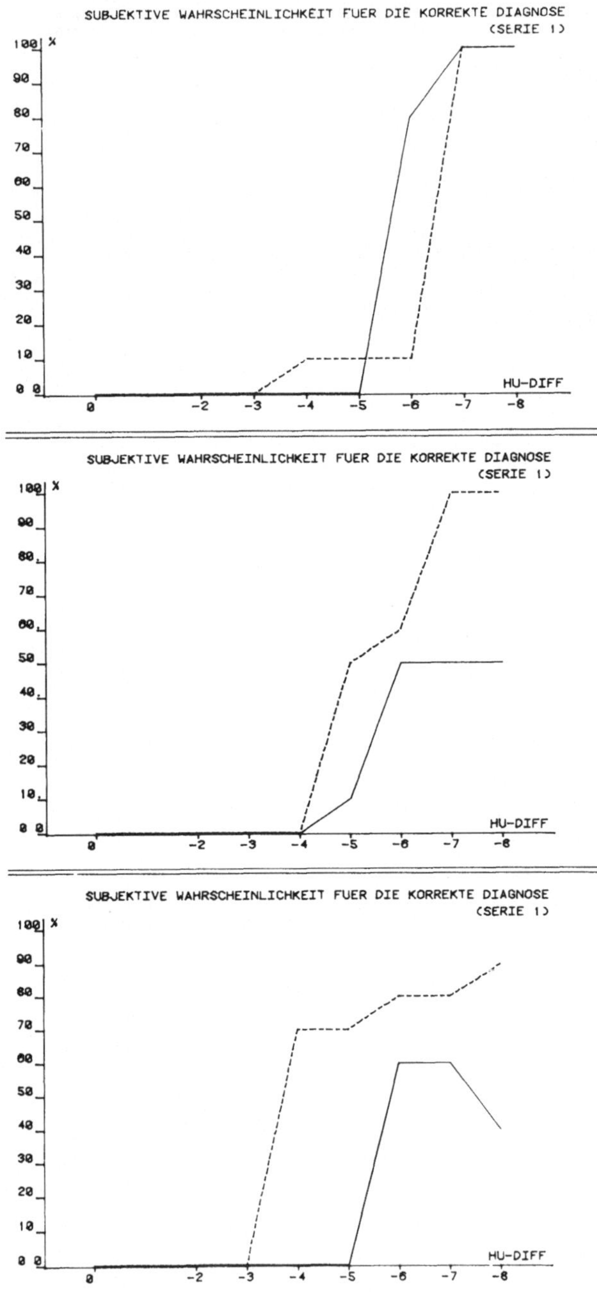

Abb. 7.6: Vergleich der subjektiven Sicherheit für die Diagnosen einer Simulations-Serie - vor (durchgezogene Linie) und nach der Verarbeitung der Bilder (gestrichelte Linie)

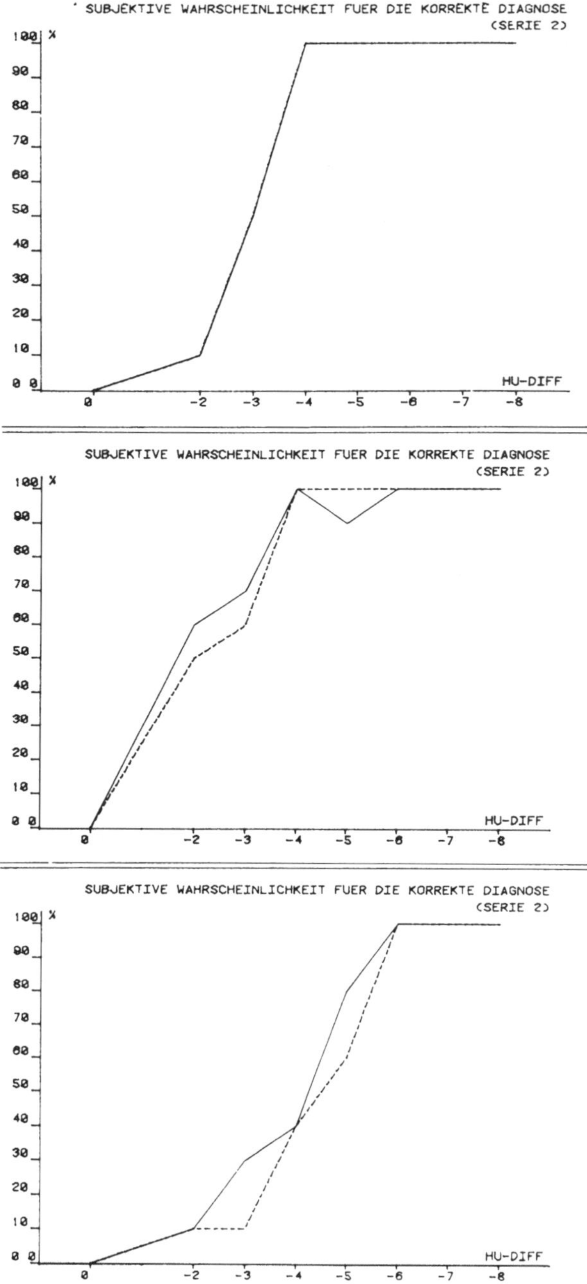

Abb. 7.7: Vergleich der subjektiven Sicherheit für die Diagnosen einer
Simulations-Serie — vor (durchgezogene Linie) und nach der
Verarbeitung der Bilder (gestrichelte Linie)

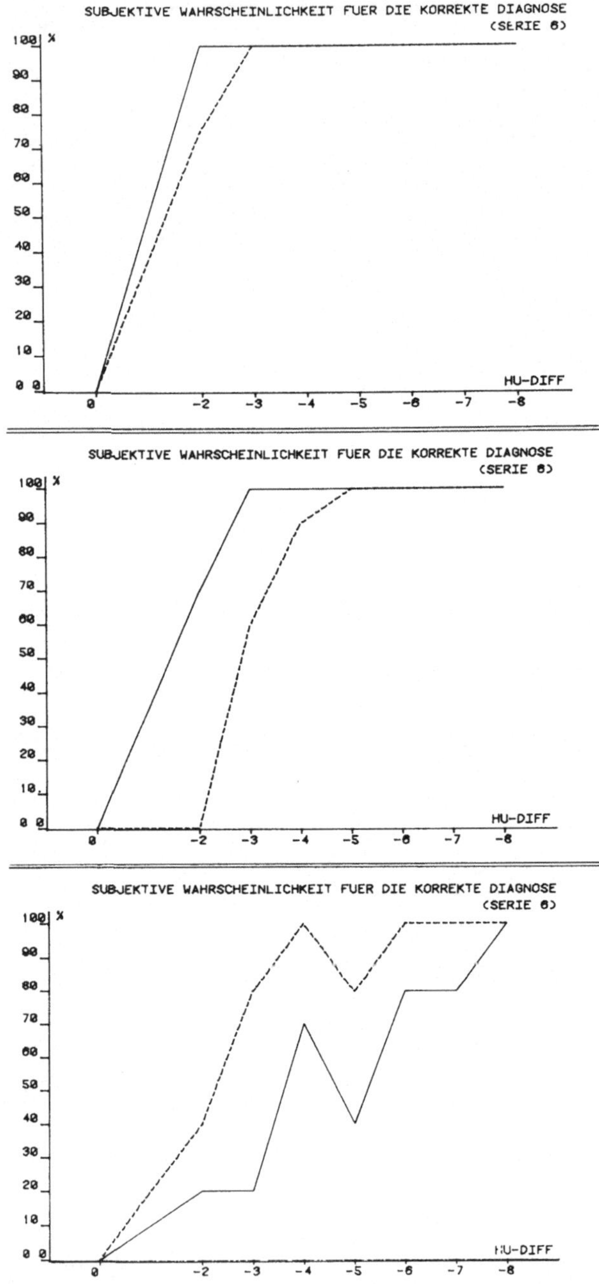

Abb. 7.8: Vergleich der subjektiven Sicherheit für die Diagnosen einer Simulations-Serie - vor (durchgezogene Linie) und nach der Verarbeitung der Bilder (gestrichelte Linie)

Diese Ergebnisse bezüglich der Sicherheit bei der Diagnostik können jedoch nur dann als Verbesserung bewertet werden, wenn sich die Diagnostik-Leistung insgesamt nicht verschlechtert hat. Abbildung 7.9 zeigt, daß das in der Tat nicht der Fall ist. Der erste Diagnostiker (oben) hat sich bei den Diagnosen verbessert, die er mit geringer Wahrscheinlichkeit gestellt hat, also vor allem bei der Entdeckung von Läsionen mit geringem Kontrast. Das gleiche trifft auch auf den zweiten Diagnostiker zu, der aber bei höheren Entscheidungsschwellen etwas mehr falsch-positive Diagnosen stellt als mit den Originalbildern. Der dritte Diagnostiker hat aus der Verarbeitung der Bilder am meisten profitiert.

Zusammenfassend kann man feststellen, daß die Reduktion des Rauschens in den CT-Bildern mit dem beschriebenen Verfahren bei der beschriebenen Fragestellung, sowohl was die subjektive Sicherheit als auch was die Korrektheit der Diagnosen angeht, im Schnitt zu einer Verbesserung der Diagnostik führt. Erwähnenswert ist noch, daß diese Verbesserung nicht mit dem subjektiven Eindruck der Diagnostiker übereinstimmt, die die modifizierten Bilder schwerer zu beurteilen fanden als die Originale.

Das beschriebene Experiment zeigt ein mögliches Vorgehen zur Überprüfung des klinischen Nutzens der Bildverarbeitung in diesem Anwendungsbereich. Es ist außerdem ein Beispiel dafür, welche Möglichkeiten das entwickelte Bildverarbeitungs-System neben seinem Einsatz in der neuroradiologischen Diagnostik bietet. In weiteren Experimenten kann nun überprüft werden, welche Verfahren bei welchen Fragestellungen dem Arzt zusätzliche Information liefern und damit die Diagnostik verbessern.

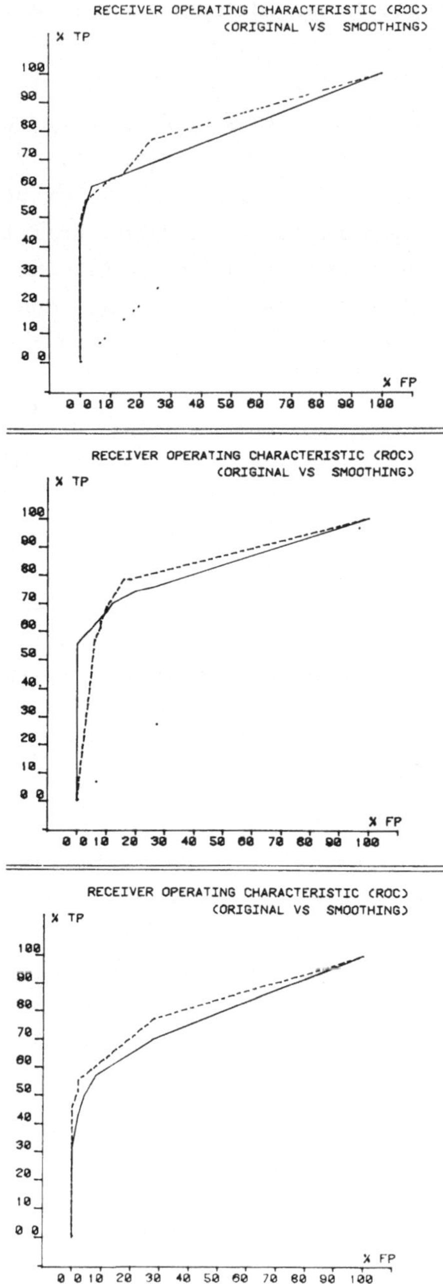

Abb. 7.9: Vergleich der Diagnostik-Leistung vor (gestrichelte Linie) und nach der Verarbeitung der Bilder (durchgezogene Linie) in Form von ROC-Kurven

A N H A N G

B i l d m a t e r i a l

B i l d m a t e r i a l

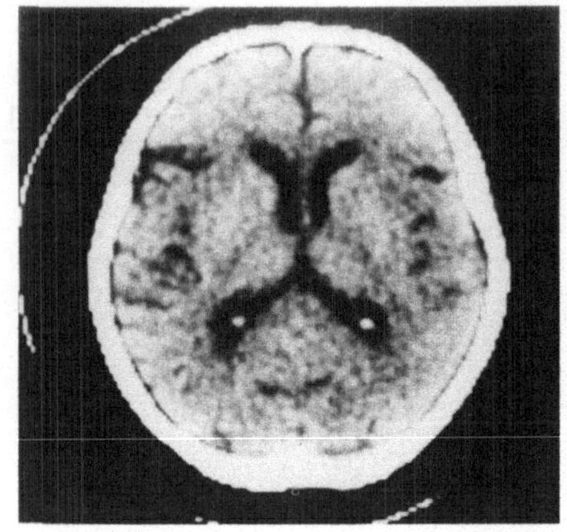

Abb. A.1: Normales Computer-Tomogramm.
Der Schädelknochen (hohe Dichte) wird weiß, das Gehirngewebe (mittlere Dichte) grau und der Liquor (geringe Dichte) schwarz dargestellt.

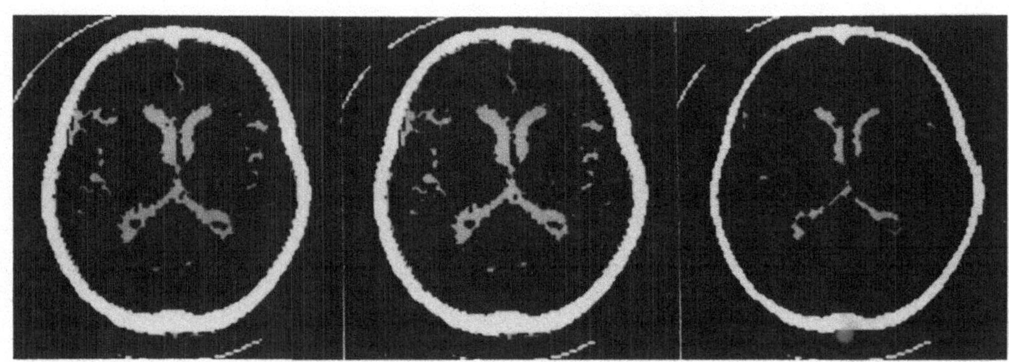

Abb. A.2: Anwendung von Funktionen zur Verbesserung der Segmentierung der Ventrikelfläche
a) segmentierte Version von A.1, b) nach Anwendung der ersten, c) nach Anwendung der zweiten Funktion (siehe Text).

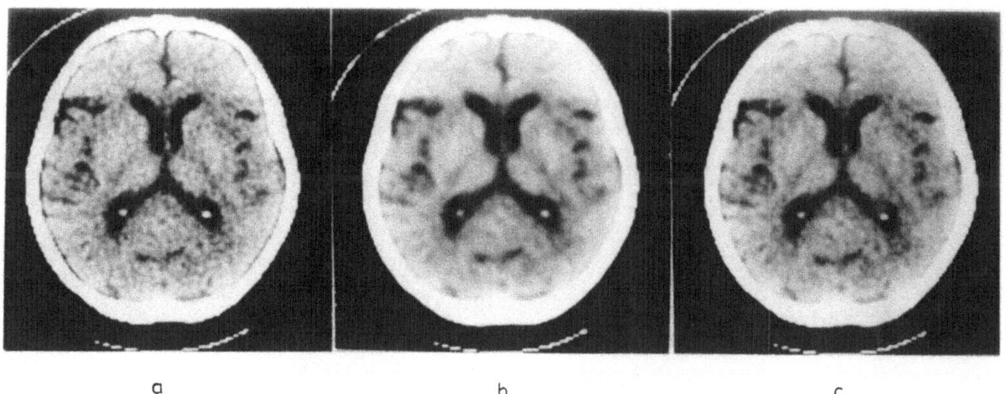

a   b   c

Abb. A.3: Reduktion des Rauschens durch gleitende Mittelung
a) Original, b) gefiltertes Bild mit Gewicht G=1, c) G=10.

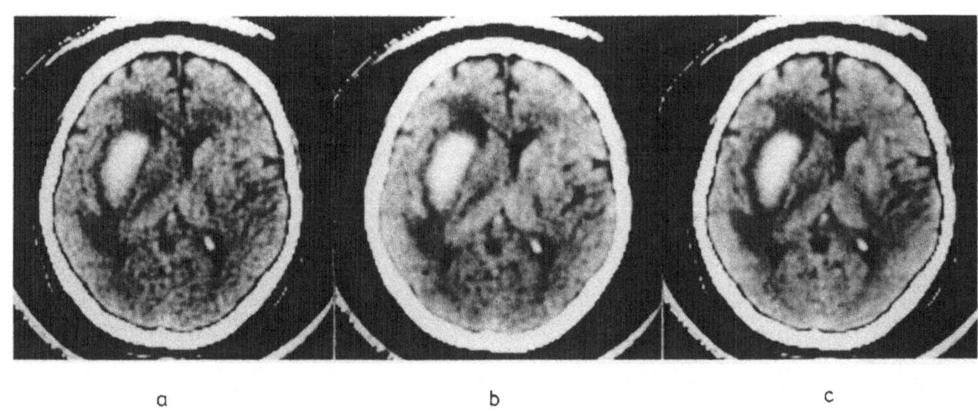

a   b   c

Abb. A.4: Effekt der gleitenden Mittelung
a) Original ("normal accuracy"), b) das mit G=14 gefilterte
Bild erreicht annähernd die Qualität des Bilds c), das mit
vierfacher Röntgenenergie erzeugt wurde.

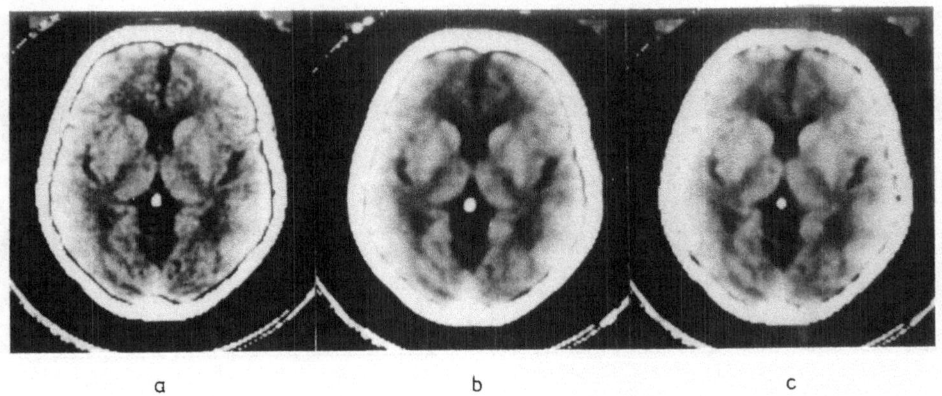

Abb. A.5: Vergleich der gleitenden Mittelung mit dem Medianfilter
a) Original, b) gleitende Mittelung mit G=1, c) Medianfilterung.

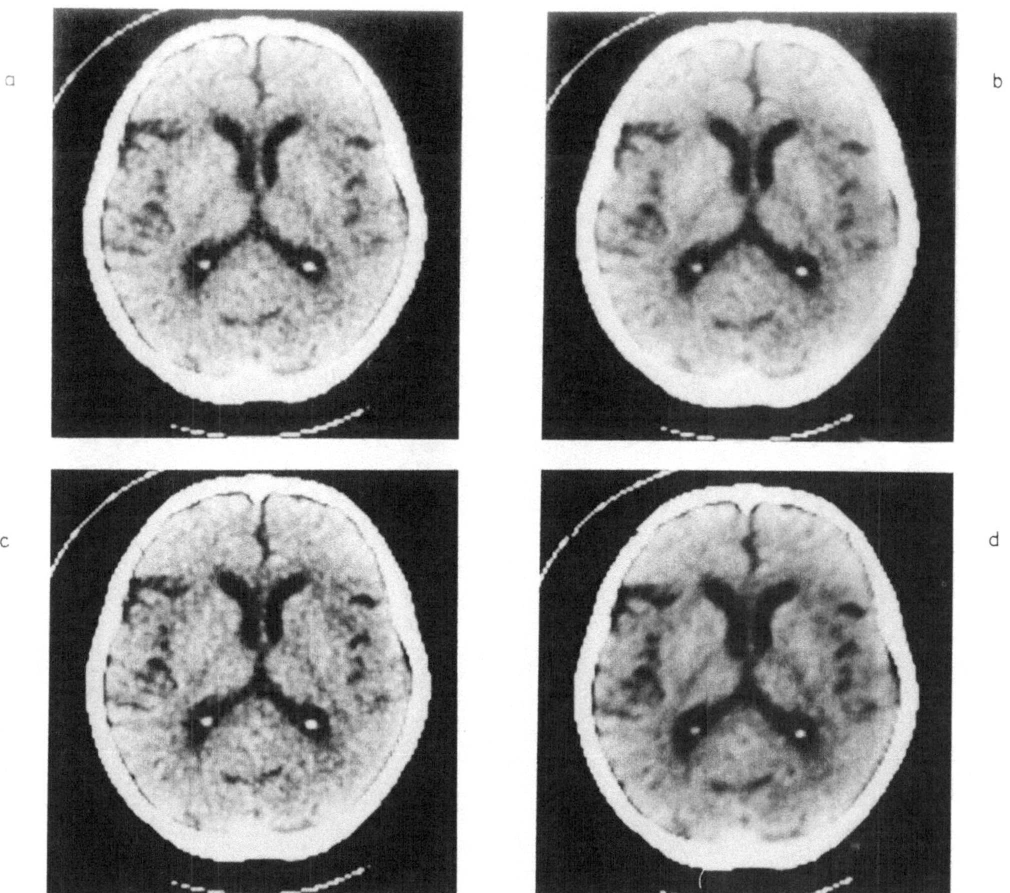

Abb. A.6: Adaptives Smoothing
a) Original, b) gleitende Mittelung, c) Adaptives Smoothing
mit k=5, d) k=100 (mit zweifacher Iteration).

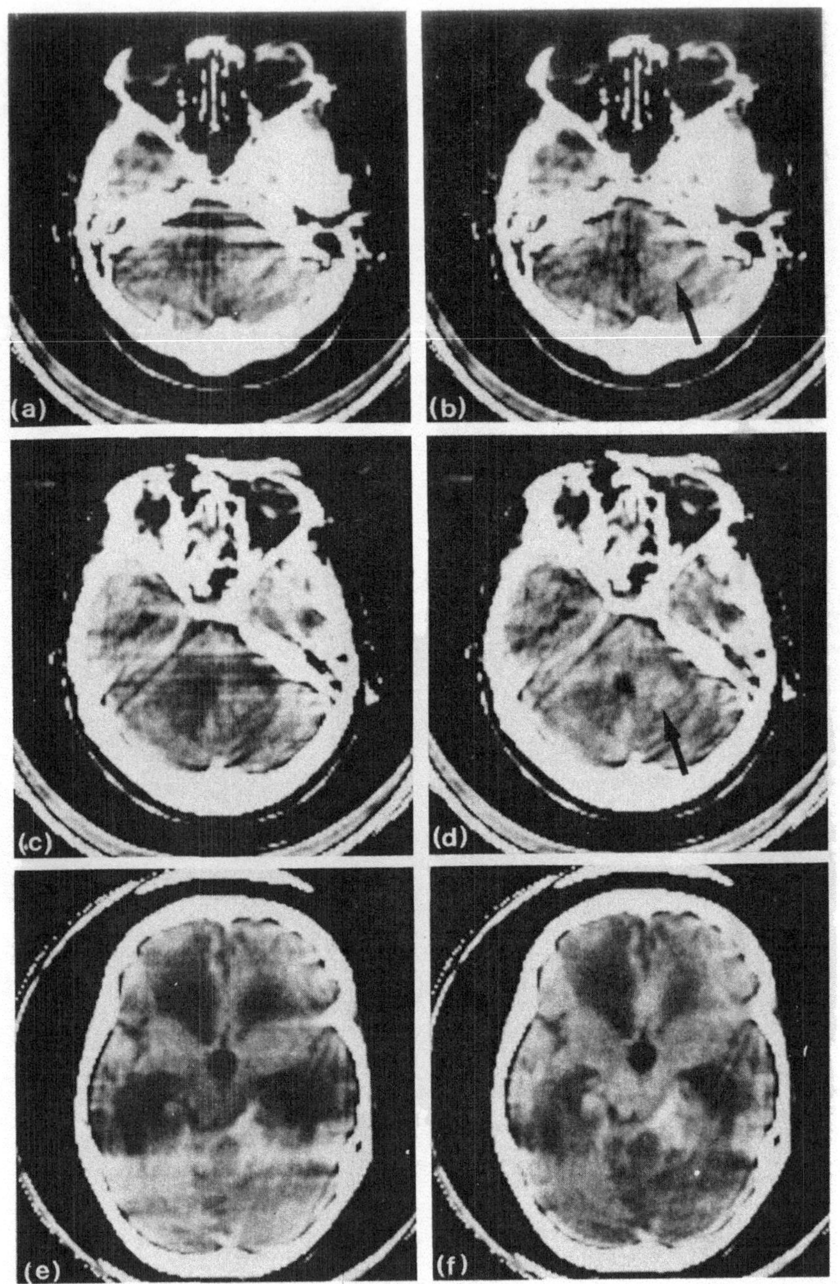

Abb. A.7: Anwendung des Verfahrens zur Korrektur von Streifenartefak-
ten
a,c,e) Originale, b,d,f) nach der Korrektur – der Tumor
(Pfeile) ist besser zu erkennen und abzugrenzen (HENRICH
1980, Fig. 3).

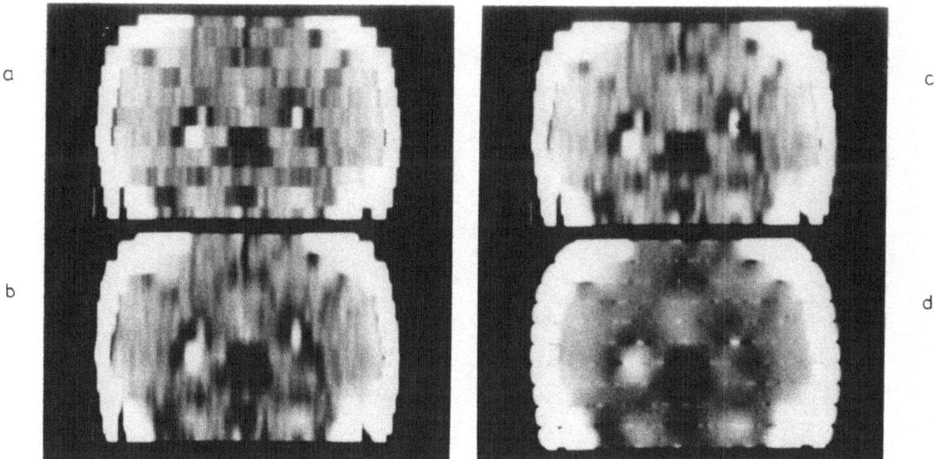

Abb. A.8: Erzeugung eines coronalen Schnittbilds aus zehn axialen Schichten
a) ohne Interpolation, b) mit Gewichtsvektor a aus Tab. 4.2, c) mit Gewichtsvektor b, d) mit einer Gewichtsmatrix.

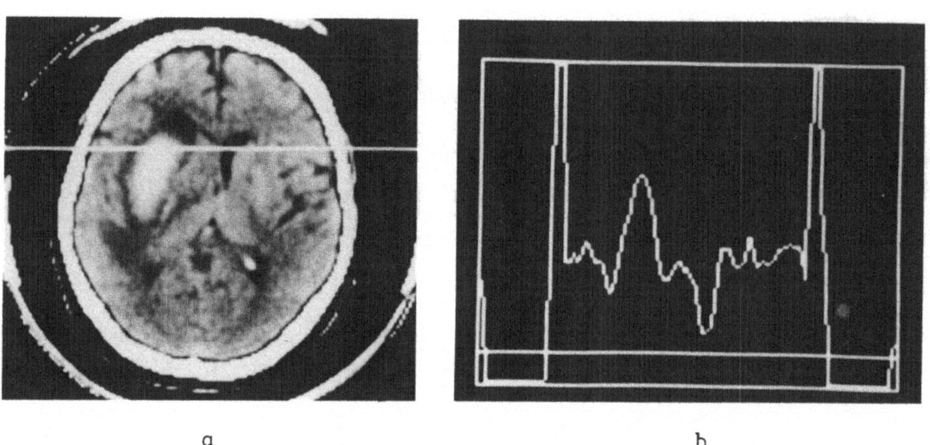

Abb. A.9: Zeilenprofil der Dichtewerte
a) Original, b) Dichteprofil der markierten Zeile.

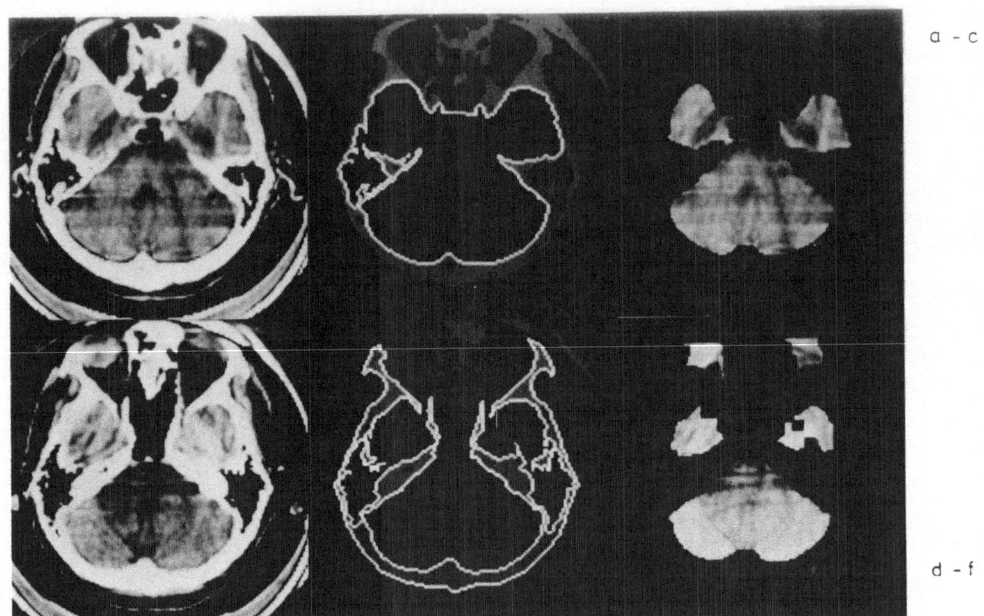

Abb. A.10: Anwendung des Algorithmus zum Löschen des Knochens
a,d) Originale, b,e) markierte Knochenkontur, c,f) nach dem
Löschen des Knochens und der Information außerhalb des
Knochens (HENRICH, MAI & BACKMUND 1979, Fig. 3).

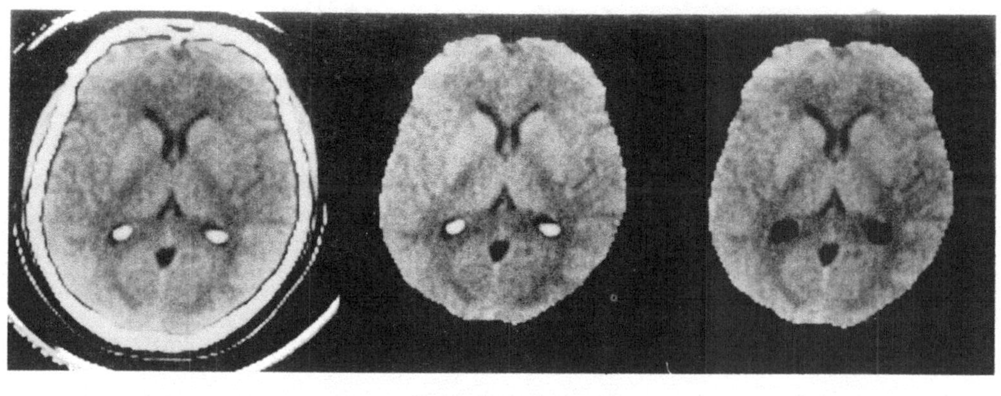

a   b   c

Abb. A.11: Beispiel für das Löschen von Verkalkungen innerhalb des Gehirns
a) Original, b) nach dem Loschen des Knochens; c) zusatzliches Loschen der Verkalkungen (HENRICH, MAI & BACKMUND 1979, Fig. 4).

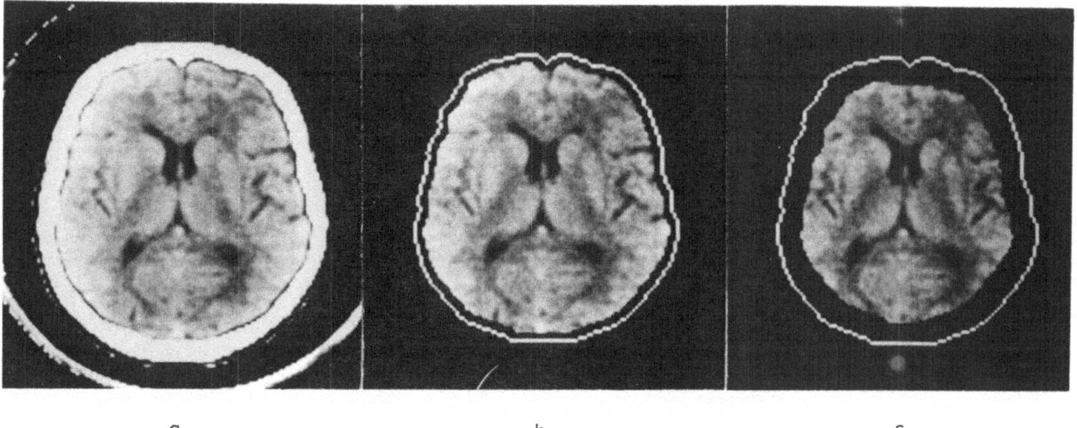

a   b   c

Abb. A.12: Fallbeispiel fur den Hemisphären-Vergleich
a) Original, b) analysierte Gehirnregion (2 pixel innerhalb der Knochenkontur), c) analysierte Gehirnregion (6 pixel innerhalb der Knochenkontur).

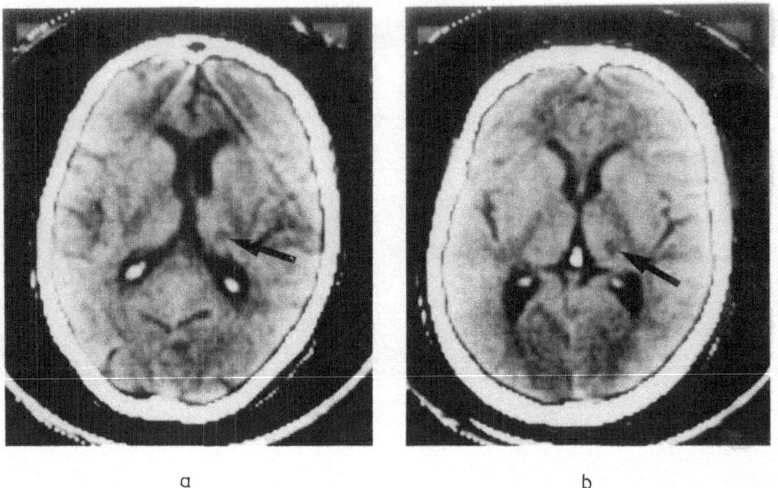

Abb. A.13: Thalamus-Nekrosen
          a) echte Läsion, b) simulierte Läsion.

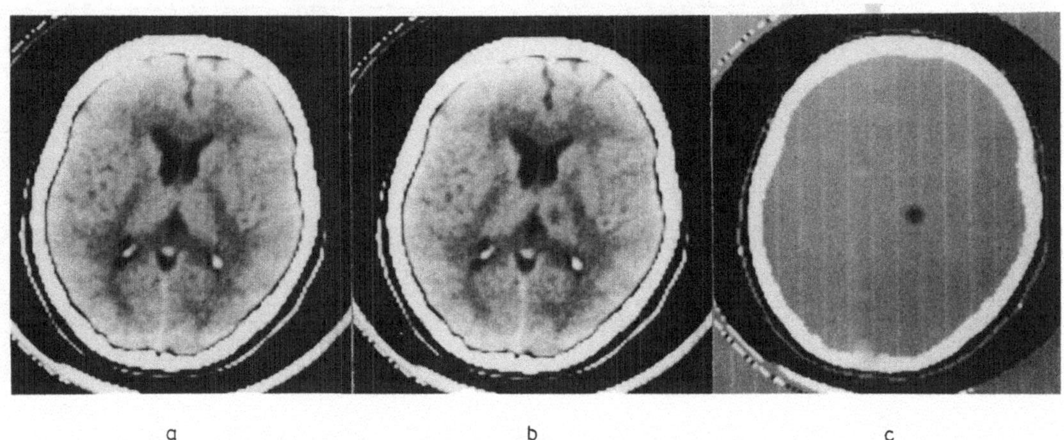

Abb. A.14: Simulation einer Thalamus-Nekrose
          a) Normales CT-Bild, b) mit simulierter Läsion, c) Diffe-
          renz zwischen a) und b) zeigt die Läsion allein.

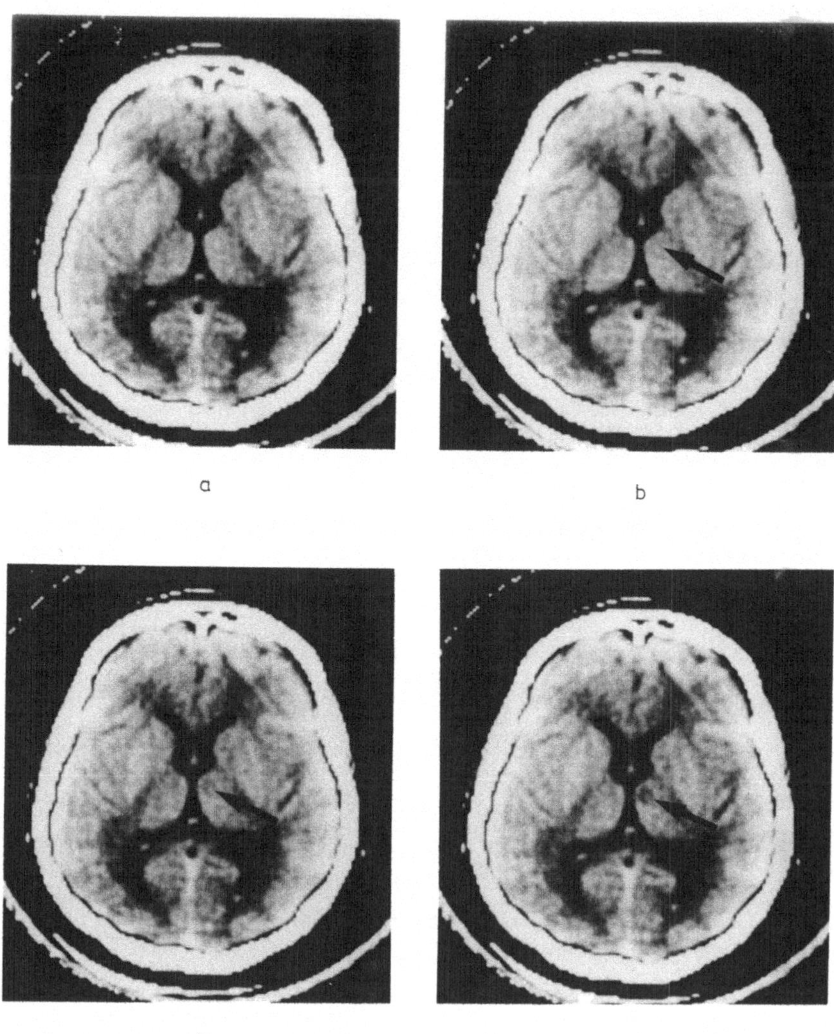

a   b

c   d

Abb. A.15: Vier Bilder einer Serie von acht Bildern mit simulierten Läsionen, deren Dichtedifferenz von -2 bis -8 ansteigt a) Original, b) Dichtedifferenz -2, c) -5, d) -8.

LITERATUR

Abele, L. & Lange, C.
    Konturfindungsalgorithmen und ihre Anwendung auf dem Gebiet der
    medizinischen Bildverarbeitung.
    In: Triendl, E. (Hrsg.): Bildverarbeitung und Mustererkennung.
    Springer-Verlag, Berlin, 327-333, 1978

Abele, L.W. & Wahl, F.M.
    A digital procedure for boundary detection and elimination of
    background in cytological images.
    In: Shires, D.B. & Wolf, A. (Eds.): MEDINFO 77. North-Holland
    Publishing Company, Amsterdam, 1035-1038, 1977

Ackerman, L.A.
    A motion picture of the brain.
    Paper presented at the Montreal First International Symposium on
    Computerized Axial Tomography, 1974

Aggarwal, J.K. & Duda, R.O. (Eds.)
    Special issue on digital filtering and image processing.
    IEEE Trans. Circ. Syst. CAS-22, 161-304, 1975

Akutagawa, W.M., Huth, G.C., Levis, R.E., Drianis, G.C. & Davis, R.L.
    Increased tissue differentiation using colour display of mul-
    tiple-energy CT-scans.
    Radiology 134, 739-756, 1980

Alfidi, R.J., MacIntyre, W.J. & Haaga, R.
    The effects of biological motion on CT resolution.
    Am. J. Roentgenol. 127, 11-15, 1976

Allen, J.C., Thaler, H.T., Deck, M.D.F. & Rottenberg, D.A.
    Leukoencephalopathy following high-dose intravenous methotrexate
    chemotherapy: Quantitative assessment of white matter attenuation
    using computed tomography.
    Neuroradiology 16, 44-47, 1978

Alvarez, R.E. & Macovski, A.
    Energy-selective reconstructions in x-ray computerized tomography.
    Phys. Med. Biol. 21, 733-744, 1976

Alvarez, R.E. & Seppi, E.
    A comparison of noise and dose in conventional and energy-selec-
    tive CT.
    IEEE Trans. Nucl. Sci. NS-26, 2853-2856, 1979

Alvarez, R.E. & Stonestrom, J.P.
    Optimal processing of computed tomography images using experimen-
    tally measured noise properties.
    J. Comput. Assist. Tomogr. 3, 77-84, 1979

Ambrose, J.
    Computerized transverse axial scanning (tomography): Part 2. Cli-
    nical application.
    Br. J. Radiol. 46, 1023-1047, 1973

Ambrose, J., Gooding, M.R., Griver, J. & Richardson, A.E.
    A quantitative study of the EMI values obtained for normal brain
    cerebral infarction and certain tumours.
    Br. J. Radiol. 49, 827-830, 1976

Anderson, G.L. & Netravali, A.N.
    Image restoration based on a subjective criterion.
    IEEE Trans. Syst. Man Cybern. SMC-6, 845-853, 1976

Anderson, J. & Forsythe, J.M. (Eds.)
    MEDINFO 74 (Volume 1, Volume 2).
    Proc. of the First World Conference on Medical Informatics
    (Stockholm, 1974). North-Holland Publishing Company, Amsterdam;
    American Elsevier Publishing Company, New York, 1974

Andrews, H.C.
    Computer techniques in image processing.
    Academic Press, New York, 1970

Andrews, H.C.
    Digital image processing.
    IEEE Spectrum, 38-49, 1979

Andrews, H.C. (Ed.)
    Special issue on digital picture processing.
    Computer 7, 17-87, 1974

Andrews, H.C. & Enloe, L.H. (Eds.)
    Special issue on digital picture processing.
    Proc. IEEE 60, 766-898, 1972

Andrews, H.C. & Hunt, B.R.
    Digital image restoration.
    Prentice-Hall, Englewood Cliffs (New Jersey), 1977

Arimitsu, T., DiChiro, G., Brooks, R.A. & Smith, P.B.
    White-gray matter differentiation in computed tomography.
    J. Comput. Assist. Tomogr. 1, 437-442, 1977

Arnemann, S. & Tasto, M.
    Generation halftone pictures on graphic computer terminals using
    run length coding.
    Comput. Graph. Image Process. 2, 1-11, 1973

Artzy, E.
    Display of three dimensional information in computed tomograms.
    Comput. Graph. Image Process. 9, 196-198, 1979

Avrin, D.E., Macovski, A. & Zatz, L.M.
    Clinical application of Compton and photo-electric reconstruction
    in computed tomography: Preliminary results.
    Invest. Radiol. 13, 217-222, 1978

Axel, L.
    Cerebral blood flow determination by rapid-sequence computed
    tomography.
    Radiology 137, 679-686, 1980

Axelsson, B.
An investigation of the slice geometry of the EMI head scanner.
J. Comput. Assist. Tomogr. 1, 187-190, 1977

Banna, M.
The ventriculo-cephalic ratio on computed tomography.
J. Can. Radiol. 28, 208-210, 1977

Barrett, H.H., Gordon, S.K. & Hershel, R.S.
Statistical limitations in transaxial tomography.
Comput. Biol. Med. 6, 307-323, 1976

Barron, S.A., Jacobs, L. & Kinkel, W.R.
Changes in size of normal lateral ventricles during aging by CT.
Neurology 26, 1011-1013, 1976

Batnitzky, S., Price, H.I., Cook, P.N., Cook, L.T. & Dwyer III, S.J.
Three-dimensional computer reconstruction from surface contours
for head CT examinations.
J. Comput. Assist. Tomogr. 5, 60-67, 1981

Beck, R.N.
Nomenclature for Fourier transforms of spread functions of imaging
system used in nuclear medicine.
J. Nucl. Med. 13, 704-705, 1972

Belanger, M.G., Yasnoff, W.A., Penn, R.D. & Bacus, J.W.
Automated scene analysis of CT scans.
Comput. Tomogr. 3, 201-211, 1979

Bell P.R. & Dougherty, J.M.
Nonlinear image processing methods.
IEEE Trans. Nuc. Sci. NS-25, 928-938, 1978

Bellon, E.M., Miraldi, F.D. & Wiesen, E.J.
Performance evaluation of computed tomography scanner using a
phantom model.
Am. J. Roentgenol. 132, 345-352, 1979

Bergstroem, M. & Greitz, T.
Stereotaxic computed tomography.
Am. J. Roentgenol. 127, 167-170, 1976

Bergstroem, M. & Sundman, R.
Picture processing in computer tomography.
Am. J. Roentgenol. 127, 17-21, 1976a

Bergstroem, M. & Sundman, R.
Analysis of regions of interest in EMI scans.
Br. J. Radiol. 49, 549-550, 1976b

Biberman, L.M. (Ed.)
Perception of displayed information.
Plenum Press, New York, 1973

Bischof, C.J. & Ehrhardt, J.C.
Modulation transfer function of the EMI CT head scanner.
Med. Phys. 4, 163-167, 1977

Blesser, B. & Ozonoff, D.
    A model for the radiologic process.
    Radiology 103, 515-521, 1972

Bottomley, P.A.
    NMR imaging techniques and applications: A review.
    Rev. Sci. Instrum. 53, 1319-1337, 1982

Bracewell, R.N. & Riddle, A.C.
    Inversion of fan-beam scans in radioastronomy.
    Astrophys. J. 150, 427-434, 1967

Brassow, F. & Baumann, K.
    Volume of brain ventricles in man determined by computer tomogra-
    phy.
    Neuroradiology 16, 187-189, 1978

Brigham, E.O.
    The fast Fourier transform.
    Prentice-Hall, Englewood Cliffs (New Jersey), 1974

Brooks, M.J.
    Rationalizing edge detectors.
    Comput. Graph. Image Process. 8, 277-285, 1978

Brooks, R.A.
    A quantitative theory of the Hounsfield unit and its application
    to dual energy scanning.
    J. Comput. Assist. Tomogr. 1, 487-493, 1977

Brooks, R.A. & DiChiro, G.
    Theory of image reconstruction in computed tomography.
    Radiology 117, 561-572, 1975

Brooks, R.A. & DiChiro, G.
    Principles of computer assisted tomography (CAT) in radiographic
    and radioisotopic imaging.
    Phys. Med. Biol. 21, 689-732, 1976a

Brooks, R.A. & DiChiro, G.
    Statistical limitations in x-ray reconstructive tomography.
    Med. Phys. 3, 237-240, 1976b

Brooks, R.A. & DiChiro, G.
    Slice geometry in computer assisted tomography.
    J. Comput. Assist. Tomogr. 1, 191-199, 1977

Brooks, R.A. & DiChiro, G.
    Split detector computed tomography. A preliminary report.
    Radiology 126, 255-257, 1978

Brooks, R.A., DiChiro, G. & Keller, M.R.
    Explanation of cerebral white-gray contrast in computed tomogra-
    phy.
    J. Comput. Assist. Tomogr. 4, 489-491, 1980

Brooks, R.A., Glover, G.H., Talbert, A.J., Eisner, R.L. & DiBianca,
    F.A.
    Aliasing: A source of streaks in computed tomograms.

J. Comput. Assist. Tomogr. 3, 511-518, 1979

Brooks, R.A., Mitchell, L.G., O'Connor, C.M. & DiChiro, G.
    On the relationship between computed tomography numbers and spe-
    cific gravity.
    Phys. Med. Biol. 26, 141-147, 1981

Brooks, R.A., Weiss, G.H. & Talbert, A.J.
    A new approach to interpolation in computed tomography.
    J. Comput. Assist. Tomogr. 2, 577-585, 1978

Buchmann, F.
    Modern CT-systems.
    Vortrag, gehalten auf dem Symposium "Ganzkörper-Computertomogra-
    phie", Heidelberg, 1977

Budinger, T.F. & Gullberg, G.T.
    Three-dimensional reconstruction in nuclear medicine emission
    imaging.
    IEEE Trans. Nucl. Sci. NS-21, 3, 2-20, 1974

Byrd, S.E., Harwood-Nash, D.C., Barry, J.F., Fitz, R. & Boldt, D.W.
    Coronal computed tomography of the skull and brain in infants and
    children. Part I: Technique and results. Part II: Clinical value.
    Radiology 124, 705-714, 1977

Caille, J.M., Billerey, J., Renou, A.M. & Constant, P.
    Cerebral blood volume and water extraction from cerebral paren-
    chyma by hyperosmolar contrast medium.
    Neuroradiology 16, 579-582, 1978a

Caille, J.M., Constant, P., Billerey, J. & Renon, A.M.
    Variations in the measurement of regional cerebral blood volume by
    CAT.
    Comput. Tomogr. 2, 63-68, 1978b

Cann, C.E. & Genant, H.K.
    Precise measurement of vertebral mineral content using computed
    tomography.
    J. Comput. Assist. Tomogr. 4, 493-500, 1980

Chapman, R.W.G., Williams, G., Bydder, G., Dick, R., Sherlock, S. &
    Kreel, L.
    Computed tomography for determining liver iron content in primary
    haemochromatosis.
    Br. Med. J. 280, 440-442, 1980

Chesler, D.A. & Riederer, S.J.
    Ripple suppression during reconstruction in transverse tomography.
    Phys. Med. Biol. 20, 632-636, 1975

Chesler, D.A., Riederer, S.J. & Pelc, N.J.
    Noise due to photon counting statistics in computed x-ray tomo-
    graphy.
    J. Comput. Assist. Tomogr. 1, 64-74, 1977

Chew, E., Weiss, G.H., Brooks, R.A. & DiChiro, G.
    Effect of CT noise on detectability of test objects.
    Am. J. Roentgenol. 131, 681-685, 1978

Chien, Y.P.
    Interactive pattern recognition: Techniques and systems.
    Computer 9, 11-25, 1976

Chien, Y.P. & Fu, K.S.
    A decision function method for boundary detection.
    Comput. Graph. Image Process. 3, 125-140, 1974

Cho, Z.H.
    General views on 3-D image reconstruction and computerized trans-
    verse axial tomography.
    IEEE Trans. Nucl. Sci. NS-21, 44-71, 1974

Cho, Z.H. & Ahn, I.
    Computer algorithm for the tomographic image reconstruction with
    x-ray transmission scans.
    Comput. Biol. Res. 8, 8-25, 1975

Cho, Z.H. & Burger, J.R.
    Construction, restoration and enhancement of 2 and 3-dimensional
    images.
    IEEE Trans. Nuc. Sci. NS-24, 886-899, 1977

Cho, Z.H., Chan, J.K., Hall, E.L., Kruger, R.P. & McCaughey, D.G.
    A comparative study of 3-D image reconstruction algorithms with
    references to number of projections and noise filtering.
    IEEE Trans. Nucl. Sci. NS-22, 344-358, 1975

Citrin, C.M.
    Direct coronal computed tomography of the orbits employing a de-
    dicated head scanner.
    Comput. Tomogr. 3, 291-304, 1979

Cohen, G.
    Threshold perceptibility measurement in CT. (Abstr.)
    Med. Phys. 6, 360, 1979

Cohen, G. & DiBianca, F.A.
    The use of contrast-detail-dose evaluation of image quality in a
    computed tomographic scanner.
    J. Comput. Assist. Tomogr. 3, 189-195, 1979

Collard, M. & Dupont, H.
    Critical study of the errors in brain tomodensitometry.
    In: Bories, J. (Ed.): The diagnostic limitations of computerized
    axial tomography. Springer-Verlag, Berlin, 178-189, 1978

Conners, R.W. & Harlow, C.A.
    Equal probability quantizing texture analysis of radiographic
    images.
    Comput. Graph. Image Process. 8, 447-463, 1978

Cook, L.T., Cook, P.N., Lee, K.R., Batnitzky, S., Wong, B.Y.S., Fritz,
    S.L., Ophir, J., Dwyer III, S.J., Bigongiari, L.R. & Templeton,
    A.W.
    An algorithm for volume estimation based on polyhedral approxima-
    tion.
    IEEE Trans. Biomed. Eng. BME-27, 493-500, 1980

Cormack, A.M.
    Representation of a function by its line integrals with some ra-
    diological applications. Part I.
    J. Appl. Phys. 34, 975-983, 1963

Cormack, A.M.
    Representation of a function by its line integrals with some ra-
    diological applications. Part II.
    J. Appl. Phys. 35, 2908-2913, 1964

Cormack, A.M.
    Early two-dimensional reconstruction (CT scanning) and recent to-
    pics stemming from it.
    J. Comput. Assist. Tomogr. 4, 658-664, 1980

Cornsweet, T.N.
    Visual perception.
    Academic Press, New York, 1970

Correia, J.A., Davis, K.R., Kharasch, M., Chesler, D.A. & Taveras,
    J.M.
    Production of thin CT sections and coronal and sagittal images by
    spatial filtering.
    J. Comput. Assist. Tomogr. 4, 83-90, 1980

Datta, R., Datta, S., McDavid, W.D. & Waggener, R.G.
    Electron beam depth dose scaling by means of effective atomic
    number reconstructed from CT scans.
    Med. Phys. 6, 526-529, 1979

Davis, D.O., Dan Marden, R.T. & Staples, G.S.
    A head-holding device for computed tomography.
    Radiology 117, 480, 1975

Davis, K.R., Taveras, J.M., New, P.F.J., Schnur, J.A. & Roberson, G.H.
    Cerebral infarction diagnosis by computerized tomography. Analysis
    and evaluation of findings.
    Am. J. Roentgenol. 124, 643-660, 1975

Davis, L.S.
    A survey of edge detection techniques.
    Comput. Graph. Image Process. 4, 248-270, 1975

Davis, L.S. & Rosenfeld, A.
    Noise cleaning by iterated local averaging.
    IEEE Trans. Syst. Man Cybern. SMC-8, 705-710, 1978

DeRosier, D.J. & Klug, A.
    Reconstruction of three-dimensional structures from electron
    micrographs.
    Nature 217, 130-134, 1968

Delavelle, J. & Megret, M.
    CT sagittal reconstruction of posterior fossa tumors.
    Neuroradiology 19, 81-88, 1980

DiChiro, G., Arimitsu, T., Brooks, R.A., Morgenthaler, D.G., Johnson,
    G.S., Jones, A.E. & Keller, M.R.
    Computed tomography profiles of periventricular hypodensity in

hydrocephalus and leukoencephalopathy.
Radiology 130, 661-666, 1979

DiChiro, G., Brooks, R.A., Dubal, L. & Chew, E.
The apical artifact: Elevated attenuation values toward the apex
of the skull.
J. Comput. Assist. Tomogr. 2, 65-70, 1978

Dobben, G.D., Valvassori, G.E., Mafee, M.F. & Berninger, W.H.
Evaluation of brain circulation by rapid rotational computed
tomography.
Radiology 133, 105-111, 1979

Dodwell, P.C.
Visual pattern recognition.
Holt, Rinehart & Winston, New York, 1970

Drukier, A.K.
Contrast in computerized transverse axial tomography of brain.
Phys. Med. Biol. 22, 912-918, 1977

Du Boulay, G.H., Fairbairn, D. & Paden, R.S.
Precise re-positioning of the head for serial CT examinations.
Neuroradiology 16, 625-626, 1978

Dubal, L. & Wiggli, U.
Tomochemistry of the brain.
J. Comput. Assist. Tomogr. 1, 300-307, 1977

Duda, R.O. & Hart, P.E..
Pattern classification and scene analysis.
John Wiley & Sons, New York, 1973

Duerinckx, A.J. & Macovski, A.
Polychromatic streak artifacts in computed tomography images.
J. Comput. Assist. Tomogr. 2, 481-487, 1978

Duerinckx, A.J. & Macovski, A.
Nonlinear polychromatic and noise artifacts in X-ray computed
tomography images.
J. Comput. Assist. Tomogr. 3, 519-526, 1979

Duerinckx, A.J., Zatz, L.M. & Macovski, A.
Non-linear smoothing filters amd noise structure in computed
tomography (CT) scanning: A preliminary report.
Proc. SPIE 152, 19-25, 1978

Eaves, G.N.
Image processing in the biomedical sciences.
Comput. Biomed. Res. 1, 112-123, 1967

Eaves, G.N. & Ramsey, D.M.
Survey of image processing phases.
In: Ramsey, D.M. (Ed.): Image processing in biological sciences.
University of California Press, Berkeley, 5-8, 1968

Eberlein, R.B.
An interative gradient edge detection algorithm.
Comput. Graph. Image Process. 5, 245-253, 1976

Eberlein, R.B. & Weszka, J.S.
    Mixtures of derivative operators as edge detectors.
    Comput. Graph. Image Process. 4, 180-183, 1975

Engel, J.M.
    Thermography - Technik und klinische Anwendung.
    Deutsches Ärzteblatt 44, 2877-2886, 1979

Enzmann, D.R. & Lane, B.
    Cranial computed tomography findings in anorexia nervosa.
    J. Comput. Assist. Tomogr. 1, 410-414, 1977

Federle, M.P., Moss, A.A., Boyd, D.P. & Royal, S.A.
    Coronal and sagittal reconstructions using a 4.8 second CT body
    scanner. Developments and applications.
    Am. J. Roentgenol. 133, 625-632, 1979

Felix, R., Kazner, E. & Wegener, O.H. (Eds.)
    Contrast media in computed tomgraphy.
    Excerpta Medica, Amsterdam, 1981

Fenster, A.
    Split xenon detector for tomochemistry in computed tomography.
    J. Comput. Assist. Tomogr. 2, 243-252, 1978

Finkelstein, L. & Norton-Wayne, L.
    The characterization and measurement of noise in imaging systems.
    In: Hay, G.A. (Ed.): Medical images: Formation, perception and
    measurement. John Wiley & Sons, New York, 184-202, 1976

Foith, J.P.
    Ein hierarchisches Textur-Modell.
    In: Triendl, E. (Hrsg.): Bildverarbeitung und Mustererkennung.
    Springer-Verlag, Berlin, 252-259, 1978

Foley, W.D., Lawson, T.L. & Quiroz, F.
    Sagittal and coronal image reconstruction: Application in pan-
    creatic computed tomography.
    J. Comput. Assist. Tomogr. 3, 717-721, 1979

Fram, J.R. & Deutsch, E.S.
    On the quantitative evaluation of edge detection schemes and their
    comparison with human performance.
    IEEE Trans. Comput. C-24, 616-628, 1975

Frei, W.
    Image enhancement by histogram hyperbolization.
    Comput. Graph. Image Process. 6, 286-294, 1977

Frei, W.
    Display processing of computed tomography images.
    IEEE Trans. Nucl. Sci. NS-25, 939-943, 1978

Frieden, B.R.
    Image enhancement and restoration.
    In: Huang, T.S. (Ed.): Picture processing and digital filtering.
    Springer-Verlag, Berlin, 177-248, 1975

Frieden, B.R.
   A new restoring algorithm for the preferential enhancement of edge
   gradients.
   J. Opt. Soc. Am. 66, 280-283, 1976

Fu, K.S.
   Processing of chest x-ray images by computer.
   In: De Dombal, F.T. & Gremy, F. (Eds.): Decision making and medi-
   cal care. North-Holland Publishing Company, Amsterdam, 1976

Gaarder, N.T. & Herman, G.T.
   Algorithms for reproducing objects from their x-rays.
   Comput. Graph. Image Process. 1, 97-106, 1972

Gado, M.H. & Eichling, J.
   The attenuation coefficients in CT: A didactic review.
   In: Caille, J.M. & Salomon, G. (Eds.): Computerized tomography.
   Springer-Verlag, Berlin, 133-142, 1980

Gado, M.H. & Phelps, M.E.
   The peripheral zone of increased density in cranial computed
   tomography.
   Radiology 117, 71-74, 1975

Gado, M.H., Phelps, M.E. & Coleman, R.E.
   An extravascular component of contrast enhancement in cranial
   computed tomography. Part I: The tissue-blood ratio of contrast
   enhancement.
   Radiology 117, 589-593, 1975a

Gado, M.H., Phelps, M.E. & Coleman, R.E.
   An extravascular component of contrast enhancement in cranial
   computed tomography. Part II: Contrast enhancement and the blood-
   tissue barrier.
   Radiology 117, 594-597, 1975b

Gall, M.W.
   Computer verändern die Medizin.
   A.W. Gentner, Stuttgart, 1969

Gardeur, D., Sablayrolles, J.L., Klausz, R. & Metzger, J.
   Histographic studies in computed tomography of contrast-enhanced
   cerebral and orbital tumors.
   J. Comput. Assist. Tomogr. 1, 231-240, 1977

Genant, H.K. & Boyd, D.
   Quantitative bone mineral analysis using dual energy computed
   tomography.
   Invest. Radiol. 12, 545-551, 1977

Glenn, W.V., Davis, K.R., Larsen, G.N. & Dwyer, S.J.
   Alternative display formats for computed tomography (CT) data.
   In: Potchen, E.J. (Ed.): Current concepts in radiology (Vol. 3).
   C.V. Mosby Company, St. Louis (Missouri), 88-124, 1977

Glenn, W.V., Johnston, R.J., Morton, P.E. & Dwyer, S.J.
   Image generation and display techniques for CT scan data.
   Invest. Radiol. 10, 403-416, 1975a

Glenn, W.V., Johnston, R.J., Morton, P.W. & Dwyer, S.J.
  Further investigation and initial clinical use of advanced CT
  display capability.
  Invest. Radiol. 10, 479-489, 1975b

Glenn, W.V., Rhodes, M.L., Altschuler, E.M., Wiltse, L.L., Konstanek,
  C. & Kuo, Y.M.
  Multiplanar display computerized body tomography applications in
  the lumbar spine.
  Spine 4, 282-352, 1979

Glover, G.H. & Eisner, R.L.
  Theoretical resolution of computed tomography systems.
  J. Comput. Assist. Tomogr. 3, 85-91, 1979

Glück, E., Radü, E.W., Mundt, C. & Gerhardt, P.
  A computed tomographic prolective trohoc study of chronic schizo-
  phrenics.
  Neuroradiology 20, 167-171, 1980

Gold, B. & Rader, C.
  Digital processing of signals.
  McGraw-Hill, New York 1969

Gonzalez, C.F., Lantieri, R.L. & Nathan, R.J.
  The CT scan appearance of the brain in the normal elderly popula-
  tion: A correlative study.
  Neuroradiology 16, 120-122, 1978

Goodenough, D.J.
  Assessment of image quality of diagnostic imaging systems.
  In: Hay, G.A. (Ed.): Medical images: Formation, perception and
  measurement. John Wiley & Sons, New York, 263-277, 1976

Goodenough, D.J.
  Image quality of computed tomography.
  In: Potchen, E.J. (Ed.): Current concepts in radiology (Vol. 3).
  C.V. Mosby Company, St. Louis (Missouri), 30-54, 1977

Goodenough, D.J., Rossmann, K. & Lusted, L.B
  Radiographic applications of signal detection theory.
  Radiology 105, 199-200, 1972

Goodenough, D.J., Rossmann, K. & Lusted, L.B
  Radiographic applications of receiver operating characteristic
  (ROC) curves.
  Radiology 110, 89-95, 1974

Goodenough, D.J., Weaver, K.E, & Davis, D.O.
  Potential artifacts associated with the scanning pattern of the
  EMI scanner.
  Radiology 117, 615-620, 1975

Gordon, R. & Herman, G.T.
  Three-dimensional reconstruction from projections: A review of
  algorithms.
  In: Bourne, G.H. & Danielli, J.F. (Eds.): International Review of
  Cytology 38. Academic Press, New York, 111-151, 1974

Graham, R.E.
    Snow removal - a noise stripping process for picture signals.
    IRE Trans. Inform. Theory IT-8, 129-141, 1962

Green, D.M. & Swets, J.A.
    Signal detection theory and psychophysics.
    R.E. Krieger Publishing Company, Huntington, 1974

Greguss, P.
    Holographic displays for computer assisted tomography.
    J. Comput. Assist. Tomogr. 1, 184-186, 1977

Gyldensted, C.
    Computer tomography of the cerebrum in multiple sclerosis.
    Neuroradiology 12, 33-42, 1976

Gyldensted, C.
    Measurements of the normal ventricular system and hemispheric
    sulci of 100 adults with CT.
    Neuroradiology 14, 183-192, 1977

Gyldensted, C. & Kosteljanetz, M.
    Measurements of the normal hemispheric sulci with computer tomo-
    graphy.
    Neuroradiology 10, 147-149, 1975

Haber, R.N. & Hershenson, M.
    The psychology of visual perception.
    Holt, Rinehart & Winston, New York, 1973

Hacker, H. & Artmann, H.
    The calculation of CSF spaces in CT.
    Neuroradiology 16, 190-192, 1978

Hacker, H. & Becker, H.
    Time controlled computed tomographic angiography.
    J. Comput. Assist. Tomogr. 1, 405-409, 1977

Hahn, F.J. & Rim, K.
    Frontal ventricular dimensions on normal computed tomography.
    Am. J. Roentgenol. 126, 593-596, 1976

Hahn, F.J. & Schapiro, R.L.
    The excessively small ventricle in computed tomography of the
    brain.
    Neuroradiology 12, 137-139, 1976

Hall, E.L.
    Almost uniform distribution for computer image enhancement.
    IEEE Trans. Comput. C-23, 207-208, 1974

Hall, E.L.
    Computer image processing and recognition.
    Academic Press, New York, 1979

Hall, E.L. & George, C.F. Jr. (Eds.)
    Special issue in two-dimensional digital signal processing.
    IEEE Trans. Comput. C-21, 633-820, 1972

Hall, E.L., Kruger, R.P., Dwyer III, S.J., Hall, D.L., McLaren, R.W. &
    Lodwick, G.S.
    A survey of preprocessing and feature extraction techniques for
    radiographic images.
    IEEE Trans. Comput. C-20, 1032-1044, 1971

Hammerschlag, S.B., Wolpert, S.M. & Carter, B.L.
    Computed coronal tomography.
    Radiology 120, 219-220, 1976

Hand, W.M., Wilk, J. & Huckman, M.S.
    The rubber circle: A technique for analyzing computed tomography
    scans.
    J. Comput. Assist. Tomogr. 1, 338-343, 1977

Hanson, K.M.
    Detectability in the presence of computed tomographic reconstruc-
    tion noise.
    Proc. SPIE 127, 304-312, 1977

Hanson, K.M.
    Detectability in computed tomographic images.
    Med. Phys. 6, 441-451, 1979a

Hanson, K.M.
    The detective quantum efficiency of CT reconstruction: The detec-
    tion of small objects.
    Proc. SPIE 173, 291-298, 1979b

Hanson, K.M. & Boyd, D.P.
    The characteristics of computed tomographic reconstruction noise
    and their effect on detectability.
    IEEE Trans. Nucl. Sci. NS-25, 160-163, 1978

Harmon, L.D.
    The recognition of face.
    Scientific American 229(5), 71-82, 1973

Harmon, L.D. & Julesz, B.
    Masking in visual recognition: Effects of two-dimensional filtered
    noise.
    Science 180, 1194-1197, 1973

Harris, L.D., Robb, R.A., Tuen, T.A. & Ritman, E.L.
    Noninvasive numerical dissection and display of anatomic structure
    using computerized x-ray tomography.
    Proc. SPIE 152, 10-18, 1978

Haug, G.
    Age and sex dependence of the size of normal ventricles on CT.
    Neuroradiology 14, 201-204, 1977

Hay, G.A. (Ed.)
    Medical images: Formation, perception and measurement.
    Proc. of the Seventh L H Gray Conference. John Wiley & Sons, New
    York, 1976

Henderson, P. & Tanimoto, S.
    Considerations for efficient picture output via lineprinter.
    Comput. Graph. Image Process. 3, 327-335, 1974

Henrich, G.
    A simple computational method for reducing streak artifacts in CT
    images.
    Comput. Tomogr. 4, 67-71, 1980

Henrich, G., Mai, N. & Backmund, H.
    Preprocessing in CT picture analysis: A "bone deleting" algorithm.
    J. Comput. Assist. Tomogr. 3, 379-384, 1979

Herath, K.B. & Sharp, P.F.
    Effects of "matched filter" smoothing as measured by receiver
    operating characteristic curve.
    Phys. Med. Biol. 21, 442-446, 1976

Herman, G.T.
    Two direct methods for reconstructing pictures from their projec-
    tions: A comparative study.
    Comput. Graph. Image Process. 1, 123-144, 1972

Herman, G.T.
    Demonstration of beam hardening correction in computed tomography
    of the head.
    J. Comput. Assist. Tomogr. 3, 373-378, 1979

Herman, G.T. & Coin, C.G.
    The use of three-dimensional computer display in the study of disk
    disease.
    J. Comput. Assist. Tomogr. 4, 564-567, 1980

Herman, G.T. & Lent, A.
    Iterative reconstruction algorithms.
    Comput. Biol. Med. 6, 273-294, 1976

Herman, G.T. & Liu, H.K.
    Display of three-dimensional information in computed tomography.
    J. Comput. Assist. Tomogr. 1, 155-160, 1977

Herman, G.T. & Liu, H.K.
    Dynamic boundary surface detection.
    Comput. Graph. Image Process. 7, 130-138, 1978

Herman, G.T. & Liu, H.K.
    Three-dimensional display of human organs from computed tomograms.
    Comput. Graph. Image Process. 9, 1-21, 1979

Herman, G.T. & Rowland, S.W.
    Three methods for reconstructing objects from x-rays: A compara-
    tive study.
    Comput. Graph. Image Process. 2, 151-178, 1973

Heymsfield, S.B., Fulenwider, T., Nordlinger, B., Barlow, R., Sones,
    P. & Kutner, M.
    Accurate measurement of liver, kidney, and spleen volume and mass
    by computerized axial tomography.
    Ann. Internal Med. 90, 185-187, 1979

Horn, B.K.P.
    Density reconstruction using arbitrary ray-sampling schemes.
    Proc. IEEE, 66, 551-562, 1978

Horsley, R.J. & Peters, V.G.
    Radiation exposure from EMI scanner - multiple scans.
    Br. J. Radiol. 49, 810-811, 1976

Horton, J.A. & Kerber, C.W.
    The grain in the stone: A computer search for hidden CT patterns.
    Radiology 129, 427-431, 1978

Hounsfield, G.N.
    A method of and apparatus for examination of a body by radiation
    such as X or gamma radiation.
    Application 40317.68, The Patent Office, Patent Specification
    1283915, London, 1972

Hounsfield, G.N.
    Computerized transverse axial scanning (tomography): Part I: De-
    scription of system.
    Br. J. Radiol. 46, 1016-1022, 1973

Hounsfield, G.N.
    Picture quality of computed tomography.
    Am. J. Roentgenol. 127, 3-9, 1976

Hounsfield, G.N.
    Potential uses of more accurate CT absorption values by filtering.
    Am. J. Roentgenol. 131, 103-106, 1978

Hounsfield, G.N.
    Computed medical imaging.
    J. Comput. Assist. Tomogr. 4, 665-674, 1980

Huang, H.K., Chamberlin, K., Schellinger, D., Raptopoulos, V. &
    Garnic, J.D.
    A subtraction technique compairing pre- and post-contrast medium
    enhancement CT scans.
    Comput. Tomogr. 1, 269-271, 1977

Huang, T.S. (Ed.)
    Picture processing and digital filtering.
    Springer-Verlag, Berlin, 1975

Huckman, M.S. & Ackerman, L.V.
    Use of automated measurements of mean density as an adjunct to
    computed tomography.
    J. Comput. Assist. Tomogr. 1, 37-42, 1977

Hückel, M.H.
    An operator which locates edges in digital pictures.
    J. Ass. Comput. Mach. 18, 113-125, 1971

Hückel, M.H.
    A local visual operator which recognizes edges and lines.
    J. Ass. Comput. Mach. 20, 634-647, 1973

Hummel, R.A.
    Histogram modification techniques.
    Comput. Graph. Image Process. 4, 209-224, 1975

Hummel, R.A.
    Image enhancement by histogram transformation.
    Comput. Graph. Image Process. 6, 184-195, 1977

Isherwood, I., Pullan, B.R., Rutherford, R.A. & Strang, F.A.
    Electron density and atomic number determination by computed
    tomography. Part I: Methods and limitations. Part II: A study of
    colloid cysts.
    Br. J. Radiol. 50, 613-619, 1977

Jenks, G.F. & Brown, D.A.
    Three-dimensional map construction.
    Science 154, 857-864, 1966

Jernigan, T.L., Zatz, L.M. & Naeser, M.A.
    Semiautomated methods for quantitating CSF volume on cranial com-
    puted tomography.
    Radiology 132, 463-466, 1979

Joseph, P.M.
    Image noise and smoothing in computed tomography (CT) scanners.
    Opt. Engin. 17, 396-399, 1978

Joseph, P.M. & Spital, R.D.
    A method for correcting bone induced artifacts in computed tomo-
    graphy scanners.
    J. Comput. Assist. Tomogr. 2, 100-108, 1978

Joseph, P.M., Hilal, S.K., Schulz, R.A. & Kelcz, F.
    Clinical and experimental investigation of a smoothed CT recon-
    struction algorithm.
    Radiology 134, 507-516, 1980

Judy, P.F.
    The line spread function and modulation transfer function of a
    computed tomographic scanner.
    Med. Phys. 3, 233-236, 1976

Judy, P.F., Swensson, R.G. & Szulc, M.
    Lesion detection and signal-to-noise ratio in CT images.
    Med. Phys. 8, 13-23, 1981

Kazmierczak, H. (Hrsg.)
    Erfassung und maschinelle Verarbeitung von Bilddaten. Grundlagen
    und Anwendung.
    Springer-Verlag, Wien, 1980

Kazner, E. & Steinhoff, H.
    Aspects of rare intracranial tumors in the CT scan.
    In: Gerhardt, P. & van Kaick, G. (Eds.): Total body computerized
    tomography. Thieme-Verlag, Stuttgart, 301-312, 1979

Kazner, E., Wende, S. & Meese, W.
    Reliability and limitations of cranial computerized tomography.
    In: Lanksch, W. & Kazner, E. (Eds.): Cranial computerized tomo-

graphy. Springer-Verlag, Berlin, 463-470, 1976

Kazner, E., Wende, S., Grumme, Th., Lanksch, W. & Stochdorph, O. (Hrsg.)
Computertomographie intrakranieller Tumoren aus klinischer Sicht.
Springer-Verlag, Berlin, 1981

Kelcz, F., Joseph, P.M. & Hilal, S.K.
Noise considerations in dual energy CT scanning.
Med. Phys. 6, 418-425, 1979

Kijewski, P.K. & Bjaerngard, B.E.
Correction for beam hardening in computed tomography.
Med. Phys. 5, 209-214, 1978

Kiker, W., Hinz, T.W. & Ledley, R.S.
Variation of ACTA scanner numbers with the physical properties of the scanned material.
Med. Phys. 3, 42-44, 1976

Kingsley, D.P.E.
Computer tomographic artefacts using the CT 1000.
In: Du Boulay, G.H. & Moseley, I.F. (Eds.): Computerized axial tomography in clinical praxis. Springer-Verlag, Berlin, 43-45, 1978

Kirsch, R.A.
Computer determination of the constituent structure of biological images.
Comput. Biomed. Res. 4, 315-328, 1971

Klar, M. & Birg, W.
Picture processing and interactive computer-assisted interpretation in cranial computerized tomography.
In: Lanksch, W. & Kazner, E. (Eds.): Cranial computerized tomography. Springer-Verlag, Berlin, 403-407, 1976

Klar, M. & Ostertag, C.
Dokumentation computertomographischer Befunde.
Radiologe 17, 189-192, 1977

Koehler, P.R., Anderson, R.E. & Baxter, B.
The effect of computed tomography viewer controls on anatomical measurements.
Radiology 130, 189-194, 1979

Kowalski, G. & Wagner, W.
Artefacts in CT pictures.
Medicamundi 22(3), 13-17, 1977

Kramer, R.A., Yoshikawa, B.M., Scheibe, P.O. & Janetos, G.P.
Statistical profiles in computed tomography.
Radiology 125, 145-147, 1977

Kruger, R.P., Thompson, W.B. & Turner, A.F.
Computer diagnosis of pneumoconiosis.
IEEE Trans. Syst. Man Cybern. SMC-4, 40-49, 1974

Kugler, J. & Wahl, F.
   Kantendetektion mit lokalen Operatoren.
   In: Foith, J.P. (Hrsg.): Informatik-Fachberichte 20, Proc. DAGM-
   Symposium "Angewandte Szenenanalyse". Springer-Verlag, Berlin,
   25-35, 1979

Kuhl, D.E. & Edwards, R.Q.
   Reorganizing data from transverse section scans of the brain using
   digital processing.
   Radiology 91, 975-983, 1968a

Kuhl, D.E. & Edwards, R.Q.
   Rapid brain scanner with self-contained computer and CRT display
   for both rectilinear and transverse section viewing. (Abstr.)
   J. Nucl. Med. 9, 332, 1968b

Kuhl, D.E., Sanders, T.D. & Edwards, R.Q.
   Failure to improve observer performance with scan smoothing.
   J. Nucl. Med. 13, 752-757, 1972

Kundel, H.L. & La Follette, P.S.
   Visual search patterns and experience with radiological images.
   Radiology 103, 523-528, 1972

Kundel, H.L., Revesz, G. & Shea, F.J.
   Display format and decision-making in television processing of
   chest radiographs.
   Invest. Radiol. 4, 264-268, 1969

Ladurner, G.
   Die Bestimmung des, zerebralen Blutvolumens mit der Computertomo-
   graphie in grauer und weisser Substanz.
   Fortschr. Neurol. Psychiat. 46, 369-381, 1978

Ladurner, G., Zilkha, E., Iliff, L.D., Du Boulay, G.H. & Marshall, J.
   Measurement of regional cerebral blood volume by computerized
   axial tomography.
   J. Neurol. Neurosurg. Psychiat. 39, 152-158, 1976

Lange, C. & Wahl, F.
   A computer aided method for extraction of contours in myoeard
   scintigrams.
   Proc. Biosigma 78, Vol. 1, 66-70, 1978

Lange, S., Aulich, A. & Lanksch, W.
   Image artefacts in computerized tomography.
   In: Lanksch, W. & Kazner, E. (Eds.): Cranial computerized tomo-
   graphy. Springer-Verlag, Berlin, 69-72, 1976

Larsen, G.N., Glenn, W., Kishore, P.R.S., Davis, K., McFarland, W. &
   Dwyer III, S.J.
   Computer processing of CT images: Advances and prospects.
   Neurosurg. 1, 73-79, 1977

Larsen, L.E. & Evans, R.A.
   An off-line image processing system for digital display in compu-
   ted tomography.
   Radiology 123, 361-367, 1977

Larsson, S., Bergstroem, M., Dahlqvist, I., Israelsson, A. & Lager-
     gren,C.
     A method for determining bone mineral content using Fourier image
     reconstruction and dual source technique.
     J. Comput. Assist. Tomogr. 2, 347-351, 1978

Latchaw, R.E., Gold, L.H.A., Moore, J.S. & Payne, J.T.
     The nonspecificity of absorption coefficients in the differentia-
     tion of solid tumors and cystic lesions.
     Radiology 125, 141-144, 1977

Latchaw, R.E., Payne, J.T. & Gold, L.H.A.
     Effective atomic number and electron density as measured with a
     computed tomography scanner: Computation and correlation with
     brain or histology.
     J. Comput. Assist. Tomogr. 2, 199-208, 1978

LeMay, M. & Hochberg, F.H.
     Ventricular differences between hydrostatic hydrocephalus and
     hydrocephalus ex vacuo by computed tomography.
     Neuroradiology 17, 191-195, 1979

LeMay, M. & Kido, D.K.
     Asymmetries of the cerebral hemispheres on computed tomograms.
     J. Comput. Assist. Tomogr. 2, 471-476, 1978

Ledley, R.S.
     Digital electronic computers in biomedical science.
     Science 130, 1225-1234, 1959

Ledley, R.S.
     View from the editor's armchair: Departments of medical imaging.
     Comput. Biol. Med. 5, 1, 1975

Ledley, R.S.
     Introduction to computerized tomography.
     Comput. Biol. Med. 6, 239-246, 1976

Ledley, R.S., DiChiro, G., Luessenhop, A.J. & Twigg, H.L.
     Computerized transaxial x-ray tomography of the human body.
     Science 186, 207-212, 1974

Ledley, R.S., Huang, H.K. & Rotolo, L.S.
     A texture analysis method in classification of coal workers'
     pneumoconiosis.
     Comput. Biol. Med. 5, 53-57, 1975

Ledley, R.S., Park, C.M. & Ray, R.D.
     Application of the ACTA-scanner to visualization of the spine.
     Comput. Tomogr. 3, 57-69, 1979

Leeuwenberg, E.L.J. & Buffart, H.F.J.M.
     Formal theories of visual perception.
     John Wiley & Sons, New York, 1978

Legras, B., Chau, N., Karcher, G., Mallet, J.L., Martin, J. & Legras,
     J.
     The mathematical treatments of the static scintigraphic images.
     Proc. Biosigma 78, Vol. 2, 17-21, 1978

Lemke, H.U., Stiehl, H.S., Scharnweber, H. & Jackel, D.
   Application of picture processing, image analysis and computer
   graphics techniques to cranial CT scans.
   In: Proceedings Conference on Computer-Aided Analyses of Radiological Images, Newport Beach, 1979

Leonardi, M., Barbina, V., Fabris, G. & Penco, T.
   Sagittal computed tomography of the orbit.
   J. Comput. Assist. Tomogr. 1, 511-512, 1977

Leonardi, M., Fabris, G., Penco, T., Barbina, V. & Cecotto, C.
   Clinical interest of coronal and sagittal CT sections.
   Comput. Tomogr. 2, 111-116, 1978

Lev, A., Zucker, S.W. & Rosenfeld, A.
   Iterative enhancement of noise images.
   IEEE Trans. Syst. Man Cybern. SMC-7, 435-442, 1977

Lewander, R., Bergstroem, M. & Bergvall, U.
   Contrast enhancement of cranial lesions in computed tomgraphy.
   Acta Radiol. (Diagn.) 19, 529-552, 1978

Liliequist, B. & Wirell, S.
   Quantitative estimation of tumor volume on computed assisted
   tomography.
   J. Comput. Assist. Tomogr. 2, 300-302, 1978

Liu, H.K.
   Two- and three-dimensional boundary detection.
   Comput. Graph. Image Process. 6, 123-134, 1977

Lodwick, G.S.
   Better interpretation and reporting of radiant images.
   In: Shires, D.B. & Wolf, A. (Eds.): MEDINFO 77. North-Holland
   Publishing Company, Amsterdam, 575-583, 1977

MacIntyre, W.J., Christie, J.H. & Curtis, G.S.
   Three-dimensional computer read-out of radioisotope scan data.
   Radiology 90, 22-26, 1968

MacLeod, I.D.G.
   Pictorial output with a line printer.
   IEEE Trans. Comput. C-19, 160-162, 1970

Macovski, A., Alvarez, R.E., Chan, J.L.-H., Stonestrom, J.P. & Zatz,
   L.M.
   Energy dependent reconstruction in x-ray computerized tomography.
   Comput. Biol. Med. 6, 325-336, 1976

Macy, J. Jr., Winsberg, F. & Weymouth, W.H.
   Automatic processing of mammograms.
   In: Ramsey, D.M. (Ed.): Image processing in biological science.
   University of California Press, Berkeley, 75-84, 1968

Mai, N., Henrich, G., Backmund, H. & von Cramon, D.
   Statistical comparisons of hemispheres in computerized normal
   brain scans.
   In: Proceedings of the International Conference on Computerized
   Tomography: Related Instrumentation And Data Processing Techni-

ques, Pavia, 113-124, 1978

Mano, I. & Kaneko, M.
    Recognition of head motion during cranial computed tomography.
    J. Comput. Assist. Tomogr. 3, 128-131, 1979

Maraglio, L.J., Knowles, L.G., Kohlenstein, L.C. & Schulz, A.G.
    Improvement of lesion detection performance with image processing.
    (Abstr.)
    J. Nucl. Med. 12, 381-382, 1971

Maravilla, K.R.
    Computer reconstructed sagittal and coronal computed tomography
    head scans: Clinical applications.
    J. Comput. Assist. Tomogr. 2, 189-198, 1978

Maravilla, K.R., Pastel, M.S. & Kirkpatrick, J.B.
    White matter of the cerebellum demonstrated by computed tomogra-
    phy: Normal anatomy and physical principles.
    J. Comput. Assist. Tomogr. 2, 156-161, 1978

Marshall, W.H. Jr., Alvarez, R., Macovski, A., Healy, J. & Zatz, L.M.
    Dual kilovoltage at computed tomography: A prereconstruction
    method for estimation of effective atomic number and electron
    density.
    Neuroradiology 16, 605-606, 1978

Marshall, W.H. Jr., Easter, W. & Zatz, L.M.
    Analysis of the dense lesion at computed tomography with dual kVp
    scans.
    Radiology 124, 87-89, 1977

Mazziotta, J.C. & Hamilton, B.L.
    Three-dimensional computer reconstruction and display of neuronal
    structure.
    Comput. Biol. Med. 7, 265-279, 1977

Mazziotta, J.C. & Huang, H.K.
    THREAD (Three-Dimensional Reconstruction And Display) with biome-
    dical applications in neuron ultrastructure and computerized
    tomography.
    Proc. AFIPS 45, 241-250, 1976

McCullough, E.C.
    Photon attenuation in computed tomography.
    Med. Phys. 2, 307-320, 1975

McCullough, E.C.
    Factors affecting the use of quantitative information from a CT
    scanner.
    Radiology 124, 99-107, 1977

McCullough, E.C. & Payne, J.T.
    X-ray transmission computed tomography.
    Med. Phys. 4, 85-98, 1977

McCullough, E.C. & Payne, T.J.
    Patient dosage in computed tomography.
    Radiology 129, 457-463, 1978

McCullough, E.C., Baker, H.L. Jr., Houser, O.W. & Reese, D.F.
An evaluation of the quantitative and radiation features of a scanning X-ray transverse axial tomography: The EMI scanner.
Radiology 111, 709-715, 1974

McCullough, E.C., Payne, T., Baker, H.L., Hattery, R.R., Sheedy, P.F., Stephens, D.H. & Gedgaudus, E.G.
Performance evaluation and quality assurance of computed tomography scanners, with illustrations from the EMI, ACTA, and Delta scanners.
Radiology 120, 173-188, 1976

McDavid, W.D., Waggener, R.G., Dennis, M.J., Sank, V.J. & Payne, W.H.
Estimation of chemical composition and density from computed tomography carried out at a number of energies.
Invest. Radiol 12, 189-194, 1977a

McDavid, W.D., Waggener, R.G., Payne, W.H. & Dennis, M.J.
Spectral effects on three-dimensional reconstruction from x-rays.
Med. Phys. 2, 321-324, 1975

McDavid, W.D., Waggener, R.G., Payne, W.H. & Dennis, M.J.
Correction for spectral artifacts in cross-sectional reconstructions from x-rays.
Med. Phys. 4, 54-57, 1977b

McNeil, B.J., Keeler, E. & Adelstein, S.J.
Primer on certain elements of medical decision making.
N. Engl. J. Med. 293, 211-215, 1975

Meaney, T.F., Raudkivi, U., MacIntyre, W.J., Gallagher, J.H., Haaga, J.R., Havrilla, T.R. & Reich, D.O.
Detection of low-contrast lesions in computed body tomography: An experimental study of simulated lesions. Radiology 134, 149-154, 1980

Meese, W., Kluge, W., Grumme, T. & Hopfenmüller, W.
CT evaluation of the CSF spaces of healthy persons.
Neuroradiology 19, 131-136, 1980

Meese, W., Lanksch, W. & Wende, S.
Cerebral atrophy and computerized tomography - Aspects of a qualitative and quantitative analysis.
In: Lanksch, W. & Kazner, E. (Eds.): Cranial computerized tomography. Springer-Verlag, Berlin, 222-232, 1976a

Meese, W., Lanksch, W. & Wende, S.
Diagnosis and postoperative follow-up studies of infantile hydrocephalus using computerized tomography.
In: Lanksch, W. & Kazner, E. (Eds.): Cranial computerized tomography. Springer-Verlag, Berlin, 424-429, 1976b

Mersereau, R.M.
Direct Fourier transform techniques in 3-D image reconstruction.
Comput. Biol. Med. 6, 247-258, 1976

Mersereau, R.M. & Dudgeon, D.E.
Two-dimensional digital filtering.
Proc. IEEE 63, 610-623, 1975

Metz, C.E.
    Basic principles of ROC analysis.
    Semin. Nucl. Med. VIII(4), 283-298, 1978

Metz, C.E. & Goodenough, D.J.
    On failure to improve observer performance with scan smoothing: A
    rebuttal.
    J. Nucl. Med. 14, 873-876, 1973

Metz, C.E., Goodenough, D.J. & Rossmann, K.
    Evaluation of receiver operating characteristic curve data in
    terms of information theory with applications in radiography.
    Radiology 109, 297-303, 1973

Millner, M.R., McDavid, W.D., Waggener, R.G., Dennis, M.J., Payne,
    W.H. & Sank, V.J.
    Extraction of information from CT scans at different energies.
    Med. Phys. 6, 70-71, 1979

Modestino, J.W. & Fries, R.W.
    Edge detection in noisy images using recursive digital filtering.
    Comput. Graph. Image Process. 6, 409-433, 1977

Mohwinkel, C. & Kurz, L.
    Computer picture processing enhancement by localized operations.
    Comput. Graph. Image Process. 5, 401-424, 1976

Mondello, E. & Savin, A.
    Direct sagittal computed tomography of the brain.
    J. Comput. Assist. Tomogr. 3, 706-708, 1979

Morgan, R.H.
    Visual perception in fluoroscopy and radiography.
    Radiology 86, 403-416, 1966

Moss, A.A., Friedman, M.A. & Brito, A.C.
    Determination of liver, kidney and spleen volume by computed
    tomography: An experimental study in dogs.
    J. Comput. Assist. Tomogr. 5, 12-14, 1981

Mould, R.F. & Wyld, C.
    A comparison between line printer and conventional polaroid gamma
    camera displays using a liver phantom, off-line computer and con-
    tour mapping package.
    Phys. Med. Biol. 18, 88-99, 1973

Müller, H.R., Wüthrich, R., Hünig, R., Elke, M. & Von Hochstetter, A.
    A graphical reporting system for computerized axial x-ray tomo-
    graphy (EMI scanning).
    Europ. Neurol. 11, 197-207, 1974

Nadler, M.
    Effective and cost-effective real-time picture operators for
    medical imagery.
    In: De Dombal, F.T. & Gremy, F. (Eds.): Decision making and medi-
    cal care. North-Holland Publishing Company, Amsterdam, 259-270,
    1976

Nagao, M. & Matsuyama, T.
   Edge preserving smoothing.
   Comput. Graph. Image Process. 9, 394-407, 1979

Nahi, N.E. & Habibi, A.
   Decision-directed recursive image enhancement.
   IEEE Trans. Circ. Syst. CAS-22, 286-293, 1975

Naidich, T.P., Pinto, R.S., Kushner, M.J., Lin, J.P., Kricheff, I.I,
   Leeds, N.E. & Chase, N.E.
   Evaluation of sellar and parasellar masses by computed tomography.
   Radiology 120, 91-99, 1976

Naidich, T.P., Robin, H.Y., King, D.G. & Wholahan, J.D.
   Superimposition reformatted CT for preoperative lesion localiza-
   tion and surgical planning.
   J. Comput. Assist. Tomogr. 4, 693-696, 1980

Nake, F. & Rosenfeld, A. (Eds.)
   Graphic languages.
   Proceedings of the IFIP Working Conference on Graphic Languages.
   North-Holland Publishing Company, Amsterdam, 1972

New, P.F.J., Scott, W.R, Schnur, J.A., Davis, K.R. & Taveras, J.M.
   Computerized axial tomography with the EMI scanner.
   Radiology 110, 109-123, 1974

New, P.F.J., Scott, W.R., Schnur, J.A., Davis, K.R., Taveras, J.M. &
   Hochberg, F.H.
   Computed tomography with the EMI scanner in the diagnosis of pri-
   mary and metastatic intracranial neoplasms.
   Radiology 114, 75-87, 1975

Newman, T.G. & Dirilten, H.
   A nonlinear transformation for digital picture processing.
   IEEE Trans. Comput. C-22, 869-873, 1973

Niemann, H.
   Eigenschaften diskreter Ortsfilter.
   Kybernetik 7, 78-88, 1970

Niemann, H.
   Fourier-Transformation zweidimensionaler Signale.
   VDI-Z 115, 134-138 und 291-297, 1973

Norman, D. , Price, D.P., Boyd, D., Fishman, R. & Newton, T.H.
   Quantitative aspects of computed tomography of the blood and
   cerebrospinal fluid.
   Radiology 123, 335-338, 1977

Norman, D., Stevens, E.A., Wing, S.D., Levin, V. & Newton, T.H.
   Quantitative aspects of contrast enhancement in cranial computed
   tomography.
   Radiology 129, 683-688, 1978

O'Handley, D.A., Beckenbach, E.S., Castleman, K.R., Selzer, R.H. &
   Wall, R.J.
   Picture analysis applied to biomedicine.
   Comput. Graph. Image Process. 2, 417-432, 1973

Ogawa, F., Minami, N., Ito, H., Ishida, K., Matsumoto, K., Murakami, K. & Saeki, Y.
Addition processing of computed tomograms for whole view of cerebral ventricles.
J. Comput. Assist. Tomogr. 2, 366-367, 1978

Oldendorf, W.H.
Isolated flying spot detection of radiodensity discontinuities - Displaying the internal structural pattern of a complex object.
IRE Trans. Biomed. Electron. 8, 68-72, 1961

Oldendorf, W.H.
The quest for an image of the brain. Computerized tomography in the perspective of past and future imaging methods.
Raven Press, New York, 1980

Ommaya, A.K., Murray, G., Ambrose, J., Richardson, A. & Hounsfield, A.
Computerized axial tomography: Estimation of spatial and density resolution capability.
Br. J. Radiol. 49, 604-611, 1976

Panda, D.P.
Non-linear smoothing of pictures.
Comput. Graph. Image Process. 8, 259-270, 1978

Pasquini, U., Bronzini, M., Gozzoli, E., Mancini, P., Menichelli, F. & Salvolini, U.
Periventricular hypodensity in hydrocephalus: A clinico-radiological and mathematical analysis using computed tomography.
J. Comput. Assist. Tomogr. 1, 443-448, 1977

Payne, W.H., McDavid, W.D., Waggener, R.G., Dennis, M.J. & Sank, V.J.
Extrapolation of linear attenuation coefficients of biological materials from diagnostic-energy x-ray levels to the megavolt range.
Med. Phys. 4, 505-507, 1977

Pedersen, H., Gyldensted, M. & Gyldensted, C.
Measurement of the normal ventricular system and supratentorial subarachnoid space in children with computed tomography.
Neuroradiology 17, 231-237, 1979

Penn, R.D., Belanger, M.G. & Yasnoff, W.A.
Ventricular volume in man computed from CAT scans.
Ann. Neurol. 3, 216-223, 1978

Penn, R.D., Walser, R. & Ackerman, L.
Cerebral blood volume in man - Computer analysis of a computerized brain scan.
J. Am. Med. Assoc. 234, 1154-1155, 1975

Penn, R.D., Walser, R., Kurtz, D. & Ackerman, L.
Tumor volume, luxury perfusion, and regional blood volume changes in man visualized by substraction computerized tomography.
J. Neurosurg. 44, 449-457, 1976

Pentlow, K.S., Rottenberg, D.A. & Deck, M.D.F.
Partial volume summation: a simple approach to ventricular volume determination from CT.

Neuroradiology 16, 130-132, 1978

Perkins, W.J., Piper, E.A., Tattam, F.G. & White, J.G.
Interactive stereoscopic computer displays for biomedical research.
Comput. Biomed. Res. 4, 249-261, 1971

Persoon, E.
A new edge detection algorithm and its applications in picture processing.
Comput. Graph. Image Process. 5, 425-446, 1976

Peters, T.M.
Enhanced display of three-dimensional data from computerized x-ray tomograms.
Comput. Biol. Med. 5, 49-52, 1975

Peters, T.M. & Lewitt, R.M.
Computed tomography with fan beam geometry.
J. Comput. Assist. Tomogr. 1, 429-436, 1977

Pevsner, P.H., Kreel, L., King, D.C. & Wilson, P.
Multiple axis image reconstruction from axial transverse data.
J. Comput. Assist. Tomogr. 3, 279-281, 1979

Pfeiler, M.
The physics and technology of computed tomography: An introduction.
In: Lanksch, W. & Kazner, E. (Eds.): Cranial computerized tomography. Springer-Verlag, Berlin, 2-23, 1976

Pfeiler, M.
CT techniques in medical imaging.
In: Höhne, K.H. (Ed.): Digital image processing in medicine.
Springer-Verlag, Berlin, 42-92, 1981

Phelps, M.E., Gado, M.H. & Hoffman, E.J.
Correlation of effective atomic number and electron density with attenuation coefficients measured with polychromatic x-rays.
Radiology 117, 585-588, 1975

Phillips, J.W., Ransom, P.L. & Singleton, R.M.
On the construction of holograms and halftone pictures with an ink plotter.
Comput. Graph. Image Process. 4, 200-208, 1975

Piepgras, U.
Neuroradiologie.
Thieme-Verlag, Stuttgart, 1977

Platzer, H. & Etschberger, K.
Fouriertransformation zweidimensionaler Signale.
Laser und Elektro-Optik 1/2, 3-16, 1972

Pratt, W.K.
Digital image processing.
Wiley-Interscience, New York, 1978

Preston, K.
    Computer processing of biomedical images.
    Computer 9(5), 54-68, 1976

Prewitt, J.M.S.
    The role of image processing in medical informatics.
    In: Anderson ,J. & Forsythe, J.M. (Eds.): MEDINFO 74.   North-Hol-
    land Publishing Company, Amsterdam, 1119-1124, 1974

Pullan, B.R. & Isherwood, I.
    The value and limitations of tissue characterization studies: A
    didactic review.
    Paper presented at the International Symposium and Course on Com-
    puted Tomography, Miami Beach, Florida, March, 19-24, 1978

Pullan, B.R., Fawcitt, R.A. & Isherwood, I.
    Tissue characterization by an analysis of the distribution of at-
    tenuation values in computed tomography scans: A preliminary re-
    port.
    J. Comput. Assist. Tomogr. 2, 49-54, 1978

Pullan, B.R., Ritchings, R.T., Isherwood, I. & Adams, J.E.
    Effect of smoothing brain scans: A study using receiver operating
    characteristic curves.
    J. Comput. Assist. Tomogr. 4, 91-93, 1980

Rabiner, L. & Rader, C. (Eds.)
    Digital signal processing.
    IEEE Press, New York, 1972

Radon, J.
    Über die Bestimmung von Funktionen durch ihre Integralwerte längs
    gewisser Mannigfaltigkeiten.
    Ber. Sächs. Akad. Wiss. Leipzig, Math.-Phys. Kl. 69, 262-277, 1917

Rakic, P., Stensas, L.K., Sayre, E.P. & Sidman, R.L.
    Computer-aided three-dimensional reconstruction and quantitive
    analysis of cells from serial electron microscopic montages of
    foetal monkey brain.
    Nature 250, 31-34, 1974

Ramsey, D.M. (Ed.)
    Image processing in biological sciences.
    University of California Press, Berkeley, 1968

Rao, P.S. & Gregg, E.C.
    Attenuation of monoenergetic gamma rays in tissues.
    Am. J. Roentgenol. 123, 631-637, 1975

Reed, S.K.
    Psychological processes in pattern recognition.
    Academic Press, New York, 1973

Reese, D.F., O'Brien, P.C., Beeler, G.W. Jr., Gerding, P.R. & McCul-
    lough, E.C.
    An investigation for extracting more information from computerized
    tomography scans.
    Am. J. Roentgenol. 124, 177-185, 1975

Reese, D.F., O'Brien, P.C., Beeler, G.W. Jr., Gerding, P.R., & Romme, C.R.
A statistical description of the normal computerized brain scan.
Am. J. Roentgenol. 129, 457-462, 1977

Reid, M.H. & Dublin, A.B.
Statistical detection of nonvisible isodense subdural fluid collections.
J. Comput. Assist. Tomogr. 3, 491-496, 1979

Revak, C.S.
Mineral content of cortical bone measured by computed tomography.
J. Comput. Assist. Tomogr. 4, 342-350, 1980

Rhodes, M.L., Glenn, W.V. & Azzawi, Y.M.
Extracting oblique planes from serial CT sections.
J. Comput. Assist. Tomogr. 4, 649-657, 1980

Rice, J.F. & Banks, T.E.
Normal and high accuracy computed tomography of the brain: Dose and imaging considerations.
J. Comput. Assist. Tomogr. 3, 497-502, 1979

Rieckeheer, R.
Reduction of beam hardening in CT.
Biomed. Tech. 23 (Ergänzungsband), 120-121, 1978

Riederer, S.J., Pelc, N.J. & Chesler, D.A.
The noise power spectrum in computed x-ray tomography.
Phys. Med. Biol. 23, 446-454, 1978

Rieth, K.G., Fujiwara, K., DiChiro, G., Klatzo, I., Brooks, R.A., Johnston, G.S., O'Connor, C.M. & Mitchell, L.G.
Serial measurement of CT attenuation and specific gravity in experimental cerebral edema.
Radiology 135, 343-348, 1980

Roberts, L.G.
Machine perception of three-dimensional solids.
In: Tippet, J.T., Berkowitz, D.A., Clapp, L.C., Koester, C.J. & Vanderburgh, A. Jr. (Eds.): Optical and electro-optical information processing. M.I.T. Press, Cambridge (Mass.), 159-197, 1965

Roberts, M., Caird, F.I., Grossart, K.W. & Steven, J.L.
Computerized tomography in the diagnosis of cerebral atrophy.
J. Neurol. Neurosurg. Psychiatry 39, 909-915, 1976

Robinson, G.S.
Edge detection by compass gradient mask.
Comput. Graph. Image Process. 6, 492-501, 1977

Rosell, F.A. & Willson, R.H.
Recent psychophysiological experiments and the display signal-to-noise ratio concept.
In: Biberman, L.M. (Ed.): Perceptional displayed information.
Plenum Press, New York, 167-232, 1973

Rosenbaum, H.E.
    Three-dimensional computerized tomographic scans of brain: A new
    approach to intracranial diagnosis.
    Arch. Neurol. 34, 386-387, 1977

Rosenfeld, A.
    Picture processing by computer.
    Academic Press, New York, 1969a

Rosenfeld, A.
    Picture processing by computer.
    Computing Survey 1, 147-176, 1969b

Rosenfeld, A.
    Picture processing: 1972.
    Comput. Graph. Image Process. 1, 394-416, 1972

Rosenfeld, A.
    Progress in picture processing: 1969-71.
    Computing Survey 5, 81-108, 1973

Rosenfeld, A.
    Picture processing: 1973.
    Comput. Graph. Image Process. 3, 178-194, 1974

Rosenfeld, A.
    Picture processing: 1974
    Comput. Graph. Image Process. 4, 133-155, 1975

Rosenfeld, A.
    Picture processing: 1975.
    Comput. Graph. Image Process. 5, 215-237, 1976

Rosenfeld, A.
    Picture processing: 1976.
    Comput. Graph. Image Process. 6, 157-183, 1977

Rosenfeld, A.
    Picture processing: 1977.
    Comput. Graph. Image Process. 7, 211-242, 1978

Rosenfeld, A.
    Picture processing: 1978.
    Comput. Graph. Image Process. 9, 354-393, 1979

Rosenfeld, A.
    Picture processing: 1979.
    Comput. Graph. Image Process. 13, 46-79, 1980

Rosenfeld, A.
    Picture processing: 1980.
    Comput. Graph. Image Process. 16, 52-89, 1981

Rosenfeld, A.
    Picture processing: 1981.
    Comput. Graph. Image Process. 19, 35-75, 1982

Rosenfeld, A. & Kak, A.C.
Digital picture processing.
Academic Press, New York, 1976

Rossmann, K.
Comparison of several methods for evaluation image quality of
radiographic screen-film systems.
Am. J. Roentgenol. 97, 772-775, 1966

Rossmann, K.
The spatial frequency spectrum: A means for studying the quality
of radiographic imaging systems.
Radiology 90, 1-13, 1968

Rossmann, K.
Point spread-function, line spread-function, and modulation
transfer function.
Radiology 93, 257-272, 1969

Rothman, S.L.G., Geehr, R.B., Kier, E.L. & Hoffman, H.B.
Multiplanar reconstruction as an aid in CT diagnosis.
Neuroradiology 16, 596-597, 1978

Rottenberg, D.A., Pentlow, K.S., Deck, M.D.F. & Allen, J.C.
Determination of ventricular volume following metrizamide CT ven-
triculography.
Neuroradiology 16, 136-139, 1978

Ruegsegger, P., Hangartner, T., Keller, H.U. & Hinderling, T.
Standardization of computed tomography images by means of a mate-
rial-selective beam hardening correction.
J. Comput. Assist. Tomogr. 2, 184-188, 1978

Rutherford, R.A., Pullan, B., Isherwood, I.
Calibration and response of an EMI scanner.
Neuroradiology 11, 7-13, 1976a

Rutherford, R.A., Pullan, B., Isherwood, I.
Measurement of effective atomic number and electron density using
an EMI scanner.
Neuroradiology 11, 15-21, 1976b

Rutherford, R.A., Pullan, B., Isherwood, I.
X-ray energies for effective atomic number determination.
Neuroradiology 11, 23-28, 1976c

Rutovitz, D., Farrow, A.S.J., Green, D.K., Hilditch, C.J., Paton, K.A.
& Stein, B.
A system of automatic chromosome analysis.
In: Abrams, M.E. (Ed.): Medical Computing: Progress and problems.
Chatto Windus, London, 35-65, 1970

Rutt, B. & Fenster, A.
Split-filter computed tomography: A simple technique for dual
energy scanning.
J. Comput. Assist. Tomogr. 4, 501-509, 1980

Sager, W.D., Gell, G., Ladurner, G. & Ascher, P.W.
    Calculation of cerebral tissue and cerebrospinal fluid space vol-
    umes from computer tomograms.
    Neuroradiology 16, 176-178, 1978

Scharl, P., Weckesser, W.D. & Peter, F.
    Probleme bei der fernsehtechnischen und photographischen Wieder-
    gabe von CT-Bildern.
    Electromedica 7, 62-65, 1979

Schlegel, W., Scharfenberg, H., Müller, W., Bader, R. & Lorenz, W.J.
    Computereinsatz zur Bearbeitung und Auswertung von CT-Aufnahmen.
    Electromedica 5, 189-196, 1977

Schultz, E. & Felix, R.
    Phantommessungen zum räumlichen Auflösungsvermögen und zum Par-
    tial-Volume-Effect bei der Computertomographie.
    Fortschr. Röntgenstr. 129, 673-678, 1978

Schulz, R.A., Joseph, P.M. & Hilal, S.K.
    Frontal and lateral views of the brain reconstructed from EMI
    axial slices.
    Radiology 125, 701-710, 1977

Sekiya, T., Saito, M. & Ikeda, K.
    Chromosome classification system based on banding technique.
    Med. Progr. Technol. 6, 169-177, 1979

Selzer, R.
    Improving biomedical image quality with computers.
    Jet Propulsion Laboratory, Technical Report No. 32-1336, Pasadena
    (Calif.), 1968

Shelden, C.J., McCann, G., Jacques, S., Lutes, H.R., Frazier, R.E.,
    Katz, R. & Kuki, R.
    Development of a computerized microstereotaxic method for locali-
    zation and removal of minute CNS lesions under direct 3-D vision.
    J. Neurosurg. 52, 21-27, 1980

Shepp, L.A. & Logan, B.F.
    Fourier reconstruction of a head section.
    IEEE Trans. Nucl. Sci. NS-21, 3, 21-43, 1974

Shepp, L.A., Hilal S.K. & Schulz, R.A.
    The tuning fork artifact in computerized tomography.
    Comput. Graph. Image Process. 10, 256-255, 1979

Shires, D.B. & Wolf, H. (Eds.)
    MEDINFO 77.
    Proc. of the Second World Conference on Medical Informatics
    (Toronto, 1977). North-Holland Publishing Company, Amsterdam, 1977

Shrivastava, P.N., Lynn, S.L. & Ting, J.Y.
    Exposures to patient and personnel in computed axial tomography.
    Radiology 125, 411-415, 1977

Sloan, K.R. & Brown, C.M.
    Color map techniques.
    Comput. Graph. Image Process. 10, 297-317, 1979

Smith, M.W. & Davis, W.A.
    A new algorithm for edge detection.
    Comput. Graph. Image Process. 4, 55-62, 1975

Smith, P.R., Peters, T.M. & Bates, R.H.T.
    Image reconstruction from finite numbers of projections.
    J. Phys. A: Math. Nucl. Gen. 6, 361-382, 1973

Smith, P.R., Peters, T.M., Müller, H.R. & Elke, M.
    Towards the assessment of the limitations on computerized axial
    tomography.
    Neuroradiology 9, 1-8, 1975

Smith, W.P. & Levine, E.
    Sagittal and coronal image reconstruction: Application in assess-
    ing the inferior vena cava in renal cancer.
    J. Comput. Assist. Tomogr. 4, 531-535, 1980

Stacy, R.W. & Waxman, B.D. (Eds.)
    Computers in biomedical research. Volume I.
    Academic Press, New York, 1965a

Stacy, R.W. & Waxman, B.D. (Eds.)
    Computers in biomedical research. Volume II.
    Academic Press, New York, 1965b

Stacy, R.W. & Waxman, B.D. (Eds.)
    Computers in biomedical research. Volume III.
    Academic Press, New York, 1969

Stacy, R.W. & Waxman, B.D. (Eds.)
    Computers in biomedical research. Volume IV.
    Academic Press, New York, 1974

Starr, S.J., Metz, C.E., Lusted, L.B. & Goodenough, D.J.
    Visual detection and localization of radiographic images.
    Radiology 116, 533-538, 1975

Steiner, L., Bergvall, U. & Zwetnow, N.
    Quantitative estimation of intracerebral and intraventricular
    hematoma by computer tomography.
    Acta Radiol. (Suppl.) 346, 143-154, 1975

Stiehl, H.S.
    Automatische Verarbeitung von cranialen Computer-Tomogrammen.
    In: Triendl, E. (Hrsg.): Bildverarbeitung und Mustererkennung.
    Springer-Verlag, Berlin, 338-344, 1978

Stiehl, H.S.
    Automatische Verarbeitung und Analyse von kranialen Computer-
    Tomogrammen.
    Dissertation, Technische Universität Berlin, 1980

Stockham, T.G. Jr.
    Image processing in the context of a visual model.
    Proc. IEEE 60, 828-842, 1972

Stucki, P.
    Generation of grey tones by computer for simulation of visual in-
    formation systems.
    IEEE Trans. Comput. C-18, 642-643, 1969

Sutton, R.N. & Hall, E.L.
    Texture measures for automatic classification of pulmonary dis-
    ease.
    IEEE Trans. Comput. C-21, 667-676, 1972

Synek, V. & Reuben, J.R.
    The ventricular-brain ratio using planimetric measurement of EMI
    scans.
    Br. J. Radiol. 49, 233-237, 1976

T'Hoen, P.J.
    On a relation between image quality and the modulation transfer
    function.
    In: Hay, G.A. (Ed.): Medical images: Formation, perception and
    measurement. John Wiley & Sons, New York, 173-183, 1976

Takahashi, M. & Tamakawa, Y.
    Coronal computed tomography in orbital disease.
    J. Comput. Assist. Tomogr. 1, 505-509, 1977

Tanaka, E. & Iinuma, T.A.
    Correction functions for optimizing the reconstructed image in
    transverse section scan.
    Phys. Med. Biol. 20, 789-798, 1975

Tanaka, E. & Iinuma, T.A.
    Correction functions and statistical noises in transverse section
    picture reconstruction.
    Comput. Biol. Med. 6, 295-306, 1976

Tapias, P.L., Debaene, A., Borrely, P., Serrano, R. & Legre, J.
    An attempt at improvement of tissue diagnosis in brain tumours by
    the study of densities at CAT.
    In: Bories, J. (Ed.): The diagnostic limitations of computerized
    axial tomography. Springer-Verlag, Berlin, 29-39, 1978

Taylor, C.J. & Dixon, R.N.
    Quantitative image analysis using structural methods.
    In: Hay, G.A. (Ed.): Medical images: Formation, perception and
    measurement. Proc. of the Seventh L.H. Gray Conference, John Wiley
    & Sons, New York, 1976

Ter-Pogossian, M.M.
    Computerized cranial tomography: Equipment and physics.
    Semin. Roentgenol. 12, 13-25, 1977

Thaler, H.T., Ferber, P.W. & Rottenberg, D.A.
    A statistical method for determining the proportions of gray mat-
    ter, white matter and CSF using computed tomography.
    Neuroradiology 16, 133-135, 1978

Thaler, H.T., Rottenberg, D.A., Pentlow, K.S. & Allen, J.C.
    A method of correcting for linear drift in computed tomography
    brain scans.

J. Comput. Assist. Tomogr. 3, 251-255, 1979

Thomas, S.R., McLennan, J.E., Kereiakes, J.G., Neff, R., Chambers, A.A. & Lukin, R.L.
Intracranial blood clot volume and geometric parameters determined from CT images.
Radiology 133, 741-746, 1979

Traupe, H., Heiss, W.-D., Höffken, W. & Zülch, K.J.
Hyperperfusion and enhancement in serial computed tomography of ischemic stroke patients.
J. Comput. Assist. Tomogr. 3, 627-632, 1979

Traupe, H., Heiss, W.-D., Höffken, W. & Zülch, K.J.
Perfusions pattern in CT transit studies.
Neuroradiology 19, 181-191, 1980

Trefler, M. & Haughton, V.M.
Patient dose and image quality in computed tomography.
Am. J. Roentgenol. 135, 269-271, 1981

Tsai, C.M. & Cho, Z.H.
Physics of contrast mechanism and averaging effect of linear attenuation coefficients in a computerized transverse axial tomography (CTAT) transmission scanner.
Phys. Med. Biol. 21, 544-559, 1976

Turnier, H., Houdek, P.V. & Trefler, M.
Measurements of the partial volume phenomenon.
Comput. Tomogr. 3, 213-219, 1979

Vanderbrug, G.J.
Experiments in iterative enhancement of linear features.
Comput. Graph. Image Process. 6, 25-42, 1977

Vonofakos, D. & Hacker, H.
Computed tomography histogram in the pathological definition of supratentorial brain tumors.
Neuroradiology 16, 552-555, 1978

Wagner, R.F., Brown, D.G. & Pastel, M.S.
Application of information theory to the assessment of computed tomography.
Med. Phys. 6, 83-94, 1979

Wahl, F., Hofer, J., Abele, L. & Schmierer, U.
Processing of static scintigrams with adaptive digital optimum filters.
In: Shires, D.B. & Wolf, A. (Eds.): MEDINFO 77. North-Holland Publishing Company, Amsterdam, 1039-1042, 1977

Walser, R.L.
Automatic interpretation of reconstructed objects: Finding the volume of brain ventricles.
Master Thesis, Department of Information Engineering, University of Illinois of Chicago Circle, 1975

Zatz, L.M.
    Image quality in cranial computed tomography.
    J. Comput. Assist. Tomogr. 2, 336-346, 1978

Zatz, L.M. & Alvarez, R.E.
    An inaccuracy in computed tomography: The energy dependence of CT
    values.
    Radiology 124, 91-97, 1977

Zilkha, E., Ladurner, G., Iliff, L.D., Du Boulay, G.H., & Marshall, J.
    Computer subtraction in regional cerebral blood-volume measure-
    ments using the EMI-Scanner.
    Br. J. Radiol. 49, 330-334, 1976

Band 34: C. E. M. Dietrich, P. Walleitner, Warteschlangen-Theorie und Gesundheitswesen. VIII, 96 Seiten. 1982.

Band 35: H.-J. Seelos, Prinzipien des Projektmanagements im Gesundheitswesen. V, 143 Seiten. 1982.

Band 36: C. O. Köhler, Ziele, Aufgaben, Realisation eines Krankenhausinformationssystems. II, (1-8), 216 Seiten. 1982.

Band 37: Bernd Page, Methoden der Modellbildung in der Gesundheitssystemforschung. X, 378 Seiten. 1982.

Band 38: Arztgeheimnis – Datenbanken – Datenschutz. Arbeitstagung, Bad Homburg, 1982. Herausgegeben von P. L. Reichertz und W. Kilian. VIII, 224 Seiten. 1982.

Band 39: Ausbildung in der Medizinischen Informatik. Proceedings, 1982. Herausgegeben von P. L. Reichertz und P. Koeppe. VIII, 248 Seiten. 1982.

Band 40: Methoden der Statistik und Informatik in Epidemiologie und Diagnostik. Proceedings, 1982. Herausgegeben von J. Berger und K. H. Höhne. XI, 451 Seiten. 1983.

Band 41: G. Henrich, Bildverarbeitung von Computer-Tomogrammen zur Unterstützung der neuroradiologischen Diagnostik. VIII, 203 Seiten. 1983.